MÄNNER-ROULETTE

Für Dorit

Lisa Moos

MÄNNER-ROULETTE

Ein Leben nach der Prostitution

Schwarzkopf & Schwarzkopf

INHALT

VORWORT

Mein Name ist Lisa Moos. Ich habe ein Buch über mein Leben im Rotlichtmilieu geschrieben. Viele Jahre habe ich dort verbracht. An diesen Orten hoffend zwischen Samt und Seide. Weinend zwischen Leder und Latex. Suchend zwischen Reich und Arm. Freiwillig bin ich diesen Weg gegangen, von dem ich keinen meiner Schritte ungeschehen machen kann. Tausende davon bin ich gern gegangen, andere habe ich – einfach nur irgendwie – überstanden.

In meinem ersten Buch habe ich offen und schonungslos von meinem Leben im Rotlichtmilieu erzählt. Wie ich mich zum ersten Mal verkauft habe, warum ich es immer wieder tat und wie mir schließlich der Ausstieg gelungen ist. Ich wollte mir mein Leben von der Seele schreiben, dabei musste ich ehrlich sein, sonst hätte es nicht funktioniert.

Danke an alle Menschen, die mir in unzähligen E-Mails und Briefen ihre Gedanken mitgeteilt haben. Eure Zeilen haben mich stolz gemacht, eure Wünsche mich begleitet. Euer Dank hat mich beschämt, eure Fragen haben mich gerührt.

Hier sind die Antworten, und alles ist wahr! Die Wahrheit zu sagen ehrt nicht immer, es machte mich angreifbar und verletzlich. Aber deswegen werde ich jetzt nicht lügen! Erst recht nicht, nachdem mir einige eindringlich dazu geraten haben.

In diesem Buch beantworte ich die Fragen nach meinem ersten Sohn Steffen. Warum ich ihn zur Adoption freigegeben habe, mein Leben mit dieser Entscheidung und wie es ihm ergangen ist.

Was hat sich nach meinem Ausstieg aus dem Milieu geändert und welche Abenteuer habe ich auf meiner Suche nach dem Traumprinzen erlebt?

Immer wieder werde ich nach meinen Erfahrungen mit der »anständigen Gesellschaft« gefragt und wie meine Mitmenschen mit meiner Vergangenheit umgehen. Denn diese hat mich nie losgelassen. Noch immer überfallen mich Panikattacken, lassen mich nachts schweißgebadet aufwachen und begleiten mich oft tagelang auf Schritt und Tritt.

Meine Vergangenheit ist wie ein Schleier, ein dunkler Schatten, der mich immer begleitet. Wie ein Kleidungsstück, das ich an keiner Garderobe der Welt abgeben kann. Einer leichten Gardine ähnelnd, die sich im Luftzug bewegt, umflattert dieser Schleier meine Worte und Gesten. Unbewusst und für mich selbst unlenkbar. Wenn er einmal in Bewegung ist, lässt er sich nicht mehr glätten, nicht mehr verbergen. Er drängt sich unsichtbar und wie von Geisterhand in das Bewusstsein meines Gegenübers. Erst dann wird er sichtbar! Er verdunkelt die Augen der anderen. Er verändert ihre Stimmen und verzerrt ihre Gesichter. Die Gesprächsthemen wandeln sich, die Menschen wenden sich befangen ab oder fangen an zu heucheln.

»Also ich finde, Prostitution ist ein ganz normaler Beruf«, höre ich sie sagen, oder »Wenn die Prostituierten nicht wären, gäbe es doch viel mehr Sexualverbrecher«.

Dabei lächeln sie mich an. Manche tätscheln meine Hand mit den Worten:

»Also ich habe da überhaupt kein Problem mit.«

Sobald ich jedoch aus dem Blickfeld bin, wird getuschelt, und ich glaube, am schlimmsten sind hierbei die Frauen. Die meisten von ihnen sehe ich danach nie wieder. Doch was so geredet wird, trägt man mir zu.

»Vielleicht wäre ich ja auch glücklicher gewesen, wenn ich mich auf die unterste Gesellschaftsschicht begeben hätte und als Bilanz zwei gescheiterte Ehen, eine gescheiterte Mutterschaft und sechstausendfachen Verkehr mit größtenteils widerlichen Männern vorzuweisen hätte.«

»Also ich würde meine Kinder niemals mit einer derartigen Hypothek belasten und dann auch noch große Töne von wegen Niveau spucken!«

»Unglaublich, was die sich in ihrer Geldnot, Labilität und Geilheit alles angetan hat.«

»Attraktivität hat etwas mit Ausstrahlung, Herzlichkeit und Niveau zu tun. Die hat doch von alledem nichts vorzuweisen.«

»Irgendwo hat die mal gesagt, dass sie sich für nichts zu schämen braucht. Wäre ich die, sähe ich das anders. Ich würde mich dafür schämen, dass ich meinem zweiten Kind kein stabiles Leben hätte bieten können, und ich würde mich noch viel mehr dafür schämen, dass durch ein von mir verfasstes Buch nun jeder weiß, wann ich welchen Finger und welchen Schwanz in meiner feuchten Ritze (wie die es zu nennen pflegt) hatte.«

Als dies das erste Mal passierte, erinnerte es mich an einen Schreckensmoment, als ich im Fahrstuhl eines Parkhauses stecken blieb. Es war Samstagnacht, ich war allein. Die Fahrstuhlkabine plötzlich stockdunkel. Dann gab es einen fürchterlichen Ruck und nichts bewegte sich mehr. Sofort riss ich die Arme hoch und stemmte sie seitwärts gegen die kalten glatten Wände. Halt suchend, als stünde ich auf einem schaukelnden Untergrund. Mit angehaltenem Atem und weit aufgerissenen Augen lauschte ich angstvoll dem Knarren und Quietschen der Kabine. Ich fragte mich unweigerlich, ob die Seile wohl halten würden. Der Schreck fuhr mir als heiße Welle in die Glieder, überzog meinen Körper mit unangenehmen Schauern und ließ Gänsehaut zurück.

Genauso fühlt es sich für mich an, wenn sich die Gespräche der Menschen in meinem Beisein plötzlich verändern. Jedes Mal erschreckt es mich aufs Neue. Ihre Münder lächeln noch, aber man kann die Kälte schon fühlen. Als Frost zieht sie langsam von unten nach oben über ihre Gesichter. Ein scheuer Blick nach rechts und links, ob man vielleicht gesehen wurde und sich möglicherweise rechtfertigen muss. Warum war man mit »so einer« zusammen?

Zwanzig Jahre hatte ich angeschafft. Zwanzig Jahre hatte ich am Rande der Gesellschaft gelebt. Nun, am Ende dieser langen Zeit, machten die Menschen einfach ein »Ex« aus mir. Ex-Hure, Ex-Prostituierte, Ex-Domina.

Obwohl ich nicht mehr im Rotlichtmilieu arbeitete, blieb ich dennoch für viele eine Hure. Besonders in den Augen derer, die sich am liebsten Kulturfernsehen und das »Wort zum Sonntag« ansehen. Menschen, die keine Ahnung davon haben, dass ein heißes Date mehr ist als nur ein Abendessen beim Italiener. In der Meinung jener, die ihre Kühlschränke mit zehn Sorten Käse und Tomatensaft füllen, aber nie Bier und Cola im Haus haben. Der Menschen, die ihr Bett regelmäßig morgens um 6.30 Uhr verlassen.

Ein Grund vielleicht, weswegen ich ihnen nicht früher begegnet bin.

Diesen tatsächlich bestehenden Unterschied zwischen der Gesellschaft und mir habe ich damals nicht sehen wollen.

Doch Studs Terkel sagte mal: »Die Hoffnung hat sich nie ihren Weg von oben nach unten gebahnt, sie ist stets von unten nach oben aufgestiegen.« Und genauso ist es eigentlich immer gewesen. Deswegen habe auch ich nie aufgegeben. Auch weil mir diejenigen geholfen haben, die an mich glauben. Die, die immer für mich da waren und es noch immer sind! Für euch ist dieses Buch.

ABSCHIED VON JOSCH

Die Beziehung mit Josch war spannend, aufregend und liebevoll. Josch arbeitete als Arzt in einer großen deutschen Stadt und kam fast jedes Wochenende nach Palma. Manchmal flog ich auch zu ihm. Dann trafen wir uns heimlich in einem Hotel in der Innenstadt. Schließlich lebte er mit seiner Familie zusammen. Natürlich gab es Gespräche über Trennung, denn glücklich war das Zusammenleben schon lange nicht mehr. Aber sie lebten noch immer in einer festen Gemeinschaft. Es war ein ewiges Auf und Ab, das mich zermürbte. Mal war ich voller Hoffnung, dann wieder verzweifelt. Es fiel mir schwer zu akzeptieren, dass »mein Freund« nicht einfach seinen Koffer packte und zu mir zog. Später, als Josch immer seltener kam und ich auch bei unseren Verabredungen in Deutschland immer öfter alleine in den Hotelzimmern saß, wurde mir klar, dass ich ihn verlieren würde.

Dabei hatte alles so schön angefangen! Wie viel Hoffnung hatte ich an diese Begegnung geknüpft! So sicher war ich mir, dass dieser Mann Antworten auf all meine Fragen hatte. Dass er der eine war, mit dem ich den Rest meines Lebens teilen würde.

Als Josch in mein Leben trat, war ich 33 Jahre alt. Er war 15 Jahre älter als ich und dies war vielleicht auch ein Grund, wieso ich mir seiner doch recht sicher war.

»Ein Mann in diesem Alter, dazu noch gebildet, sollte eigentlich wissen, was er verantworten kann.«

Ich weiß nicht, wie oft ich diese Worte zu der einen oder anderen Freundin gesagt habe. Auch die Entfernung zwischen unseren Wohnorten spielte ich gern herunter: »Das stellt für uns kein Problem dar. Verbindungen von der Insel nach Deutschland gibt es täglich, und es wird immer möglich sein, ein paar gemeinsame Stunden zu verbringen.«

Josch saß an einem Donnerstag mit unserem gemeinsamen Freund Florian im Café Bosch am Plaza Rei Carles, direkt in Palma. Ein Ort, den ich eigentlich nicht mochte, denn dort bevölkern oberflächliche Wichtigtuer und notorische Schnorrer die Tische.

Ein nicht nur auf der Insel vorkommender Menschenschlag, der gerne vorgibt, in jedem Hafen der Welt eine Yacht zu besitzen, aber nie Mücken für die Rechnung hat. Man kann sie gut erkennen. Vor ihnen liegen riesige, altmodische Handys auf dem Tisch. An ihren Füßen tragen sie abgelaufene Schuhe, die in der Farbe nie zur Garderobe passen und ihr Benehmen ist oft laut und aufdringlich. Meist haben sie gerade »ein großes Ding« an Land gezogen und sitzen deswegen »geschäftlich« zusammen. Alles leeres Gerede, Geschwätz, und am Ende kommt nichts dabei raus. Ein mallorquinisches Sprichwort besagt: »Hüte dich vor Sturm und Wind und den dreisten Dummköpfen, die auf Mallorca sind.«

An diesem Tag aber war alles anders. Es war mir egal, wo wir uns sehen würden. Auch wen ich da ertragen müsste, war unwichtig. Die wichtigste E-Mail des Jahres war angekommen:

»Liebe Lisa, ich fahre jetzt zum Flughafen. Nichts auf der Welt könnte mich davon abhalten, dich heute zu treffen, Josch.«

Unzählige E-Mails waren dieser einen vorausgegangen. Obwohl ich vorher kein Bild von Josch gesehen hatte, war ich mir doch sicher, dass er der Mann war, dem ich mein Herz schenken wollte.

Da ich meinen Lebensunterhalt als Hure und Domina verdiente, hatte Florian mir Wochen zuvor Joschs E-Mail-Adresse gegeben. Er schloss nicht aus, dass sein alter Jugendfreund aus Deutschland an solch kommerziellen Spielen Gefallen finden könnte.

Ich kontaktierte Josch per Mailbox. Sofort stellte sich heraus, dass Josch kein Interesse an ausgefallenen Sexpraktiken hatte. Aber an mir.

Wir schrieben und telefonierten und lernten uns langsam und intensiv kennen, ohne uns zu sehen. Es war sehr aufregend, oft konnte ich die Antwort kaum erwarten und meine Gefühle begannen geradezu verrückt zu spielen. Wir waren glücklich, hatten uns beschnuppert und wollten mehr. Also lud ich ihn ein, mich auf der Insel zu besuchen.

Ich erkannte ihn sofort, als ich mich im Café umsah. Er war schlank und sah in seiner Jeans eher sportlich als gediegen aus. Seine graublauen Augen musterten mich durch eine elegante goldene Brille. Voller Erleichterung stellte ich fest, dass ich ihm wohl gefiel.

Und er gefiel mir auch, ausgesprochen gut sogar. Sein helles Haar war kurz geschnitten und seine Haut nur ganz leicht gebräunt. Da war er also leibhaftig, der Mann aus den E-Mails, der Mann, dessen Stimme ich unter hunderten wiedererkannt hätte. Er erinnerte mich an einen bekannten Schauspieler, auch dessen feingliedrige Hände hatte er. James Stewart. Ich war ein Fan des ausgeglichenen Helden aus den alten Western!

Er trug netterweise keinen Ring und stand sofort auf, als ich mich dem Tisch näherte. Der erste Kuss ging ganz zart auf meine Wange, doch mir war, als könnte ich ihn dort noch stundenlang spüren.

Später, in derselben Nacht, liebten wir uns das erste Mal. Zärtlich, fast schüchtern, hatten wir uns nach einer Menge Wein langsam angenähert. Wir hatten endlos geredet, gefühlt und ein bisschen geküsst. »Danach« standen wir auf der Terrasse seines Hotelzimmers.

Das Hotel Gran Meliá Victoria befindet sich direkt an der Hafenpromenade, in einer Bucht von Palma. Wir schauten abwechselnd aufs Meer und einander in die Augen. Er hielt meine Hand. Nein, ich zweifelte nicht eine Sekunde daran, hier neben mir stand der Mann, den ich immer gesucht hatte. Er, auf den ich so lange gewartet hatte. Ich schloss die Augen ein wenig und atmete tief die salzige Luft ein, lauschte den Möwen und war mir sicher. Er ist verliebt, und ich bin es auch! Mein Herz jubelte und mein Kopf schwirrte vor Glück. Ich war zu Hause!

Josch war ein Mann, wie ich ihn mir damals erträumt hatte. Er war intelligent, lustig und rücksichtsvoll. Wenn er bei mir war, fühlte ich mich geborgen und sicher, fühlte ich mich verstanden. Das waren Dinge, die er mir leicht geben konnte. Er überforderte mich niemals in Gesprächen oder mit Handlungen, war sehr sensibel und vorsichtig. Was unserer Beziehung jedoch von Anfang an fehlte, war natürliche Leidenschaft und Gier. Starke körperliche Lust, dieses ungezügelte Verlangen nach dem anderen, welches einen einfach so überkommt, wenn man verliebt ist. Diese Hitze, die aus jeder Pore steigt, wenn man unendliche Sehnsucht nach den Berührungen des anderen hat, war einfach nicht vorhanden. Alles, was wir taten und spürten, fühlte sich höflich, zärtlich und auch kontrolliert an. Was ich bemerkte, war allenfalls ein angenehmes Flattern, das in mir hochstieg, wenn ich an ihn dachte. Derzeit psychisch müde und angeschlagen vom Leben, reichte mir das jedoch aus, und schon sehr schnell nach unserem ersten Kennenlernen konnte ich mir nicht mehr vorstellen, jemals wieder einen anderen Mann zu wollen.

Anfangs war Josch auch immer präsent. Wenn wir getrennt waren, schrieben wir uns E-Mails oder Handykurznachrichten und am Abend telefonierten wir stundenlang. Wir sprachen viel über mein Leben, er hatte Verständnis für alles. Er wurde nicht ein Mal böse oder gab sich intolerant. Er versicherte mir immer wieder seine Zuneigung und erlaubte mir, von einem gemeinsamen Morgen zu träumen!

Heute weiß ich, dass Josch vor allem aus seinem Leben ausbrechen wollte. Dies war der Gedanke, der ihn antrieb, nicht die Liebe zu mir. Ja, Josch mochte mich gern, aber auch für ihn waren es mehr freundschaftliche, unspektakuläre Gefühle, die er hegte. Aber das gaben wir anfangs beide nicht zu, wir wollten unseren Traum unter allen Umständen weiterleben. Hoffen, dass unser Leben zu wenden war.

In den folgenden Wochen malte ich mir immer wieder unsere Zukunft aus. Ein kleines Häuschen mit Garten und vielen Hunden darin. Das rauschende Meer hinter dem Hügel und abends ein Glas Rotwein am Grill. Ich, winkend an der Tür, morgens, wenn mein Mann in die Praxis fuhr.

Diese Tagträume waren schlimmer und kitschiger als alle Bergdoktor-Serien, die ich je gesehen hatte. Manchmal trug ich in ihnen sogar ein richtiges Hausfrauenkleid, geblümt und geschürzt, und musste am Ende doch selbst darüber lachen. Doktor Brinkmann und Lisa Moos – Eine Idylle am Mittelmeer –, eigentlich grotesk und undenkbar. Eines wurde mir allerdings dabei klar: Mein Leben hatte mich gefressen, die Kraftreserven waren aufgebraucht, und ich sehnte mich nach Ruhe und Frieden. Wäre der Preis dafür nur ein geblümtes Kleid gewesen, ich hätte es liebend gerne angezogen.

Für einen Mann alles aufgeben, das wollte ich niemals tun. Mein ganzes Leben umzustellen, es völlig in die Hände eines anderen zu legen, war für mich nach allem, was ich schon erlebt hatte, eigentlich undenkbar. Zu häufig hatte mich hinterher die Enttäuschung getroffen, zu oft hatte ich dabei jeden Boden unter den Füßen verloren. Zu diesem Zeitpunkt war ich auch ganz zufrieden mit meiner Situation. Ich verdiente ausreichend Geld, lebte mit meinem Sohn Christopher in einer wunderschönen Wohnung auf Mallorca, hatte sehr nette Freunde und vermisste eigentlich nichts. Wenn meine Gedanken um mein Leben kreisten und ich mich fragte, was mir Sorgen machte oder was ich fühlte, blieben sie allerdings immer wieder an meinem Sohn Steffen hängen. Mein kleiner, dünner, vorwitziger, verlorengegangener Sohn. Verloren in meinem Leben, untergetaucht in den Irrungen und Wirrungen meines Schicksals. Allein gelassen, trotz Vater und Mutter, die ihn liebten. Sich selbst überlassen? Oh nein, hatte ich nicht alles getan, damit auch er Geborgenheit und Freude in seinem Leben empfinden konnte? Waren die »neuen« Eltern nicht die bessere Wahl für ihn gewesen? Jahrelang hatte ich das geglaubt. Vielleicht auch nur gehofft, denn konnte ich es wirklich wissen? Nein, ich hatte keine Ahnung, was aus ihm geworden war, und Zweifel wechselten sich mit Hoffnung ab, Wunschdenken kämpfte gegen Schuldgefühle und Ängste. Manchmal, in der Stille der Nacht, stellte ich mir ein Wiedersehen vor. Wie würde das wohl sein? Konnte ich ihm unter die Augen treten als das, was ich war? Schließlich würde auch er eine Vorstellung von mir haben. Und die sah ganz sicher anders aus. Es war nicht so, dass ich mich schämte! Im Gegenteil, ich war froh und dankbar, dass ich für mich überhaupt einen Weg gefunden hatte, um in dieser Welt zu existieren. Ohne Abhängigkeiten, meist sogar ohne Sorgen.

Aber dann schob ich diese Gedanken wieder auf die lange Bank, dachte, dass sich alles von alleine klären würde. Ich hatte in meinem Leben mit Zukunftsplänen keine guten Erfahrungen gemacht. Es kam immer alles anders, als ich dachte. So sah ich auch diesem Tag zwar etwas mulmig, doch ruhig entgegen. Denn wer konnte mir schon sagen, ob es diesen Moment des Wiedersehens überhaupt geben würde? Den Kontakt zu meinem Sohn hatte ich verloren, keine Ahnung, in welcher Stadt ich suchen sollte, keine Ahnung, ob das Jugendamt mir Auskunft geben würde. So beließ ich es – zu oft – bei der Sehnsucht, verdrängte und hoffte, beruhigte mich und lebte mein Leben weiter als das, was ich war, und was ich sein wollte.

Aber manchmal starrte ich auf sein Bild. Ein kleiner, blonder Junge, der auf einem riesigen Stein sitzt und vor Freude lacht. Tränen liefen mir dann oft ungehemmt übers Gesicht. In diesen Momenten spürte ich sein Fehlen mit brutaler Wucht. Es tat so weh, ich rief seinen Namen, schrieb Briefe an ihn:

»Lieber Steffen ...«, »... bitte verzeih mir ...«

Es war mein sehnlichster Wunsch, die Zeit zurückzudrehen und ihn wieder bei mir zu haben. Doch das war unerfüllbar. Wohin bloß mit meiner Liebe zu ihm? Der Mutterliebe, die in mir brannte und immer da war, obwohl einige fanden, sie stehe mir nicht zu. Hatte ich ihn doch schließlich »verstoßen«, aussortiert« und »abgegeben«. Wohl der Lust zuliebe, die mich von Männerkörper zu Männerkörper trieb. In ihren Augen war mein Leben ein einziges Laster und Leidtragende waren einzig meine Kinder. Viele Menschen konnten nicht verstehen, dass die Adoption auch einen Ausweg bieten kann. Eine Chance für Kinder, die sonst vielleicht keine hätten. So wie mein Steffen, der etwas anderes verdient hatte als das chaotische Leben, welches ich ihm bieten konnte.

Und doch saß ich da, fixierte ein Foto, ließ die Gedanken zurückschweifen in die Erinnerung – an die gemeinsame Zeit mit ihm. Und dann war ich mir sicher: Wir würden uns wiedersehen. Dann erst würde mein Leben sich beruhigen. Bei einem Mobile kann man auch kein Stück herausschneiden. Tut man es doch, wird das Gleichgewicht gestört und die Fäden hängen wirr durcheinander. Wie sollte es also funktionieren, für immer ohne ihn zu leben? So war ich sicher, dass nur ein Wiedersehen mit meinem Sohn Steffen alles in meinem Leben ins Lot bringen würde. Ich hatte derzeit keine Ahnung, wie schnell sich mein Wunsch erfüllen sollte. Leider auch nicht davon, wie enttäuschend es werden würde und wie wenig Steffen mich noch an den erinnerte, den ich einst verloren hatte.

Mein blonder Prinz, den ich vor Jahren, wie ich glaubte, in gute Hände gegeben hatte. Liebevolle Eltern sollte er haben, Menschen, die ihm seine Wünsche und Träume erfüllten. Von den Wünschen und Träumen, die die Adoptiveltern ihrerseits hatten, hatte mir jedoch niemand etwas erzählt, und ich selbst hatte einfach nicht rechtzeitig daran gedacht!

Aber nun trat Josch in mein Leben und lenkte meine Gedanken in andere Bahnen. Er ließ meine Probleme schrumpfen und mein Selbstwertgefühl steigen. Mit diesem Mann an meiner Seite würde mir alles gelingen.

Von heute auf morgen stellte ich alle Aktivitäten meines Domina-Lebens ein. Die wenigen Male, die ich noch Kunden empfing, verliefen unbefriedigend und stockend. Meine Gedanken waren ganz woanders, in einem neuen, von Liebe und Vertrauen erfüllten Leben. Obwohl mich Josch keineswegs dazu gedrängt hatte. Natürlich war ihm klar, dass dieser Beruf mehr als nur »ein einfacher Job« war. Umso stolzer war er auf mich, als ich der Prostitution endgültig und so plötzlich »entkommen« war. Er sparte nicht mit Lob und Anerkennung.

Obwohl ich mich immer gut in mein selbst gewähltes Leben gefügt hatte, vermisste ich erst mal nichts. Josch glich alles aus, was mein altes Leben für mich beinhaltet hatte. Ich sagte mir, dass ich noch jung sei und mir die andere Seite des Lebens noch mal anschauen könnte. Auch der Gedanke, dadurch einen Schritt in Steffens Richtung zu machen, versüßte mir meinen Entschluss. Ich traf meine Entscheidung spontan, mit viel Energie.

Meinem erstgeborenen Sohn Christopher fiel ein Stein vom Herzen, ich konnte es beinahe hören. Ich erklärte ihm, dass ich nun etwas Normales arbeiten würde, wie andere Mütter auch. Obwohl ich nie sicher war, wie viel er genau wusste, war mir doch klar, dass ihn mein Lebenswandel belastete.

Christopher war der Inhalt meines Lebens. Ein Sohn, entstanden aus meiner verwirrten Geschichte. Aus meiner ersten großen Liebe zu Jörg, geboren, noch bevor ich volljährig war. Das Leben hatte uns zusammengeschweißt, wir waren eine Einheit. Er war mein ganzer Stolz, besuchte das spanische Gymnasium als guter Schüler und besaß einen großen Freundeskreis. Auf einen Mopedführerschein hatte er mir zuliebe verzichtet. Er wusste, dass ich tausend Ängste ausstand, wenn es um ihn ging. Es fiel mir an manchen Tagen mehr als schwer, ihn flügge werden zu lassen. Ihn geborgen und sicher zu wissen, bedeutete für mich mein größtes Glück! Nur dann konnte ich entspannen, nur dann fühlte auch ich mich richtig wohl und zufrieden. Obwohl er sich auch durch mein Leben gekämpft hatte, liebte er mich und war stolz auf mich. Er vertraute mir blind. Die vielen Schulwechsel hatte er klaglos ertragen. Sein Leben ohne Vater, in einem fremden Land, gespickt mit Vorwürfen gegen seine Mutter, sah er oftmals sogar als Herausforderung. Er stellte sich ihr und wuchs zu einem unkomplizierten, konservativen und hübschen jungen Mann heran. Alkohol und Nikotin waren für ihn Fremdwörter. Häufig beneidete ich ihn um die Leichtigkeit, mit der er durchs Leben ging. Dann dachte ich, dass ich nicht alles falsch gemacht haben konnte. Er würde in seinem Leben niemals kapitulieren, seine eigene Familie später nicht im Stich lassen oder gar verletzen, da war ich mir sicher. Füreinander da sein und Verantwortung tragen, egal, wie dicke es auch kommen mag, das hatte er mitgenommen aus unserer gemeinsamen Zeit. Es war mir gelungen, ihm dieses Urvertrauen ins Leben und die Liebe einzupflanzen. Das entschädigte mich für alles, ich liebte ihn. Mehr als einmal war er der einzige Mensch, der überhaupt in einer seelischen Verbindung zu mir stand.

Als ich ihm Josch vorstellte, war Christopher begeistert. Egal, welche Fragen Chrissie stellte, Josch kannte die Antworten. Er erzählte spannende Geschichten aus der Antike und alte Sagen, um das Lernen für meinen Sohn unterhaltsamer zu machen. Christopher war beeindruckt. Sie mochten sich. Aber auch hier war es eine höfliche Zuneigung, nicht emotionslos, aber auch nicht allzu liebevoll. Dennoch war mein Freund beeindruckt von meinem Sohn, und ich schäme mich nicht zu sagen, dass ich sehr stolz war, als Josch mich fragte: »Sag mal, Lisa, wie hast du den bloß so hingekriegt, das ist ja phänomenal.«

Christopher war nicht nur mein Freund, mein Vertrauter und mein Sohn, nein, er war auch mein Ass im Ärmel, mein Trumpf.

Was immer auch die Menschen erwarteten, wenn sie ihn kennenlernten, sie waren jedes Mal erstaunt. Solch einen Jungen konnte es eigentlich nur bei den Waltons geben, aber nicht in der harten Realität meines Lebens. Mein Erstgeborener war ein Orden, den mir das Leben verliehen hatte, auf dem stand: »Gut gemacht, Lisa!«

So gingen die Tage, an denen ich dachte, ich sei nun eine »Bürgerliche«, ohne Sorgen und Probleme ins Land. Ich genoss meine Stunden mit Josch, richtete mir meinen neuen Alltag ein und schlief traumlos und tief. Doch wieder drehte jemand an meinem Lebensrad und diesmal war es nicht das Schicksal. Es war Joschs Frau!

Obwohl Josch sich vorübergehend auch räumlich von ihr getrennt hatte und sie von unserer Beziehung wusste, ließ sie ihn nicht in Ruhe. Sie rief ihn an, von mittags bis nachts, meldete Notfälle im Haus und Krankheiten der gemeinsamen Kinder. Diese Katastrophen ereigneten sich nur, wenn er bei mir war und erforderten oft Joschs sofortige Rückkehr. Es wunderte uns beide, denn es gab schon lange einen neuen Mann in ihrem Leben. Aber die dicksten Fische sind bekanntlich diejenigen, die davonschwimmen, und so arbeitete sie beständig daran, Josch wieder unter ihre Fittiche zu bringen. Zu lange hatte Josch unter ihrer dominanten Art gelebt, als dass er sich nun auf die Schnelle aus dieser Ehe rauswinden konnte.

Es fiel ihm sehr schwer, sich zu widersetzen oder sich ausreichend von ihr zu lösen. Leider entwickelte sich dadurch unsere Beziehung in den nächsten Monaten in keiner Weise weiter. Ihm wurde langsam klar, dass unsere »Liebe« für ihn ein großes Risiko darstellte. Sein gefestigtes und organisiertes Leben zu verlassen, von heute auf morgen etwas Neues aufzubauen, dazu noch im Ausland, erschien ihm zu wagemutig. Ein Umzug nach Deutschland hingegen kam für mich nicht in Frage, er drängte mich auch nicht dazu. Zu sehr waren mein Sohn und ich in seinen Augen mit der Insel verwachsen, hier war unser Zuhause. Und es stimmte, ein Leben in Deutschland konnten wir uns beide nicht mehr vorstellen. Josch war das recht, denn auch nachdem er sich von seiner Frau getrennt hatte, regierte sie noch immer zu großen Teilen sein Leben. Diese Situation ließ auch gar nicht zu, dass wir gemeinsam in Deutschland hätten glücklich sein können.

Es kam, wie es kommen musste. Sagten alle, nur ich war blind und taub. Josch kam immer seltener, hatte immer andere Ausreden, warum das so war. Aber auch bei ihm dauerte es Monate, bis er bereit war, sich einzugestehen, dass wir in eine Sackgasse geraten waren, dass es keine Zukunft für uns geben konnte.

Obwohl ich spürte, dass mein Traum vom großen Glück verloren war, belog ich mich weiterhin, solange ich konnte, und am Ende weit darüber hinaus.

Mit ihm an meiner Seite hatte ich monatelang in Ruhe und Frieden gelebt. Ich fühlte mich nie allein oder in Not. Auch hatte ich durch Josch wieder gelernt, die schönen Seiten des Lebens zu genießen, hatte wieder ein Auge für die Natur und das Meer. Konnte ausruhen und Kräfte sammeln, konnte nachdenken über meine Zukunft. Fühlte mich ausgeglichen und hatte Gelegenheit, einiges zu verarbeiten und anderes zu vergessen. Aber irgendwann kam dann doch, was sich schon lange schleichend angekündigt hatte. In Form einer E-Mail teilte Josch mir mit, dass er zu seiner Frau zurückgehen wollte.

»Lisa, ich bin sicher, du kannst das verstehen.«

»... die Praxis, die Kinder und alles andere ...«

»Ich hatte mir auch alles anders vorgestellt ...«

»Das Leben ist eben nicht immer so, wie wir es gern hätten.«

»Es hat natürlich nichts mit deinem Vorleben zu tun!«

In Panik schrieb ich zurück, wählte hundertmal seine Nummer. Aber er ignorierte mein Antwortschreiben, ging nicht mehr ans Telefon. Er war fort!

Diese Erkenntnis fuhr wie ein Blitzschlag durch meinen Körper, kroch in mein Herz und verbreitete Schmerz und lähmende Hoffnungslosigkeit. Ich fiel in ein Loch der Verzweiflung, fühlte mich wie gelähmt, wurde krank und schützte mich so ein paar Tage vor der Wirklichkeit. Einfach die Zeit anhalten und warten. So ließ sich jede Realität ignorieren. Lange funktionierte das jedoch nicht.

Josch war aus meinem Leben verschwunden und hinterließ eine Lücke. Es erschien mir unvorstellbar, etwas zu finden, was diese wieder füllen könnte. Ich vermisste ihn unendlich! Ich tauchte ab, wendete dem Leben den Rücken zu. Die Menschheit konnte mich am Arsch lecken!

Um mich herum blieb nur meine kleine Wohnung, mein besorgter Sohn im Teenageralter. Ab und zu ein verschämter, schneller Gang in Jogginghose zum Supermarkt um die Ecke. Nur meine alten Filme, die ich den ganzen Tag auf meinem DVD-Player abspielte, beruhigten und begleiteten mich. Oft dieselben zehnmal und mehr hintereinander. Ich kannte jeden Dialog, war befreundet mit John Wayne und Marilyn Monroe, ließ mich von ihnen in den Schlaf geleiten und auch wieder von ihnen wecken. Mein Leben stand still, ich wagte kaum zu atmen. Luftholen bedeutet zu leben, aber ein Leben mit der schmerzenden Gewissheit, dass alles verloren war, konnte ich kaum ertragen. Alles war so endgültig. Wo, fragte ich mich, sollte ich meinen Lebenswillen jetzt hinlenken? Auf was konnte ich mich jetzt noch freuen? Wo lag überhaupt der Sinn des Ganzen?

Josch war nicht einfach nur ein Mann gewesen, in den ich mich verliebt hatte, nein, er war viel mehr für mich. Er war eine Verbindung zwischen mir und der Welt, er war ein Glied, welches mir geholfen hatte, »normal« zu sein. Nun war ich gescheitert. Mir war, als hätte ich einen Sprung aufs Festland gewagt und hinter mir auf einer Eisscholle trieb meine Vergangenheit. Meter für Meter weg von mir. Es wären vielleicht nur noch wenige Momente gewesen, bevor sie endgültig im Nebel verschwunden wäre. So dachte ich. Nun aber stand ich mutlos und alleine am Ufer, und der Gedanke daran, wieder zurückzuschwimmen, wurde immer mächtiger. Dahin, wo ich alles kannte. Dahin zurück, wo ich mir selbst helfen konnte. Dahin, wo ich nie alleine war. Die Angst war das Schlimmste. Hatte es an mir gelegen? War ich es nicht wert, ein Risiko einzugehen? Konnte ich kein vollwertiger Partner in einem ordentlichen Leben sein? Hatte Josch das erkannt? Meine Angst war lähmend und fraß sich bis ins tiefste Innere. Ich weiß nicht mehr, wie lange ich in diesem Zustand verharrte.

Es war Maria, mit der ich zuerst wieder ein Wort sprach. Maria arbeitete in einer Kneipe. So eine typisch spanische Cafébar, mit zwei Spielautomaten darin, einem Deckenventilator, der zittrig knirschend einen leichten Luftzug erzeugte, sowie jeweils einer Toilette für den »Señor« und eine für die »Señora«.

Bier gab es an der Theke und nur aus der Flasche. Dort stand auch die riesige Kaffeemaschine, die ihren aromatischen Geruch durch die ganze Bar bis hin zur Tür verteilte und damit hin und wieder Vorübergehende hineinlockte. Direkt vor der Eingangstür war der Bürgersteig etwas breiter und bot Platz für zwei Tische, die unter einer alten, eingerissenen Markise standen.

Wenn ich gegenüber auf meinem kleinen Balkon im zweiten Stock stand, konnte ich darauf hinuntersehen. Ich beobachtete Maria oft, wie sie gegen 9 Uhr am Morgen das alte Rolltor vor der Eingangstür nach oben schob und abends gegen 23 Uhr das Tor wieder herunterließ. Das waren Geräusche, die fest zu meinem Alltag gehörten.

Gegen Mittag wurde sie abgelöst, aber am Abend kam Maria immer zurück, auch sonntags. Wenn kein Kunde da war, in der sehr spärlich frequentierten kleinen Bar, saß sie draußen, rieb sich ihre schmerzenden, geschwollenen Beine und sah nach oben. Sie winkte mir und machte Handbewegungen, die mich einluden, nach unten zu kommen. Anfangs ging ich dann immer rein, zog die Gardinen vor die kleine Glastür und legte mich wieder in mein Bett.

Ich versuchte zu vergessen, dass draußen eine Welt war, eine Welt, in der gelebt wurde, Menschen, die etwas taten, Menschen, mit denen ich sprechen könnte. Für mich gab es da draußen nichts, nichts auf der Welt konnte mir diesen Schmerz nehmen. Es war, als stünde ich auf einer Schiffsplanke, ich befürchtete, dass jeder weitere Schritt mich allenfalls ins Meer befördern würde. Gar nichts zu tun, bedeutete für mich in erster Linie, nichts Falsches zu machen.

Irgendwann später bin ich Marias Einladung doch gefolgt. Ich kämmte mir die Haare, zog etwas Zerknittertes aus dem Wäscheberg und ging einfach barfuß hinunter. Maria lächelte breit, als sie mich kommen sah.

»Hola«, sprach sie mich auf Spanisch an, »möchtest du einen Kaffee mit Eis?«

Wenn es sehr warm ist, trinken die Spanier Kaffee aus einer Tasse, die nicht größer als ein Schnapsglas ist, und lassen auch noch einen Eiswürfel mit hineinfallen. Eine Spezialität, mit der ich gar nichts anfangen kann. Daher verneinte ich und bestellte »lieber einen ohne Koffein mit viel Milch, gracias«.

Nachdem ich mich gesetzt hatte, sah ich die Straße rauf und runter. Es war sehr heiß an diesem frühen Abend, kein Mensch war zu sehen. Mir wurde plötzlich bewusst, wie unmöglich ich aussehen musste, und war froh, dass außer Maria niemand da war.

Maria selbst war üppig gebaut und hatte ganz kurze schwarze Haare. Ihr großer runder Hintern war in einen engen Jeansrock gepresst und ihr ausladend fleischiger Busen, kaum gebändigt durch dünnen Stoff, schaukelte beim Gehen hin und her. Sie trug eine Menge bunten Glasschmuck. Ihre Fingernägel, ganz kurz, aber dunkelrot lackiert, stachen mir wie kleine blutende Wunden in die Augen.

Maria war nett. Sie plapperte die ganze Zeit auf mich ein, nachdem sie den Kaffee serviert hatte, und wollte nicht mal Geld dafür. Froh über etwas Ablenkung servierte sie mir noch eine zweite und eine dritte Tasse, und tatsächlich fing ich an diesem Abend an zu reden.

Natürlich hatte Maria ihn gesehen. Hatte uns auf dem kleinen Balkon sitzen sehen, wie wir Wein tranken, wie wir grillten und wie wir uns küssten. Hatte uns Hand in Hand das Haus verlassen sehen, auf dem Weg zum Markt, denn Josch liebte frischen Fisch, den er selbst zubereitete. Eigens dafür hatten wir kleine Töpfe mit Gewürzpflanzen eingekauft, die nun schon lange total vertrocknet irgendwo in der Küche standen.

An diesem ersten Abend fand ich noch nicht den Mut, Maria zu sagen, dass Josch nicht mehr kommen würde. Nie mehr. Stattdessen hauchte ich meiner Beziehung mit dem Mann aus Deutschland wieder Leben ein. Erzählte Maria, wie wir uns kennengelernt hatten und ging dabei auf die Suche nach irgendetwas, um ihn zu mir zurückzuholen.

Erst viele Tage und viele Kaffees ohne Koffein später erzählte ich Maria in ihrer kleinen Bar die Wahrheit. Darüber, dass Josch nicht mehr kam, wer ich eigentlich war und was ich gemacht hatte.

Mit meinen Worten strömten auch die Trauer und die Starre aus mir raus. Ich redete wie ein Wasserfall. Meine Tränen suchten sich ihren Weg, tropften auf die Tischdecke, rannen in den Plastikfalten nach unten und verdampften darin, bevor sie den warmen Asphalt erreichten.

»¡Le hecho de menos, Maria!«

Ich weinte und schluchzte und wiederholte den Satz noch mal. Maria gab mir ein paar dünne Servietten aus der Plastikbox vom Tisch.

»Und«, fragte sie, »vermisst er dich auch?«

Ich ließ diesen Satz ganz langsam in mein Hirn sickern. Es dauerte Minuten, bis ich ihr einigermaßen gefasst antworten konnte: »Nein, Maria, nein, das tut er sicherlich nicht.«

Mit tropfender Nase biss ich in meine »Ensaimada«, das Lieblingsgebäck der Spanier.

Meine Augen brannten, waren geschwollen und nass, aber hinter der Sonnenbrille erholten sie sich und genauso wie das Jucken in ihnen langsam nachließ, wurde auch der brennende Schmerz endlich erträglicher. Als ich an diesem Abend ins Bett ging, blieb der DVD-Spieler aus.

»Josch wird mich nicht heiraten.« Es war an der Zeit, dies meinen derzeit engsten Gefährten mitzuteilen. Ich lächelte meine Plüschtiere an und gab meinen stillen Freunden einen Moment Zeit, die Information zu verdauen. Sie verzogen keine Miene.

»Obwohl ich keine Hure mehr bin!« Aber selbst dieser aufwühlenden Aussage schenkten sie keinerlei Beachtung.

»Verdammt noch mal, habt ihr überhaupt zugehört?« Ich wurde lauter, fast schrill. »Nichts ist mehr so, wie es war, keiner liebt mich, und ich hasse mein Leben!«

Donald Duck und Plüschkonsorten blickten weiterhin in sturer Gelassenheit an mir vorbei. Mit einem Ruck fegte ich die ganze Bande vom Bett und vergrub mich in den Kissen. Sicher gab es auf dieser Welt Tausende, die sich so fühlten, wie ich mich gerade fühlte. Identitätslos, ungeliebt und ohne Job. Der Gedanke tröstete mich ein wenig, doch ich fühlte mich ihnen dennoch nicht nahe. »Die«, das waren fremde, unbekannte Menschen, die mich verachteten, zu denen ich niemals gehört hatte, egal, wie tief sie selbst auf der sozialen Skala standen. »Die« alle waren immer etwas Besseres gewesen. »Die« sagten es, »die« dachten es, »die« ließen es mich spüren. Das hatten »die« immer getan und es war mir immer egal gewesen. Was scherten mich andere Leute? Ist es nicht so, dass Menschen sich gern die traurigen Geschichtchen anderer anhören, nur um für sich festzustellen, dass ihnen das nie passiert wäre? Hat man seinen Bekannten erst mal sein Leid geklagt, sagen sie gerne: »Also ich hätte ja …« oder »Das kann ich nicht verstehen«. Auch die Variante »Wie konntest du nur so dumm sein?« hing mir derzeit wirklich zum Hals raus.

Während ich meine unverändert freundlich dreinblickenden Beobachter aus Fell und Glasaugen wieder auf die Decke sortierte, nahm ich mir vor, das Beste daraus zu machen. Die Welt und ihre Bewohner konnten mich doch mal kreuzweise! Angriff ist bekanntlich nicht die beste, aber recht häufig die einfachste Verteidigung. Es würde schon irgendwie weitergehen, das war es doch immer!

Im Wohnzimmer stand mein Laptop. Ich begann weiterzuarbeiteten, an meinem letzten Geschenk für Josch. Er hatte so viele Fragen über mein Leben gestellt, unzählige Stunden hatte ich damit verbracht, ihm von früher zu erzählen, alles, was mir passiert war. Irgendwann jedoch war ich es leid, immer nur von der Vergangenheit zu reden, und ich hatte ihm einen Brief angekündigt. Einen sehr langen Brief, in dem ich ihm mein Leben aufschreiben wollte. Als ich ihm das vorschlug, lachte er mich an.

»Lisa, das müsste ja schon ein ganzes Buch sein.«

»Okay, Josch, dann schreibe ich dir eben ein Buch!« Ich lachte glücklich zurück. Heute weiß ich, dass er das in dem Moment gar nicht ernst genommen hat. Josch traute mir genau genommen sehr wenig zu. Wann immer wir über die Möglichkeit einer anderen Arbeit sprachen, machte er zweifelnde Bemerkungen, die mich verunsicherten und letztendlich entmutigten. Manchmal kam es mir so vor, als sei er sich seiner nur sicher, wenn ich unsicher war.

Ich schrieb nun jeden Tag und mir graute ein bisschen vor der Stelle, wo es um Josch gehen würde. Ein Happyend würde es nicht geben. Damit hatte ich nicht gerechnet, als ich angefangen hatte, an ihn zu schreiben.

An manchen Tagen sprudelten die Worte nur so aus mir heraus, an anderen jedoch war ich deprimiert – seinetwegen und wegen der Ereignisse aus meiner Vergangenheit. Oft musste ich die voll getippten, ausgedruckten Seiten wieder in den Müll werfen.

In dieser Zeit weinte ich häufig und nachts konnte ich nur mit großer Mühe einschlafen. Mehr als einmal wollte ich alles hinschmeißen, mein Geschreibe einfach löschen. Zu sinnlos erschien mir das Ganze. Würde Josch das überhaupt lesen wollen? Aber einmal in Gang gesetzt, bahnte sich die Vergangenheit unaufhaltsam und unerbittlich ihren Weg in meine Gedanken, ließ mir keine Ruhe mehr und zwang mich immer weiterzuschreiben. Als ich nach wenigen Wochen mehr als dreihundert Seiten geschrieben hatte, war ich selbst ganz erstaunt. Und noch etwas war passiert: Ich fühlte mich befreit.

Ich rechnete gnadenlos ab mit allem und am meisten mit mir selbst. Ich nahm kein Blatt vor den Mund, schrieb meine Erlebnisse chronologisch und gewissenhaft auf, ohne mich oder andere dabei zu schonen. Ich wollte in dem Brief nichts beschönigen, mich nicht entschuldigen und nicht lügen. Josch war der erste Mann, den ich hatte haben wollen und nicht bekam. Er allein sollte alles von mir wissen, es war an der Zeit, die Wahrheit zu sagen und nichts zu verschweigen. Zeit, den Dingen ins Auge zu sehen, und mit mir selbst ins Gericht zu gehen. Wer war ich, wo kam ich her, und wo zur Hölle wollte ich eigentlich hin?

Etwas Wertvolles zu verlieren, so schien es mir, hatte ich nichts mehr. Josch war schon gegangen. Aber den Brief, den sollte er noch bekommen.

EIN NEUER ANFANG

Als ich fertig war, fühlte ich mich ausgebrannt und erschöpft. Bis zu diesem Moment war es für mich immer leichter gewesen, einen Schritt zurückzugehen, dahin zurückzukehren, wo ich mich auskannte. Meine Lederschaftstiefel anzuziehen und wieder die zu sein, die ich respektierte. Die einzige Person, auf die ich mich verlassen konnte. Mandy, die Domina und Lisa, die Hure. Aber nachdem ich meinen Brief an Josch geschickt hatte, war ich dazu plötzlich nicht mehr in der Lage. Die Eisscholle, die ich die letzten Wochen nie aus den Augen verloren hatte, war weg. Ein Lebensabschnitt war zu Ende gegangen.

Josch hatte ich verloren und andere, die mir lieb und teuer waren. Meine Familie war zerstört, einer meiner Söhne war verschwunden. Ich hatte keine Ahnung, was aus ihm geworden war. Nicht, ob er je nach mir gerufen hatte, ob er einsam und alleine oder glücklich war. Ich gestand mir ein, dass ich nicht weiter davonlaufen konnte. Wie ein Bohrer in einen kaputten Zahn schraubten sich die Gedanken in mich. Steffen, mein Sohn, ich vermisste ihn furchtbar und gab mir endlich selbst das Versprechen, ihn wiederzufinden.

Schuld an allem war der Lebenswandel, den ich geführt hatte. Es gab kein Schicksal anzuklagen und auch die Fehler anderer konnte ich nicht für mein Tun verantwortlich machen. Ich alleine hatte meine Entscheidungen getroffen. Die Vergangenheit zu ändern, war mir verwehrt. Aber meine Zukunft lag noch immer in meinen Händen, jeden Tag aufs Neue. Diesmal wollte ich vorsichtig und bedächtig damit umgehen. Liebe und Vertrauen sollten darin an erster Stelle stehen. Und eine Partnerschaft sollte es geben, in einer wunderbaren Unendlichkeit, in der man sich nur verlieren kann, wenn man wirklich liebt und geliebt wird. Ich überlegte sehr lange, wie ich das möglich machen konnte. Alte Gewohnheiten waren schon immer mein ärgster Feind gewesen, aber diese Schlacht wollte ich unbedingt gewinnen!

Wenn ich geahnt hätte, wie naiv ich in diesen Tagen war! Wenn ich gewusst hätte, wie wenig sich das, was ich wollte, eigentlich von dem unterschied, was hinter mir lag! Meine Plüschfreunde wären ins Feuer geflogen, und ich, Lisa Moos, hätte im Latexkleid ein Tänzchen wie Rumpelstilzchen drumherum aufgeführt. Dazu hätte ich gesungen:

»Heut noch wollt ich's, doch morgen schon irr ich und übermorgen sitz ich bis zum Hals ganz tief im verlogenen Morast der anständigen, sauberen Gesellschaft.«

Doch ich ahnte nichts! Ein neues Leben stand vor der Tür, ich brauchte sie nur zu öffnen, einen Knicks zu machen und es hereinzubitten. Mir war nicht klar, wie sehr mich der Wunsch, alles zu verändern, in die Knie zwingen würde. Vielmehr lächelte ich erwartungsvoll in mich hinein. Und endlich schlief ich das erste Mal wieder beruhigt und zufrieden ein. Mein Leben war noch nicht vorbei, und es müsste schon mit dem Teufel persönlich im Verbund stehen, wenn es mir nicht gelingen sollte, endlich Zucht und Ordnung hineinzubringen.

Zuerst brauchte ich einen Job. Noch vor wenigen Wochen hatte ich gedacht, ich hätte das Richtige für mich gefunden. Ich hatte meinen Domina-Lederrock gegen ein dezentes Kostüm getauscht und fuhr jeden Morgen ins Son Castello, ein Industriegebiet in der Nähe von Palma. Dort hatte ich über eine Zeitungsanzeige eine Anstellung in einer Internetfirma gefunden. Ich war mir damals sicher, ein richtiger Job würde mir in meiner neuen Beziehung zu Josch nur helfen, wollte nichts unversucht lassen, ihm zu zeigen, dass auch ich ein ganz normales Leben führen konnte.

Eingestellt hatte mich Svenja, eine Schwedin, deren Schwester als junges Mädchen ins Milieu abgerutscht war. Aus diesem Grund bemängelte sie weder meinen Lebenslauf noch meine fehlenden Qualifikationen für die ausgeschriebene Stelle. Ich hatte ihr ehrlich gesagt, wo ich herkam, und verschwörerisch teilte sie dieses Geheimnis mit mir. Das dachte ich zumindest!

Neben Svenja gab es noch Dan, meinen Chef, ebenfalls Schwede und aktiver Buddhist. In vier Büroräume waren jeweils zehn Mitarbeiter an zusammengestellten Schreibtischen verteilt. Die Nationalitäten waren gemischt, mehrere Schweden, einige Spanier, und auch etliche Deutsche. Es wurde nur englisch gesprochen, was mir anfangs wirkliche Schwierigkeiten machte. Bald aber gewöhnte ich mich daran und mit festem Willen, dort durchzuhalten, bekam ich es irgendwie in den Griff.

Als ich das erste Mal eine eigene Sozialversicherungskarte in den Händen hielt, kam ich mir vor wie eine Königin. Ich steckte sie in mein Portemonnaie, direkt in das Sichtfenster, und zeigte sie stolz jedem, den ich kannte. Da ich mit einem Halbtagsvertrag angefangen hatte, war mein Gehalt eher bescheiden. Ich glaube, in Deutschland würde man »Minijob« dazu sagen, hier aber war es ein vollwertiges Einkommen.

Gearbeitet wurde auf den verschiedenen Internetmärkten in Deutschland, England und Spanien. Das Thema war mir absolut nicht fremd, denn wir erstellten so genannte Sex-Starsites. Erstaunlicherweise fanden die Leute es anstößiger, eine Prostituierte zu kennen, als den ganzen Tag Bilder von nackten Frauen auf ihren Bildschirmen zu bearbeiten. Dazu wurden ansprechende Texte erstellt, wie beispielsweise: »Komm, ich blas dir das Hirn raus«, oder »Anal, eine Hintertür der Freude«.

So und anders dichteten und schrieben meine Mitarbeiter in allen Sprachen ihre Schlagzeilen. Wer hätte das gedacht, die »virtuelle Prostitution« tut anscheinend niemandem weh! Wir betreuten Internetseiten, hinter denen erotische Inhalte verborgen waren. Über Telefoneinwahlen konnte der User auf dieses Angebot zugreifen und sich massenweise Pornos, Bilder und erotische Geschichten ansehen. Gefunden wurde das Angebot mit Hilfe so genannter Banner und Verlinkungen im Internet. Auch über große Suchmaschinen konnte man auf die Seiten gelangen. Da natürlich auch diejenigen mitverdienten, die uns erlaubten, auf ihren Seiten Werbung zu schalten, waren minutiöse Abrechnungen über die gehaltenen Telefonverbindungen notwendig. Das erforderte den Einsatz von umfangreichen Statistikprogrammen – dies war meine Aufgabe. Jeden Morgen übertrug ich die Zahlen in große Tabellen und am Ende des Tages war ersichtlich, welcher Banner und welche Erotikseite am meisten Bares eingebracht hatte.

Alles in allem war das ein sehr einträgliches Geschäft und dementsprechend gut war die Stimmung in den Büros. Es wurde viel gelacht und gescherzt. Schnell wuchs ich in das Aufgabengebiet hinein und konnte meinen Halbtagsvertrag in eine gut bezahlte 40-Stunden-Woche umwandeln. Plötzlich hatte ich Arbeitskollegen in Jeans und Kostümen. Die Gespräche drehten sich um Alltäglichkeiten, Beziehungskrisen oder einfach nur um die Insel. Jeden Tag gab es Mittagspausen, die man gemeinsam verbrachte und jeder Geburtstag wurde ausgiebig in der Firma gefeiert. Ich begann mich wie alle anderen auf das Wochenende zu freuen und machte samstags meine Wocheneinkäufe. An »unserem« Tisch bildeten sich Freundschaften und ich genoss, dass ich dazugehörte. Zumindest dachte ich das.

SANTIAGO

»Hey, Lisa.« Malte, mein Arbeitskollege, winkte mir auf dem Parkplatz zu. »Sehen wir uns um 11 Uhr zum Kaffee drüben?«

Er deutete auf ein nahe stehendes Haus. Darin war eine große Bank, in deren Kantine wir immer zusammen Mittag machten.

»Aber logo«, ich lachte ihn an und winkte zurück. »Schließlich muss ich schauen, ob mein Lieblingsbanker da ist!«

Gut gelaunt schlenderte ich zu ihm rüber. Er schüttelte den Kopf.

»Ach, Lisa, den sprichst du ja eh nie an.«

Ich sah an mir runter. »Aber ja, du wirst schon sehen. Und wie du siehst, habe ich extra einen neuen Rock gekauft.« Ich drehte mich vor ihm hin und her. Anerkennend pfiff er durch die Lippen.

»Na denn, hau rein, da kann ja nichts schief gehen.«

Nein, auch ich war mir sicher, heute würde ich es tun. Das Objekt meiner Wünsche hatte ich bereits vor Wochen in der Cafeteria entdeckt. Einen Ring trug er nicht. Von verheirateten Männern hatte ich nach Josch genug, auf eine solche Geschichte wollte ich mich in keinem Fall mehr einlassen. Deshalb prüfte mein erster Blick nun immer die Hände.

Mein Bankangestellter trank jeden Tag zur gleichen Zeit mit seinen Kollegen Kaffee. Meist war ich mit Malte dort, wir arbeiteten eng zusammen und hatten uns angefreundet. Maltes Freundin war derzeit noch in Hamburg, eine Übersiedlung war aber schon geplant, und er konnte es kaum erwarten. Malte war gebürtiger Hamburger und sah auch genau wie einer aus. Er war groß, kräftig, blond und blauäugig und sehr nett. Ich hatte Malte eine Menge erzählt, von Josch und später auch von mir, und war erfreut, dass er keinerlei Anstoß daran zu nehmen schien. Das war nach Svenja und Maria die dritte positive Erfahrung dieser Art und langsam baute ich die Angst, weiterhin eine Ausgestoßene zu sein, ab. So wurde ich arglos und leichtsinnig, ein dummer Fehler!

Weder an diesem noch in den nächsten Tagen kam ich meinem Schwarm aus der Bank näher. Zwar sah ich ihn täglich am gewohnten Platz, doch leider war er nie alleine dort. Ständig ins Gespräch vertieft, nahm er nicht mal mein Lächeln in seine Richtung wahr. Er gefiel mir täglich besser. Er war sehr gut aussehend und schien Unabhängigkeit und Freiheit auszustrahlen. Auch wirkte er kommunikativ und weltoffen. Kurz gesagt, ich wollte ihn unbedingt kennenlernen.

Noch vor wenigen Monaten hätte ich gezögert, weil uns, wie mir schmerzlich beigebracht worden war, gesellschaftliche Welten trennten. Aber jetzt, in meinem neuen Business-Outfit, mit dunkelblond abgetönten Haaren und ausreichend Erfahrung im Büro-Smalltalk befand ich mich selbst für durchaus in der Lage, diesen Typen richtig anzugehen. Was fehlte, war nur der passende Moment. Ich beschloss nachzuhelfen.

»Quisiera abrir una cuenta.«

Die Dame am Schalter quittierte meinen Wunsch, ein Konto zu eröffnen, mit einem routinierten Lächeln.

»Por supuesto«, erwiderte sie und zog aus ihren Ablagen ein paar Formulare. So »natürlich« wie sie fand ich das eigentlich nicht. Immerhin hatte ich schon mehrere Konten und für ein weiteres bestand kaum mehr Verwendung. Sie schickte mich an ein Stehtischchen, um Zettel auszufüllen. Ich nahm die Papiere und tat, als ob ich mich einen Moment orientieren müsste. Dabei schaute ich mich schnell in alle Richtungen um. Er hatte ein eigenes Büro hinter einer Glaswand und war gerade am Telefon. Ein paar Schritte in seine Richtung, schon konnte ich das Türschild lesen. »Santiago Montes« stand darauf und mein Herz machte einen Sprung. Das war also sein Name! Frohgemut machte ich mich ans Ausfüllen der Fragebögen und hatte wenige Minuten später ein neues Konto eröffnet.

»Malte, sieh mal!« Frohlockend legte ich meine Kontokarte auf den Schreibtisch.

»Brillant, Lisa! Aber was jetzt? Willst du jeden Tag etwas einzahlen gehen?« Er grinste mich breit an.

»Also, das wüsste ich jetzt gar nicht so genau zu sagen«, erwiderte ich. In der Tat hatte ich keine echte Idee, wie nun weiter vorzugehen war.

»Erst mal gehen wir am Mittag rüber.« Ich stupste ihn an. »Und dann sehe ich weiter.«

Malte lächelte. Er hatte solche Probleme nicht. Fast jedes Wochenende flog er zu seiner Freundin Jenni. Er vermisste sie schrecklich und schrieb ihr jeden Tag lange E-Mails. Ein bisschen beneidete ich Jenni um ihn.

Malte war bodenständig und ein verlässlicher Kerl. Mehr als einmal stellte ich mir die Frage, wieso ich nicht so einen Mann finden konnte.

Ich bekam langsam Torschlusspanik. Alleine bleiben wollte ich auf keinen Fall! Jenni hatte einen Job bei einer großen Redaktion. Ich fand es sehr wagemutig von ihr, alles aufzugeben, um auf der Insel zu leben. Aber je besser ich Malte kennenlernte, umso mehr verstand ich sie. Er war ein Mann, dem man überallhin folgen konnte.

In den nächsten Tagen erkundigte ich mich am Schalter nach Möglichkeiten der Baufinanzierung, Kreditanleihen, Aktien. Irgendwann musste die nette Dame in der blauen Uniform mich ja mal in »Santiagos« Büro schicken. Doch das tat sie nicht.

Eines Morgens jedoch, als ich mit Malte beim Frühstückskaffee alberte, schlenderte Santiago in Anzug und Krawatte an unseren Tisch.

»Hola, Lisa«, er lächelte mich an. Mein Herz rutschte in die Hose und die Hitze schoss mir ins Gesicht. Er kannte meinen Namen!

»Hallo Santiago«, stotterte ich und bekam grad noch so die Kurve. Er hingegen war keineswegs erstaunt, dass ich seinen Namen kannte, jedenfalls merkte ich ihm nichts dergleichen an.

»Ich sehe dich so oft drüben am Schalter. Wenn du Fragen oder Probleme hast, kannst du gerne zu mir kommen.« Gleichzeitig legte er mir seine Visitenkarte auf den Tisch.

Santiago Montes – Direktor.

Malte und ich schauten uns mit halbgeöffneten Mündern an. Da hatte ich mal wieder ins Schwarze getroffen!

Nur wenige Minuten später saß ich an meinem Büro-PC und verfasste eine E-Mail:

Betreff: Freude!
Estimado Santiago,
vielen Dank für Ihr freundliches Angebot. Ich habe da tatsächlich ein paar Fragen und würde Ihr Angebot gern annehmen. Haben Sie einen Terminvorschlag?
Saludos cordiales, Lisa

Bestimmt hundert Mal klickte ich die Mailbox an. Dann war seine Antwort da! Es waren keine acht Minuten vergangen.

Betreff: Offene Fragen!
Estimada Lisa,
heute Abend um 8 Uhr vor der Bank.
Ich hole dich ab.
Santi

Mein Herz raste bei den Zeilen. Er wusste genau, warum ich so oft in die Bank kam! Nun wollte er mich aufreißen, keine Frage. Die Seifenblase vom höflichen Traummann im Anzug zerplatzte. Stattdessen ging es sofort um einen Fick. Ich zögerte nur kurz.

Betreff: Antworten und mehr
Hola Santi,
ich werde da sein.
Lisa

Malte hatte ein ungutes Gefühl bei der Sache, aber ich ließ mich nicht aufhalten. Er war sich sicher, dass ich mit »so einem Typen« ganz sicher nichts anfangen konnte. Mir war das egal. Ich sah keinen Grund, wieso ich es nicht versuchen sollte.

Nach Büroschluss hetzte ich nach Hause und zog mich um. Ich sprang zurück in den Wagen und stand Punkt 8 Uhr vor der Bank. Genau wie er.

Er blendete die Lichter seines Wagens auf. Ein kleiner blauer Sportwagen, der so gar nicht zu ihm passte. Aufgeregt ging ich hinüber. Er beugte sich über die Sitze und öffnete die Tür. Ein kurzes Lächeln und schon fuhr er an. Von der Seite betrachtet, sah er jünger aus, als ich gedacht hatte.

»¿Tienes hambre, Lisa?«

Na klar hatte ich Hunger und so bejahte ich seine Frage. Santiago hielt vor einem chinesischen Restaurant. Als ich aussteigen wollte, legte er seine Hand auf mein Knie und bedeutete mir, zu bleiben. Er würde was zum Mitnehmen holen!

Kurz überlegte ich auszusteigen. Das ging direkt ins Bett, so viel war sicher. Etwas, was ich eigentlich nicht wollte und wozu ich mich nach Josch noch nicht bereit fühlte. Andererseits war Santiago ein echter Leckerbissen. Mit einem tiefen Seufzer entschloss ich mich, den Dingen ihren Lauf zu lassen. Schon kam er um die Ecke und schwenkte die Papiertüten vom Restaurant in der Hand. Er sah wirklich fantastisch aus!

Beim Fahren lag seine Hand auf meinem Bein, als ich sie berührte, griff er zu. Damit war es »offiziell abgemacht«. Santi lenkte seinen Wagen in eine Tiefgarage nahe dem Passeig Maritimo. Sein Apartment befand sich direkt über dem beliebten Café Cappuccino. Wir sprachen nicht, waren beide viel zu aufgeregt. Santi ließ mich eintreten und ich bewunderte seine Wohnung. Viel zu sehen gab es da allerdings nicht. Überall standen Kartons rum, er war wohl gerade erst eingezogen. Gleich am Eingang befand sich eine Art American Kitchen, eine Küchenzeile mitten im Wohnzimmer. Eine weiße Ledergarnitur mit einer riesigen Musikanlage kombiniert, bestätigte meinen Verdacht. Santi war sicher noch keine dreißig Jahre alt. Ich fragte nach.

»Soy 28«, er grinste verführerisch. Ich schluckte. Verdammt!

»Das habe ich geahnt«, murmelte ich etwas enttäuscht und versuchte ebenfalls ein Lächeln.

»Wie bitte?«, er schaute mich ratlos an, denn ich hatte deutsch gesprochen.

»Ach nichts, nichts, hast du etwas zu trinken da?«

Während Santi sich am Kühlschrank zu schaffen machte, nahm ich die Papiertüten vom Restaurant in die Hand und wanderte weiter durch den Raum. Es gab eine Balkontür. Der Ausblick begeisterte mich. Die Lichter des Hafens schlängelten sich schier endlos an der Promenade entlang. Sie blinkten orange, rot und gelb. Es wirkte fast weihnachtlich. Ich packte die kleinen Schachteln aus den Tüten auf einen Tisch. Was eigentlich drin war, habe ich nicht mehr erfahren, denn plötzlich war Santi hinter mir. Er legte seine Arme um mich, begann meine Schultern zu küssen. Mir schauderte vor Wonne und ich drehte mich zu ihm. Versank in seinen fast schwarzen Augen mit den unendlich langen Wimpern. Er schloss mich fest in die Arme und zog mich an sich.

Sein Bett war hinter einer Tür versteckt, die ich übersehen hatte. Auch hier standen Kartons und Behälter. Wir mussten klettern, um unser Ziel zu erreichen.

Während ich es mir gemütlich machte, verschwand Santi und kam mit billigem braunem Rum zurück. Etwas anderes hatte er nicht! Nun gut, ich machte mich auf das Schlimmste gefasst. Aber es kam noch ärger!

Mein hübscher, faltenfreier Lover warf sich auf mich und stieß mir seine Zunge in den Mund. Mit zuckendem Körper begann er mir die Kleider vom Körper zu zerren, während seine Zunge wild vor- und zurückschoss. Ohne sich vorher näher mit mir beschäftigt zu haben, drang er in mich ein, wobei er einen wilden Lustschrei ausstieß.

Wild zustoßend und keuchend rackerte er sich auf mir ab, als wäre ich eine Gummipuppe. Dabei flüsterte er aufgeregt Kosenamen in mein Ohr. Anfangs versuchte ich noch, ihn zu beruhigen, doch vergeblich. Erwischte er meinen Mund, bohrte er mir seine Zunge erneut bis zum Anschlag hinein. Ich bekam kaum Luft. Santi war nicht nur groß, sondern auch schwer. So lag ich ziemlich unbequem unter ihm und wartete, außer Stande, der Sache die leiseste Erotik abzugewinnen. Nach nur wenigen Minuten – immerhin – war es vorbei. Wie ein nasser Sack rollte Santi zur Seite und blieb erschöpft auf dem Rücken liegen. Das dunkle Kondom hing nur noch halb an seinem besten Stück und bot einen abstoßenden Anblick. Er atmete heftig, sein Puls raste und sein Körper war klitschnass.

»Ich wusste nicht, dass du mich zu einer Olympiade eingeladen hast.«

Verärgert sah ich ihn an. Er drehte sich zu mir und kniff mir ungeschickt in die Taille.

»Cariño, das tut mir leid! Ich war so was von geil, entschuldige, wenn ich zu schnell war.«

Ich lächelte und überlegte dabei, wie ich am besten und schnellstens aus der Wohnung käme. An einer Wiederholung war ich absolut nicht interessiert. Ich entschuldigte mich ins Bad und zog dort auch gleich meine schnell an mich gerafften Klamotten an. Santi klopfte von außen an die verschlossene Tür.

»Lisa, was magst du zum Frühstück?«

»Alles, nur keinen weiteren Fick mit dir.«

»Wie bitte? Ich spreche doch kein Deutsch, Lisa!«

Ich fuhr mir mit seinem Kamm noch einmal durch die Haare, bevor ich ihm entgegentrat.

»Lo siento, Santi, aber ich muss nach Hause!«

Das war gelogen, aber es tat mir keineswegs leid!

Seine nervösen Versuche mich aufzuhalten ignorierte ich. Unten angekommen, setzte ich mich in den Hauseingang und rauchte eine Zigarette. Malte würde sich kaputtlachen, wenn ich ihm davon erzählte! Ich stand auf, es war kühl geworden. Mein Wagen stand an der Bank und von meinem heißen Spanier wollte ich mich nicht nach Hause fahren lassen. Ein Taxi näherte sich. Ich hob die Hand, um das Auto anzuhalten. Erst mal nach Hause, ab in die Wanne. Dann würde ich darüber nachdenken.

Wie vorhergesehen lachte Malte herzhaft, als ich ihm von meinem Abenteuer berichtete. Besonders meine Versuche, von nun an ein anderes Restaurant zu finden, fand er »sehr niedlich«. Meist landeten wir doch wieder in unserer Cafeteria. Santi kam ab und an zum Tisch herüber, grüßte freundlich und schrieb mir E-Mails. Er konnte nicht recht begreifen, wieso ich keinerlei Interesse mehr an ihm zeigte. Wahrscheinlich war er es gewohnt, dass die Frauen ihm scharenweise hinterherliefen und ich nahm es keiner übel. Er war ein Traummann – zumindest solange er angezogen blieb und nicht schwitzend auf einem lag.

»Malte, ich könnte durchdrehen. So ein schöner Mann am Start und nicht zu gebrauchen.«

»Lieschen, woher willst du das so genau wissen? Versuch es doch noch einmal!«

»Noch einmal mit dem Steinzeitmenschen vögeln? Auf keinen Fall, da bringt es mehr, wenn ich mich an einem Ast reibe!«

Ich grinste Malte an.

»Wenigstens hast du jetzt eine ordentliche Kreditkarte«, lachte er zurück und ich stimmte ihm zu. Mein Antrag war glatt durchgegangen und mein Kreditlimit lag trotz meines schmalen Gehaltes in Schwindel erregender Höhe.

Die Wochen gingen ins Land und ich gewöhnte mich an meinen neuen Alltag. Im Büro wurde es zur Winterzeit hektisch. Zu meinem Bedauern ging Svenja, die ich sehr gern hatte, zurück nach Schweden. Vorher wurde eine Weihnachtsfeier ausgerichtet. Unter den Kollegen war es üblich, bei diesem Anlass zu »wichteln«. Die Namen aller standen auf kleinen Zetteln und jeder nahm beim Heimgehen einen mit. Für diese Person musste man nun etwas Nettes besorgen, ein kleines Geschenk. Die beschrifteten Päckchen wurden bei der Party aus einem Weihnachtssack verteilt, wobei der Absender anonym blieb.

Die Feier war ein Erfolg, das Essen toll und alle freuten sich über ihre Geschenke. Pralinen, Socken oder Theaterkarten fanden ihre Adressaten. Als ich mein Päckchen öffnete, blieb mir jedoch für kurze Zeit die Luft weg. Ansprechend in einen bunten Karton verpackt, fand ich einen fleischfarbenen Gummipimmel. Das peinliche Ding wackelte in meiner Hand, während sich die gesamte Belegschaft langsam um mich versammelte. Einige staunten, andere schauten erst erschrocken weg oder fingen an zu lachen. Nur ich, ich fand das gar nicht komisch!

»Wenn hier jemand ist, der etwas gegen mich hat, wäre es einfacher gewesen, mir das in Worten mitzuteilen.«

Meine Stimme, erst leise, bekam einen hysterischen Unterton. Jetzt schauten wirklich alle auf mich. Ich rannte zum nächstbesten Papierkorb, feuerte mein Geschenk hinein und stürmte zur Tür hinaus! Als ich draußen war, konnte ich meine Tränen nicht mehr zurückhalten.

Ich flennte jämmerlich und rauchte Kette. Ich überlegte, wer mir das angetan haben könnte. Eigentlich kam ich doch mit allen gut aus. War da doch jemand, der wusste, was ich früher gearbeitet hatte? Oder war es nur ein übler Scherz? Ich wusste, dass es bei einigen üblich war, sich Erotik-Überraschungspäckchen zu schenken. So ein billiger Plastikkitsch, den man im Kiosk bekam. Kleine Kartons mit einem »Die dicksten Titten«-Magazin darin für den Herrn oder einem Slip aus billigstem Gardinenstoff für die Dame. Ich konnte mir einfach keinen Reim darauf machen.

Da kam Svenja aus der Tür, bepackt mit Blumen und Karten.

»I am so sorry, Lisa«.

Ich lächelte sie an, natürlich tat es ihr leid, sie war eine wunderbare, warmherzige Frau. Ich berührte ihren Arm.

»Dan is really a stupid man«, flüsterte sie. Dann ging sie zum Auto. Meine Tränen versiegten abrupt. Ich schnippte die halbaufgerauchte Kippe ins Nirgendwo und ging mit verquollenem und verschmiertem Gesicht zurück ins Büro. Noch immer standen alle in Grüppchen beisammen. Es war zu sehen und zu hören, dass sie wussten, von wem das Gummimonster war. Jetzt wurde ich richtig wütend. Wie viele Stunden hatte ich vertan, um mit diesen Leuten meine Zeit zu verbringen? Wie viele von ihnen hatte ich eigentlich gar nicht gekannt, sie hatten mich eigentlich gar nie berührt, obwohl wir zusammen gescherzt, gelacht und geschimpft hatten. Nun standen sie da, starrten mich an, und erwarteten etwas Spektakuläres von mir. Ihr Mitleid – falls überhaupt eine Sekunde vorhanden – war längst der Sensationslust gewichen. Mir wurde schlagartig klar, dass mein Vorleben kein Geheimnis gewesen war. Es dauerte nur Sekunden, bis ich vor Dans Bürotür stand.

Aus dem Augenwinkel sah ich Malte, der nach der ersten Schrecksekunde hinter mir war und versuchte mich aufzuhalten. Vergebens. Ohne zu klopfen ging ich hinein und schmiss die Tür hinter mir mit lautem Knall zu.

»Hello, Lisa, take it easy!«

Dan, mein Chef, besaß die Frechheit, mich auch noch anzulächeln. Ich ging auf seinen Schreibtisch zu und stützte mich drohend auf seine Papiere. So starrten wir uns einen Moment lang an.

»Ich soll es ›easy‹ nehmen, bist du irre? Was für eine beschissene Aktion hast du da abgezogen? Hast du ein Problem, Dan, von dem ich nichts weiß? Tell me please!«

Ich wusste genau, was jetzt passieren würde, aber es war schon zu spät. Diesen Auftritt konnte er nicht dulden!

»Yes, I have a problem, Lisa. Ich muss das deutsche Department schließen.«

»Oh, wirklich?«

Es dauerte einen Moment, bevor er fortfuhr.

»Ich habe aber auch etwas gegen Huren in meiner Firma, you know?«

Ich schluckte und riss die Augen auf. Mein Gesicht brannte. Der Satz traf mich wie eine schallende Ohrfeige. Verunsichert nahm ich meine Hände von seinem Tisch. Einige Papiere klebten an dem Schweiß meiner Handfläche fest und fielen zu Boden. Ich bückte mich, um sie aufzuheben. Wieder fing ich unkontrolliert an zu heulen und hasste mich dafür.

»You are fired, ich gebe dir vierzehn Tage.«

Damit wollte er das Gespräch beenden, er sah auf seinen PC. Mir stockte der Atem, bloß das nicht! Aber die Situation war schon verloren. So blieb mir nur noch eine Frage, obwohl ich es eigentlich gar nicht wissen wollte.

»Warum hast du mich überhaupt eingestellt?«

»Das war Svenja!«, warf er mir entgegen. »Aber nun ist sie ja nicht mehr hier.«

»Ich hasse dich auch, Mr. Arschloch.«

Damit drehte ich mich um und ging. Bevor ich in mein Auto steigen konnte, hörte ich wieder Malte hinter mir rufen. Er war entsetzt, genau wie ich und schüttelte fassungslos den Kopf. Er tröstete mich ein wenig und half mir mit einem Taschentuch aus. Wir würden später telefonieren.

»Gefeuert und gedemütigt«, mein Kopf dröhnte wie ein alter Schiffsmotor, als ich an diesem Tag zu Hause ankam. Beim Einparken rammte ich mit meinem Kombi die Mülltonnen am Bürgersteig einfach zur Seite. Der Wagen war neu. Ich hatte meiner neuen Seriosität auch nach außen hin ein Gesicht verleihen wollen und meinen Mercedes verramscht. Josch füllte die Summe damals nach oben auf und das große weiße Auto aus dem Schaufenster gehörte mir. Der verschrammte Lack des Kombis trug nicht dazu bei, meine schlechte Laune zu vertreiben.

Mein Sohn saß in der Küche. Erschrocken sprang er vom Stuhl, als er mich sah.

»Was ist denn passiert?«

Ich sah grässlich aus, mein Make-up war verschmiert und meine geschwollenen Augen standen hervor wie die von ET.

»Chrissie, ich bin gekündigt!«

»Echt?«, erschrocken sah er mich an. »Was ist denn passiert, Mama?«

»Ach, Dan, der Vollidiot, hat mir einen Riesenpimmel aus Gummi ins Wichtelpäckchen getan. Dann bin ich in seinem Büro ausgeflippt, er hat mich gefeuert, und das ist schon die ganze Geschichte.«

Traurig und deprimiert sah ich ihn an. Er nahm mich in den Arm und tröstete mich.

»Komm, leg dich ein bisschen hin, du siehst aus wie ein zerknautschter Schwamm«, er lächelte. »Ich bring dir heißen Kakao, dann schläfst du ein bisschen und später sieht alles schon wieder besser aus.«

Ich ließ mich ohne Gegenwehr von meinem Sohn ins Bett bringen. Schon als kleiner Junge war Christopher immer sehr fürsorglich gewesen. Er war jetzt ein Jugendlicher, interessierte sich erstmals für Mädchen und hatte sich auch schon verliebt. Ich konnte mir keinen besseren Freund für ein junges Mädchen vorstellen als ihn. Als ich im Bett war, rief ich nach ihm.

»Der Wagen ist übrigens auch im Arsch, ich hab nicht aufgepasst beim Parken.«

Zerknirscht lächelte ich ihn an.

»Och, Mama! Ich frag mal bei Pepe in der Autowerkstatt, wenn ich ihn sehe, vielleicht kann er da was machen.«

Pepe war ein bisschen wie mein zweites Kind, denn er war sehr oft bei uns. Wo der eine der beiden war, war der andere auch nicht weit.

»Das ist lieb, Chrissie, ich schlafe derweil ein bisschen.«

Während mein Sohn nach unten eilte, um den Wagen zu überprüfen, nahm ich etwas gegen meine Kopfschmerzen. Diese Schmerzen waren ein echtes Lebensthema bei mir. Am schlimmsten aber wurden sie, wenn ich mal wieder keine Ahnung hatte, wie der nächste Tag aussehen könnte. Ich versuchte einzuschlafen. Wenn ich gewusst hätte, welche fatalen Fehler ich die nächsten Wochen noch machen würde, hätte ich sicherlich keine Ruhe gefunden. Denn dieser Tag war nur der unselige Anfang einer nahenden Tragödie. Ahnungslos jedoch, versuchte ich mich mal wieder zu Josch zu träumen. Aber auch sein Gesicht wurde langsam immer undeutlicher. Er war schon viel zu weit weg. Selbst im Traum hatte ich keine Macht mehr, ihn zurückzuhalten, wenn er aus meinem Zimmer ging.

Drei Jahre danach fand ich mehrere Artikel in den Zeitungen. Es wurde von einer groß angelegten Betrugswelle gesprochen. Einige der Drahtzieher hatte man auf Mallorca festgenommen. Seit mehreren Jahren sollten mehr als 200.000 Menschen einem organisierten Betrug mit Dialern auf den Leim gegangen sein. Die Staatsanwaltschaft hatte herausgefunden, dass mehr als 44.000 Betroffene die fehlerhaften Rechnungen bezahlt hatten. Man sprach von mehr als drei Millionen Euro, die da unlauter verdient worden seien. Der Kopf der betrügerischen Unternehmung war aufgrund eines europäischen Haftbefehls nach Deutschland ausgeliefert worden.

Ob ich schadenfroh war?

Oh ja! Und wie!

Mittlerweile hatte Josch »meinen Brief« gelesen. Er war begeistert und fand, es sei ein richtiges Buch geworden. Ich lachte ihn aus, als Buchautorin fühlte ich mich wahrhaftig nicht.

Josch bat mich um die Erlaubnis, die Seiten einem Freund zum Lesen zu geben. Ich fragte mich einen Moment, wie das wohl wäre, wenn ein Fremder diese Zeilen lesen würde. Immerhin war es ein sehr persönliches und intimes Schriftstück. Aber ich willigte ein. Was soll's, ich kenne den ja gar nicht, beruhigte ich mich, und werde ihn sicher auch niemals treffen. Soll er es doch lesen und denken, was er will!

Joschs Stimme nach so langer Zeit wieder am Telefon zu hören, tat gut. Ich bemerkte, dass mein Groll nachgelassen hatte und war stolz, dass »mein Brief« ihm gefiel. Auch dass ich ihn trotz unserer Trennung fertig gestellt hatte!

Peinlich wurde es kurz, als ich Josch nach der Telefonnummer seines »belesenen« Freundes fragte. Ich hätte mich gerne erkundigt, was dieser Michael von der Lektüre hielt. Dieser hatte jedoch Angst, dass ich ihn anrufen könnte.

»So eine aus dem Milieu, da kann man ja nie wissen.«

Es kränkte mich, aber ich war dennoch neugierig auf seine Meinung. Michael wollte sich nach dem Lesen per Fax melden und mir seinen Eindruck mitteilen. Ich war gespannt.

Kurz darauf fand ich einen ganzen Wurf Chihuahua-Mischlinge in einer Müllentsorgungsanlage. Von grausamer Menschenhand ordentlich in eine Plastiktüte verpackt, lagen vier Welpen ineinander verkeilt. Es lebte nur noch einer der Winzlinge und den fischte ich mit Hilfe eines Gummihandschuhes heraus. Er war nicht größer als ein Hamster und tat mir unendlich leid. So klein, so alleine! Er zitterte, aber selbst das nur noch sehr schwach.

Der Tierarzt an der Ecke betreute in seiner Praxis glücklicherweise gerade einen Wurf Pudelwelpen. Wir setzten den kleinen hellbraunen Hund dazu und hofften. Und wir hatten Glück, fast zwei Wochen lang störte die Pudelmama sich nicht an dem Kuckuckshündchen. Dann wurde sie mürrisch und beförderte ihn immer öfter in eine Ecke. Von da an begleitete er mich in einer kleinen Tragetasche mit Fenster und bekam alle paar Stunden eine Flasche mit Babynahrung von mir. Als der Tierarzt mir sagte, dass wir ihn tatsächlich durchbekommen würden, tauften mein Sohn und ich ihn auf den Namen »Moe«. Meine Vermieterin war mit einem Haustier, gleich welcher Größe, jedoch absolut nicht einverstanden. Da stand gleich der nächste Ärger ins Haus.

Meine Wohnung befand sich nahe Plaza Columnas, eine Gegend in Palma, die ich sehr mag. Ein Stadtteil, welcher eigentlich mehr an Paris erinnert als an Spanien. Die vielen kleinen Geschäfte und Bars, die sich dort aneinander lehnen, leben ausschließlich von den direkten Anwohnern. Es ist hier nicht üblich, zum Einkaufen das Stadtzentrum aufzusuchen. Die Märkte sind einfach und klein, aber gut bestückt. Die Inhaber wohnen meist oben drüber und die günstigen Preise sind verlockend. In zwei Minuten kann man zu Fuß die Innenstadt erreichen, auch die große Avenida, die sich durch die ganze Stadt zieht.

Wir waren mittlerweile wieder verwöhnt, denn unsere Wohnung war zwar klein, aber luxuriös eingerichtet. Wir hatten außerdem Zentralheizung. Auch wenn es auf der Insel immer sehr viel wärmer ist als in Deutschland, so gibt es doch verregnete, kühlere Wintermonate. Die meisten Wohnungen hatten diesen Luxus leider nicht.

Man heizte ansonsten mit alten Gasöfen, in denen hinten große Gasflaschen drinstanden, oder benutzte teure Radiatoren, um die Feuchtigkeit zu bekämpfen.

Eine neue Wohnung mit Fernwärme zu finden, erschien uns aussichtslos. Dieses Viertel wollten wir zudem nicht verlassen. Man kannte sich und ich fühlte mich zu Hause. Nun hatte ich aber keinen Arbeitsvertrag mehr vorzuweisen, was die Suche nicht vereinfachte. Ein direktes finanzielles Problem hatte sich deswegen allerdings noch nicht ergeben. Josch hatte mich zwar verlassen, aber er hatte sich finanziell großzügig gezeigt. Anfangs beschuldigte ich ihn noch in meiner Wut, sich »freigekauft« zu haben. Ich schrieb ihm hässliche Mails, von Dankbarkeit keine Spur. Ich war sicher, er hätte durch die finanzielle Unterstützung sein schlechtes Gewissen beruhigt und fühlte mich letztendlich nur wieder einmal mehr von einem Mann bezahlt. Es blieb nicht bei dieser einen Zahlung. Auch später noch sandte mir Josch dann und wann Geld aus Deutschland. Ich forderte es regelrecht ein und nahm es ohne schlechtes Gewissen. Josch zuliebe hatte ich das Milieu verlassen, jetzt sollte er ruhig ein wenig Verantwortung übernehmen. Natürlich tat ich ihm Unrecht, denn Josch hatte sehr viel für mich empfunden und sich immer so gut er konnte um mich gekümmert. Erst viel später habe ich verstanden, dass eine Trennung die einzig richtige Entscheidung für uns war. Josch und ich, wir hätten niemals zusammengepasst!

Zugeben muss ich auch, dass ich damals öfter den Eindruck erweckte, ich sei vom »Huren-Rückfall« gefährdet. Zu stark schwankte ich derzeit in meiner neuen Rolle als »Anständige«. Immer wieder war ich unsicher, mich richtig zu kleiden oder mich angepasst zu schminken. Auch meine Ausdrucksweise ließ dann und wann zu wünschen übrig.

Josch zu verdanken war nur der neue Weg, aber gehen und bestehen musste ich ihn letztendlich allein. Dabei konnte mir keiner helfen. Bis zu diesem Zeitpunkt hatte ich das Gefühl, mich ganz wacker zu schlagen. Ich fühlte mich nach wie vor gut in meiner neuen Rolle, und mein Verlangen, alles hinzuwerfen und die Stiefel aus dem Schrank zu holen, nahm täglich ab.

Ich lernte, dass ich es nicht jedem recht machen konnte, aber ich konnte mich auch nicht von jedem angreifen lassen. Wenn ich in der Zeitung las, wie viele Leute Verbrechen zum Opfer fallen, ja ermordet werden, fragte ich mich, wann die Menschen erkennen würden, dass es Schlimmeres gab als die Prostitution. Dass ein Mann einer Frau einen Schein für einen Blowjob zusteckt, ist doch keine Sache!

An dieser Stelle muss ich eine Lanze brechen für alle Männer, die sich von Huren verwöhnen lassen. Männer sind anders als Frauen. Auch wenn das weibliche Geschlecht seit Jahrhunderten an der Emanzipation arbeitet, so gibt es am Ende doch diesen kleinen, aber feinen Unterschied. Die Besuche bei einer Prostituierten dauern oft nicht mehr als 15 Minuten. Der Mann findet da nichts Besonderes dran, er fühlt sich auch nicht schuldig. Es ist für ihn ähnlich wie für uns Frauen, wenn wir uns ein paar Schuhe kaufen.

Mal ehrlich: Welche Frau würde denn in ihrer Mittagspause mal eben einen »Lustboy« aufsuchen? Sich mit gespreizten Beinen vor ihn setzen, um sich lecken zu lassen? Zum Orgasmus kommen und anschließend die ausgemachten 30 Euro auf 20 hinunterhandeln? Sich den Slip wieder hochziehen und zurück ins Büro gehen. Die Antwort ist klar: So gut wie keine! Männer nennen das gern »Druck ablassen«, und am Ende ist es ihnen entfallen, ob die Gespielin blond oder brünett war, dick oder dünn. Es ist für sie ungefähr dasselbe, als wenn sie sich morgens beim Duschen einen runterholen. Sofort haben sie es wieder vergessen! Ich wurde so oft gefragt: Warum gehen die Männer ins Bordell? Sie bekommen doch auch zu Hause Sex. So denken Männer aber nicht, sie brauchen keinen Grund. Ihr Sexleben zu Hause hat damit am wenigsten zu tun. Meist ist es einfache Langeweile. Oder die Entfernung von ihrer Familie, wenn sie allein in fremden Städten auf Geschäftsreisen sind. Sie wollen Unterhaltung und die suchen sie gezielt. Ist doch einfacher, auf die Schnelle einen netten Smalltalk und mehr einzukaufen, als in einer Bar mühsam nach einem Gespräch zu suchen!

Wunderbar ist es, in glücklicher und ausgefüllter Monogamie zu leben und gemeinsam das Leben zu meistern. Sich erst dann zu trennen, wenn einer stirbt. Aber diese Partnerschaften sind eher selten. Ein jeder kennt doch Einsamkeit oder Scheidung in seinem Leben.

Männer sehen im Gegensatz zu Frauen den Regen bei einem romantischem Picknick nicht als Angriff auf ihre Beziehung an. Mit der Hochzeit in Weiß ist es für viele Frauen eine abgemachte Sache: Wir gehören für immer zusammen. Dafür wird monatelang geplant, probiert, organisiert und so manches Mal lange gespart. Für den Mann ist es oft nur eine lästige Feier, die er mit guter Miene über sich ergehen lässt. Er hat vier Wochen danach keine Ahnung mehr, ob das Kleid seiner Braut sandfarben, honiggold oder platinweiß war.

Die Welt ist so schnelllebig und es wird viel von den Menschen verlangt. Für Männer ist die Prostituierte nur Ablenkung, Zerstreuung oder ein kleineres Abenteuer, auf das sie nicht verzichten wollen. Sicherlich wissen die wenigsten Frauen, wie viele Blumen und andere Mitbringsel von ihrem Mann in Wirklichkeit eine kleine Entschuldigung für eine sexuelle Entgleisung im Milieu darstellen. Wenn mich jemand fragt, ob die Huren die Ehen zerstören, so antworte ich ganz klar mit nein! Wenn die Partnerschaft kaputt geht, liegt es in den meisten Fällen an anderen Dingen. Zu kochen, zu bügeln und drei Mal die Woche die Beine breit zu machen, ist kein Garant für einen glücklichen Ehemann. Frauen glauben noch zu oft, Kind und Hochzeit reichen aus, um die Liebe auf ewig zu besiegeln.

Auch Beziehungen, in denen beide Partner Karriere machen, scheitern häufig. Wahrscheinlich wären alle entsetzt, wenn öffentlich bekannt würde, wie oft hier auch die Frauen regelmäßig fremdgehen! Beim Tratsch mit ihren Freundinnen kommt es dann zu Tage: »Ich würde meinen Mann aber niemals wegen meines Liebhabers verlassen.«

Bis heute habe ich deswegen auch nicht verstanden, was die »feine Gesellschaft« gegen die Prostitution hat. Wenn man, von der Zwangsprostitution mal abgesehen, das Ganze objektiv betrachtet, ist es »nur« ein florierender Geschäftszweig. Unbegreiflich, warum sich manche Menschen berufen fühlen, mit erhobenem Zeigefinger Belehrungen über anständige und gute Lebensführung zu geben. Denn, einmal ausgestiegen, sind die Dirnen im gutbürgerlichen Leben doch genauso ungern gesehen wie vorher. Warum also will man sie unbedingt herauszerren und verfolgen? Nur um sie zu beschimpfen? Die Hure ist für viele eine Aussätzige, eine unmoralische Frau, die nicht toleriert werden darf. Sie wird im krassen Gegensatz zu der bürgerlichen, geachteten Frau gesehen. Vielleicht liegt es daran, dass viele Menschen süchtig danach sind, sich über andere zu erheben. Dass diese Menschen nur mit der Gewissheit »gesellschaftlich nicht ganz unten zu stehen« zufrieden sind. Es gibt immer einen, der besser sein will als sein Nachbar und mehr Rechte besitzen möchte als sein Arbeitskollege. Es wird auch immer die geben, die behaupten zu wissen, dass eine »Hure« nur eine Schlampe ist, nichts weiter! Heutzutage hat der Großteil der Prostituierten keine Schulausbildung, keinen Beruf. Und immer seltener sprechen sie die Landessprache! Was soll aus ihnen werden? Kriegt man keinen guten Job, macht man sich einen. Geht das zu Hause nicht, wandert man aus. Geht es nicht ehrlich, betrügt man eben. Geht es einfacher, macht man es sich nicht selbst schwer. Kriege ich bei Firma B mehr Geld, verlasse ich Firma A. Ja, auch ich muss mich für einiges schämen, was ich in meinem Leben getan habe. Aber das wenigste davon hat mit »Puff« oder »Anschaffen« zu tun!

Maria kam mir bei meinem Wohnproblem zu Hilfe. In dem Haus, in dem sie lebte, war eine Wohnung frei. Da Maria die Hausbesitzerin kannte, fragte diese nicht lange nach einem Arbeitsvertrag oder Sonstigem. Das Haus lag in der Nähe unserer alten Straße. Auch Maria konnte jeden Tag zu Fuß zu ihrer kleinen Bar gehen. Im Prinzip war es das gleiche Viertel, was mir den Umzug etwas leichter machte. Die neue Wohnung war eigentlich viel zu groß für mich und meinen Sohn. Sie lag wieder im zweiten Stock und hatte vier Schlafzimmer. Dazu kamen zwei Bäder, eine geräumige Wohnküche und ein riesiges Wohnzimmer. Alle Räume gingen von einem langen Flur ab, so dass es den Eindruck machte, man sei in einer Pension. Natürlich gab es keine Heizung und durch die Fenster pfiff der Wind. Die Möbel waren alt, dunkel und irgendwie muffig. Von der Straße unten drang Tag wie Nacht fürchterlicher Verkehrslärm. Das Eckhaus lag genau an einer vierspurigen Straße, einer Verkehrsverbindung zwischen Palma und der Autobahn.

Viele Alternativen boten sich mir derzeit nicht. Schweren Herzens tauschten wir deshalb bald unsere kleine Luxuswohnung gegen die typisch spanische Altbauwohnung an der Calle Manacor.

Moe, das Hundebaby, war hier kein Problem. Sogar einen Balkon gab es, der zwar nicht groß war, aber ausreichend Platz für ein Schläfchen in der Sonne bot. Erfreulich war auch, dass Maria nun meine direkte Nachbarin war.

Den Umzug erledigten wir mit dem weißen Kombi. Wir fuhren unendlich oft hin und her und schleppten mit Hilfe von Christophers Freunden Kartons und Tüten die Treppen rauf und runter. Einen Fahrstuhl gab es nicht, und das Licht war nie lange genug an, bis man oben war. Im Treppenhaus kroch durch jede Tür ein anderer Küchengeruch und manchmal wurde uns richtig übel davon. Man hörte auch Stimmen und die Klospülungen der anderen Mieter. Gefehlt hat eigentlich nur noch das schrille, altmodische Läuten eines Telefons. Dann wäre ich sicher gewesen, in einen amerikanischen Vorstadtfernsehkrimi geraten zu sein.

Die nächsten Tage sah ich niemanden, ich räumte und putzte in meiner neuen Wohnung. Außer Maria hatte nur Malte meine Adresse, ich hatte mich wieder zurückgezogen. Ich hatte nun kein Café mehr gegenüber und es gab tagsüber außer Autos an der Ampel eigentlich nicht viel zu sehen. Nur abends, wenn alle Fenster beleuchtet waren, konnte ich in jedes Zimmer auf der anderen Straßenseite hineinblicken. Das fand ich einigermaßen spannend, und so saß ich oft auf dem Balkon und schaute den fremden Menschen bei ihrem Leben zu.

Noch immer hatte ich mich nicht aufgerafft, wirklich etwas zu tun, mir wieder einen neuen Job zu suchen oder nachzusehen, was meine anderen Freunde so taten. Zu sehr fürchtete ich die zwei Fragen »Was ist denn mit Josch?« und »Was hast du nun vor?«.

Nachdem ich wieder Kontakt zur Außenwelt aufgenommen hatte, wenn auch vorerst nur zu Maria, lebte ich tageweise etwas auf. Auch Michael, der »Briefleser«, hatte sich gemeldet und zwar per Fax. Was er schrieb, las sich sehr nett und machte mich richtig glücklich. Er lobte meine »Schreibe« und fand genau wie Josch »das alles« sehr lesenswert. Auch für andere. Ich sollte mir überlegen, so sein Rat, mich nach einem Verlag dafür umzusehen, um ein richtiges Buch daraus zu machen.

Ein paar Tage lang suchte ich im Internet und gab den Begriff »Verlag« in einige Suchmaschinen ein. Heraus kamen Hunderte von Seiten und ich hatte keine Ahnung, wie ich das weiter anstellen sollte. Was ich fand, war ein Forum für Autoren und solche, die glaubten, welche zu sein. Dort meldete ich mich an, las hin und wieder die Beiträge. Es war erstaunlich, wie viele Menschen schrieben. Leider gelang es nur einem verschwindend geringen Prozentsatz, ihre Werke an den Verlag zu bringen. Die Möglichkeit, mein Werk tausend Mal auszudrucken, per Lastwagen in der Post abzuliefern, um es jedem Verlag zur Ansicht ins Haus zu schicken, schloss ich gleich aus. Die Kosten würden ins Unendliche steigen. Die zweite Möglichkeit, mich an einen Literaturagenten zu wenden, erschien mir schon sinnvoller. Es gab Listen über die begehrtesten und besten Literaturagenten des Landes. Nach weiteren Recherchen fand ich dann die Top-5-Agenturen. Allerdings wies mein Manuskript, wie ich es von da ab nannte, noch einen Schönheitsfehler auf: Ich hatte einfach alles klein geschrieben. Gemeinsam mit Josch suchte und fand ich ein Schreibbüro in Deutschland. Nach zwei Monaten war mein Brief zurück. Mit großen Buchstaben darin war nun alles, wie es sich gehörte. Mit klopfendem Herzen machte ich eigentlich alles falsch, hielt mich an kaum eine Vorgabe. Trotzdem meldeten sich binnen Stunden vier der fünf Agenten zurück. Erfreulicherweise war mein heimlicher Favorit der Erste. Von diesem Moment an übernahm Joachim Jessen, Literaturagent, nicht nur das Manuskript, er kümmerte sich auch sonst um alles, was dazugehört, wenn man ein Buch geschrieben hat. Wir telefonierten und Herr Jessen beruhigte mich mit seiner warmen, tiefen Stimme. Meine Aufregung legte sich und ich war auf einmal nur noch sehr stolz. Aber es kroch auch ein wenig Angst in mir hoch. Es war ein Outing und ein sehr direktes noch dazu. Was würde meine Familie, würden meine Freunde dazu sagen? Ich verdrängte den Gedanken, denn noch war kein Verlag gefunden. Aus dem Forum im Internet wusste ich, dass dies Jahre dauern konnte. Es gab keinen Grund, jetzt schon darüber nachzudenken!

Aktuelle Probleme hingegen bereitete mir mein derzeit aggressives Wesen. Ich war sehr oft übellaunig, schrie ohne erkennbaren Grund herum und bekam Wutattacken, wenn ich zwei Verliebte am Strand oder Händchen haltend auf einer Bank sitzen sah. Ich pöbelte Verkäuferinnen an, wenn ich warten musste und parkte meinen Wagen absichtlich so kreuz und quer, dass ich jeden Tag mit den Politessen diskutieren musste, um nicht die nächsten Jahre Knöllchen abzuzahlen.

Immer wieder gab es Tage, da fühlte ich mich gedemütigt, herausgerissen aus meinem Leben. Mir war bewusst, wie ich Tag für Tag mit Nichtstun verschwendete. Mir fehlte meine Identität, meine Arbeit. Ich war unausgeglichen, fühlte mich dauernd angegriffen oder schlecht behandelt. Mein Leben hatte sich zu schnell, zu sehr gewandelt. Mal vermisste ich Josch wieder, dann hasste ich ihn. Oft weinte ich oder wurde hysterisch. Ich hatte mich selbst verloren und wusste nicht, was zu tun war. Auch mit meinem Sohn geriet ich häufig aneinander, meist ohne wirklichen Grund. Ich ging nirgendwo mehr hin, traf keinen Menschen. Nur Maria besuchte ich täglich, sprach mich oft bei ihr aus. Großmütig überging sie meine Launen, nahm mir nichts übel und hörte mir zu. Mehrmals begleitete ich sie auch am frühen Abend zu ihrer Bar. Eines Tages erzählte sie mir dann von ihrem neuen Freund. Sein Name war Juan, und Maria schwebte im siebten Himmel. Vor Schwärmerei und Aufregung spuckte sie fast beim Reden. Sie erzählte mir ausführlich, wie und wann und wo sie ihn kennengelernt hatte.

»Lisa, tienes ganas meinen neuen Freund kennenzulernen?«

Ich hatte ehrlich gesagt absolut keine »ganas«. Maria war so verliebt und glücklich, das konnte mir nur zu viel werden. Auch war ich eifersüchtig; sie war derzeit meine einzige Freundin, zu der ich regelmäßig Kontakt hatte. Sie zu teilen passte mir nicht.

»Sicher habe ich Lust, Maria, wieso nicht?«, log ich. Sofort plante sie ein gemeinsames Abendessen in ihrer Wohnung. Juan würde kochen, denn das könne er gut, und später wollten wir Wein trinken, dabei gemeinsam einen Film ansehen. Da ich für diese Aktion nicht mal das Haus verlassen musste, sagte ich zu. Maria lachte mich an, sie freute sich.

»Lisa«, sie umarmte mich, »ich wünsche dir genauso einen tollen Mann.«

Ich heuchelte Interesse und versuchte, nicht angeödet dreinzublicken. Männer, pah! Isoliert, wie ich derzeit lebte, war das ein Thema, das mich absolut nicht interessierte. Oder vielleicht doch?

Wenn es nur um Sex ging, dachte ich, mir schnell helfen zu können. Einer von Chrissies Sportfreunden, der allerdings schon stolze dreiundzwanzig Jahre alt war, hatte mir mal unverschämterweise seine Telefonnummer unter meiner Badezimmertür durchgeschoben, als ich gerade in der Wanne saß. Die Nummer lag nun schon seit ewigen Zeiten irgendwo rum. Ich war mir sicher, den Zettel nicht weggeschmissen zu haben und stellte alles auf den Kopf. Aber erst am nächsten Tag fand ich ihn. Er lag ganz zerknüddelt in einer Handtasche, die ich seit Monaten nicht mehr angerührt hatte. Es waren nur eine spanische Handynummer und sein Name darauf. Ausgerechnet »Jesus«, dachte ich und sprach den Namen laut aus. In Spanien wird das »J« am Anfang wie ein »ch« ausgesprochen. Das machte es nicht gerade attraktiver für mich. Beim Sex haucht man doch lieber so was wie »Jean Paul« als »Chesus«. Noch unangenehmer war es, dass in Spanien das Wort »Jesus« auch »Gesundheit« bedeutet. Man sagt es also, wenn jemand niest. Na ja, ich hatte mich an »leche« gewöhnt, als primitiven Ausdruck für Sperma, obwohl das eigentlich die Milch bezeichnet. Da sollte der Name »Jesus« kein Problem sein. Was sich eher als schwierig erwies, war, die Nummer einfach anzurufen. Was sollte ich sagen? Würde er vielleicht meinem Sohn davon erzählen oder noch schlimmer, es im Sportverein herumtratschen? Ich war mir nicht sicher und so verwarf ich den Gedanken einstweilen.

Maria hatte drei Mädchen zwischen vier und neun Jahren, die in ihrer überladenen kleinen Wohnung keinen Stein auf dem anderen ließen. Obwohl Maria drei Jahre jünger war, war sie, wie ich, zweimal verheiratet gewesen.

»Er kommt morgens oft mit seinen Kollegen zum Kaffee in die Bar«, plauderte sie immer weiter über ihren Freund.

»Och, Maria, hast du kein anderes Thema mehr?«, fragte ich schlecht gelaunt. Maria winkte ab und lachte mich aus.

»Ja, ja schon gut, wollte es dir ja nur erzählen! Den gebe ich nie mehr her, den lieb ich echt«, ließ sie noch verlauten und zog mich wie eine Schwester an sich. Ich entwand mich der Umarmung und verdrehte die Augen.

»Na, wenn du meinst, ich bin sehr gespannt auf ihn.«

Sogar übergewichtige Frauen mit kurz geschorenen Haaren wurden mehr geliebt als ich. Das fand ich schreiend ungerecht! Doch in Wahrheit ärgerte mich, dass ich keines dieser Gefühle vorweisen konnte, während andere verliebt waren. Ich sah nicht mal jemanden, der mir auch nur annähernd gefiel.

Ich hatte mir vorgenommen, in meinem Leben nach der Prostitution keine Kompromisse mehr einzugehen. Es sollte ein Mann sein, der so war, wie ich ihn mir immer erträumt hatte. Groß, gut situiert, am besten im Anzug und natürlich ungebunden. Nach diesem Mann suchte ich nun.

Ich wollte nicht einsehen, dass Maria ihren Traummann anscheinend vor mir gefunden hatte. Mit einem schlechten Gewissen meiner hässlichen Gedanken wegen folgte ich Maria in die Bar. Als Freundin sollte ich mich eigentlich für sie freuen! Ja, das hatte sie auch verdient. Ich beschloss, mich zusammenzureißen und erfreute sie mit weiteren Fragen über ihren Freund. Den ganzen Abend tobte Maria durch die Bar und wenn sie Zeit dafür fand, tippte sie wie wild in ihr Handy. Neid stieg in mir auf. Was habe ich doch für ein unerfülltes Leben, dachte ich selbstmitleidig. Es war zwar nicht gerade die beste Lösung, dennoch bestellte ich mir ein paar Drinks. Morgen würde es mir sicher wieder besser gehen! Ich musste nur aus meinem verdammten Loch raus.

Als ich nach Hause kam, war es kurz vor 22 Uhr. Zu früh zum Schlafengehen, zu spät, um noch Freunde anzurufen. Der Alkohol hatte mich unternehmungslustig und locker werden lassen. Ich rief nach Chrissie, erfolglos. Ein Anruf auf seinem Handy ließ mich wissen, dass er bei seiner Freundin war. Vor Mitternacht würde er sicher nicht nach Hause kommen. Lustlos öffnete ich den Kühlschrank. Natürlich fand ich nichts Alkoholisches. Gelangweilt schlich ich ins Bad, um mich schon mal abzuschminken. Doch stattdessen betrachtete ich mich interessiert und zog verschiedene Grimassen vor dem Spiegel. Stellte mich seitwärts und hob meinen kleinen Busen in die Höhe. Das Übliche also, was Frauen so machen, wenn sie sich langweilen. Bauch rein, Bauch raus, drehen und nachsehen, ob der Hintern noch straff ist. Wieder umdrehen und Kussmund machen. Mir fiel der Zettel wieder ein und ich nahm ihn erneut zur Hand. Ich stellte mich selbst vor die Wahl, jetzt anzurufen oder die Nummer auf dem Papier nutzlos vergilben zu lassen. Letztendlich konnte ich mich selbst überzeugen: Das war vielleicht eine der letzten Gelegenheiten, ganz zartes Fleisch auf den Teller zu bekommen. Außerdem gehörte ich nicht zu den Frauen, die in Gesprächen immer wieder betonten, wie ordinär sie muskulöse Männer finden. Ich liebte Muskeln an den richtigen Stellen. So »gehypt« wagte ich den Anruf. Jesus war überrascht, aber ganz begeistert. Momentan saß er noch in einer Kneipe, versprach aber, mich gleich abzuholen. Zu Hause wollte ich ihn wegen Chrissie in keinem Fall empfangen. Hektisch putzte ich mir die Zähne und versprühte einen halben Flakon Parfum über meinem Körper.

»Geile alte Tante auf dem Weg ins Bett eines Freundes des eigenen Sohnes«, schwappte als Gedanke noch unangenehm in mir hoch. Ich sah auf mein Spiegelbild und gab mir gleich die Antwort darauf: »Ja, na und?«

Ich lief nach unten und wartete vor der Tür auf den gut gebauten Lover. In einem dunkelblauen 5er-BMW kam er um die Ecke. Ohrenbetäubender Krach schallte aus dem heruntergedrehten Fenster des wohl eher antiken Wagens. Seinen Arm lässig aus dem Fenster gehängt, grinste er mich an. Ich hoffte, dass keiner der Anwohner diesem deprimierenden Schauspiel – in dem ich als läufige Hündin die Hauptrolle mimte – zusah. Hastig stieg ich ins Auto, drehte als Erstes die Musik aus und bat ihn, Gas zu geben. Womit ich einfaches Losfahren meinte.

Der junge Mann dachte anscheinend, mir durch schnittiges Anfahren mit quietschenden Reifen in einem Auto, dessen Stoßdämpfer so ausgeleiert waren, dass es nur noch ein besserer Schaukelstuhl war, zu imponieren. Erschrocken stützte ich mich mit den Händen vorne am Handschuhfach ab. Nachdem die erste Kurve genommen war, kam ich endlich dazu, ihn zu bitten, etwas langsamer zu fahren.

»Ich bin ja keine zwanzig mehr«, lachte ich und biss mir im selben Moment auf die Zunge. Jesus störte sich nicht daran, lachte zurück und lenkte den Wagen nun etwas ruhiger durch die Stadt zu seiner Wohnung. Dachte ich zumindest. Kaum steckte er den Schlüssel in die Wohnungstür, legte er auch schon einen seiner Finger auf den Mund.

»Pssssst.«

»Was ist denn? Hast du einen Hund?«

Etwas ängstlich stellte ich mich hinter ihn.

»No, no«, flüsterte er, »meine Eltern schlafen aber sicher schon.«

Bei diesen Worten blieb ich wie ein Stock im Treppenhaus stehen, obwohl er die Tür schon aufgeschoben hatte und mich mit Handzeichen aufforderte einzutreten.

»Deine Eltern?«

Das konnte jawohl nicht wahr sein, wahrscheinlich waren wir noch im selben Alter. Ich hörte mich in Gedanken schon im Gespräch mit seiner Mutter:

»Hallo, mein Name ist Lisa. Normalerweise spielen unsere Kinder zusammen, aber heute will ich mich von deinem Sohn mal schön ficken lassen. Am liebsten gleich hier in deiner Wohnung! Wie bitte? Ob ich verrückt bin? Aber nein, nur betrunken, einsam und geil!«

Fast hätte ich hysterisch losgelacht, aber mein mittlerweile gesunkener Alkoholpegel ließ das glücklicherweise nicht mehr zu. Jesus blieb nichts anderes übrig, als mir hinterher und wieder nach unten zu folgen. Verlegen stand er vor mir und entschuldigte sich wortreich. Ich winkte ab, er konnte ja nichts dafür, dass ich so einfältig gewesen war.

Er bot mir an, mich wieder nach Hause zu bringen. An einem Kiosk ließ ich ihn halten, um mir Schokolade zu kaufen, die mir später im Bett die Blamage versüßen sollte. Jesus kam mit rein und besorgte uns noch zwei Mixgetränke in bunten Flaschen. Obwohl ich so was noch nie getrunken hatte, nahm ich auf den Schreck gern die kleine Flasche. Wir fuhren zum Castell Belver, eine Ruine in der Umgebung Palmas. Ich zog meine Schuhe aus und winkelte meine Beine auf den Beifahrersitz. Wir tranken, sahen auf die Stadt runter, rauchten und logischerweise küssten wir uns auch bald. Er hatte kalte Lippen und schmeckte nach Zitronenlimonade. Das letzte Mal, dass ich in einem Auto gevögelt hatte, war Lichtjahre her. Trotzdem ließ ich mich drauf ein, wo ich schon mal da war. Jesus hatte einen fantastisch durchtrainierten Körper. Seine Haut fühlte sich glatt und frisch an, als würde ich über den kühlen Lack eines neuen Jaguars streicheln. Es war schrecklich eng in dem Auto und so legten wir uns einfach davor. Unter uns lag der Hafen von Palma mit allen seinen Lichtspielereien. Wir stellten uns vor, dass alles Kerzen waren, die jemand Nettes nur für uns entzündet hatte.

Im Rücken das weiche Gras, über mir der junge Lover, der in spanischem Feuer glühte und es kaum erwarten konnte, mich nackt unter sich zu haben. Langsam zog ich ihm sein Hemd über die Schultern und mir mein T-Shirt über den Kopf. Er war so sanft und küsste mich mit zarten Lippen an allen Stellen, die mit »Kribbeleffekt« ausgestattet waren. Wir knutschten und er schob vorsichtig meine Hand nach unten. Ich nestelte an seinem Reißverschluss. Endlich stand er auf und zog sich die Jeans von den Beinen. Dann zerrte er vorsichtig an meinen und so lagen wir bald mitten in der Nacht nackt nebeneinander auf einem einsamen Hügel und konnten es nicht erwarten, endlich ineinander zu kriechen. Erregt schickten wir unsere Hände auf dem Körper des andern auf Wanderschaft. Nichts war mehr wichtig in diesem Moment, wir waren ganz allein auf der Welt. Jesus drückte meine Hand zwischen seine Beine, und ich schloss meine Finger um seinen Schwanz. Als ich ihn ganz fühlte, dachte ich unweigerlich sofort an den Song von den Ärzten: »Und Gott sprach Ficken!« Jesus hatte einen Monsterschwanz. Wenn ich nicht gefühlt hätte, dass er schon steif wie ein Alphorn war, hätte ich darauf gewettet, dass er ohnmächtig wird, bevor er den richtig hochbekommt.

»Jesus«, zögerte ich, »ich weiß nicht, ob das so funktioniert, ich möchte dich lieber anders ...«, weiter kam ich nicht mehr, denn er küsste mich so heftig und leidenschaftlich, dass ich feucht wurde, als hätte jemand in meinem Inneren einen Gartenschlauch angestellt. Als er seinen riesigen Schwengel in mich geschoben hatte, setzte unser Verstand komplett aus. Wir vögelten gierig und rammelten uns ungezügelt von Höhepunkt zu Höhepunkt. Danach blieben wir noch eine ganze Weile erschöpft liegen. Als ich schließlich aufstand, um mich anzuziehen, kam ich mir vor, als wäre ich nicht mit einem Freund meines Sohnes im Grünen gewesen, sondern schrecklicherweise an »Vlad den Pfähler« geraten. Ein Gefühl, das mich noch einige Tage begleiten sollte.

Jesus war wirklich ein toller Liebhaber, aber einem zweiten Date mit ihm bin ich immer aus dem Weg gegangen.

MARIA UND JUAN

Ich sah ihn das erste Mal, als er mir vollgepackt mit Tüten im Treppenhaus entgegenkam. Hinter ihm schnaufte Maria, gefolgt von ihren drei Töchtern.

»Hola, Lisa«, sie deutete schnell zwei Küsschen an.

»Hey, hola, Maria, hola nenas«, ich lächelte den Kindern zu.

»Lisa, das ist Juan, mi corazón.«

Sie strahlte über das ganze Gesicht. Himmel! Sie nannte ihn – mein Herz. Ich fand den Ausdruck höchst unpassend, denn ihr Begleiter war ein finster dreinblickender, unrasierter, kleiner, hässlicher Mann.

»Juan, das ist Lisa, die Deutsche, die ich aus der Bar kenne. Ich habe dir doch schon viel von ihr erzählt! Sie ist vor kurzem hier eingezogen, genau neben mir.«

»Hola«, nuschelte er unfreundlich und zog das »a« am Ende lang, als wären es drei. Dann drückte er sich samt Einkäufen rücksichtslos an mir vorbei.

»Holaaa«, konnte ich gerade noch entgegnen. Auch ich zog gehässig das »a« lang. Aber er war schon an der Wohnungstür. Maria lächelte verlegen, da war wohl gerade »gute« Stimmung. Irgendwie freute mich das ein wenig – Wolken auch an ihrem Horizont!

Schnell scheuchte meine Freundin ihre drei kleinen Mädchen an mir vorbei in ihre Wohnung und ermahnte mich noch, das Abendessen nicht zu vergessen. Meinen Einwurf, dass heute vielleicht nicht der günstigste Abend dazu wäre, ließ sie nicht gelten. Wir waren verabredet und dabei würde es bleiben.

»Okay, Maria, hasta luego.«

»Ja, bis nachher, Lisa, ich freu mich!«

Das konnte ja heiter werden, ein Essen von einem schlecht gelaunten Koch! Ich beschloss noch etwas zu trinken zu besorgen. Marias neuer Freund trank sicherlich nur Whisky pur, so wie er aussah. Sicherheitshalber fuhr ich auch noch zu einem kleinen Imbiss und aß zwei Burger. Man konnte ja nie wissen!

Gegen 21 Uhr stand ich schließlich mit zwei Flaschen gutem Wein vor Marias Tür und drückte, ohne es zu wissen, zum letzten Mal auf ihre Klingel.

Nach dem unerwartet leckeren Essen wurde Maria redselig. Sie zeigte mir Bilder ihrer geschiedenen Ehemänner. Sie war keine gebürtige Mallorquinerin, wohl aber mal mit einem verheiratet gewesen und danach auf der Insel geblieben. Sie hatte keinerlei Ausbildung, auch keinen Schulabschluss und hielt sich und ihre Kinder nur mit dem Bar-Job über Wasser. Unterhalt zahlte keiner der Väter. Kindergeld und Erziehungsgeld zu beziehen ist in Spanien wesentlich komplizierter als in Deutschland. Als ich ihr davon erzählte, konnte sie es kaum glauben! Als ich die Summen nannte, war ich übrigens selbst erstaunt!

Juan war Bauarbeiter. Auch er hatte noch zwei Kinder, die auf dem Festland bei seiner geschiedenen Frau lebten. Meine Sorge war unbegründet gewesen. Das Essen hatte wirklich gut geschmeckt und Juan war ein sehr netter Gastgeber. Seine schlechte Laune schien sich verzogen zu haben, und aufmerksam kümmerte er sich um uns. Nur aus Eifersucht auf das Glück anderer hatte ich aus ihm einen Widerling gemacht. Ich schämte mich ein bisschen und trank viel zu viel.

Später standen wir auf Marias Balkon, der sich träge über die Hauptstraße reckte. Sie hielt sich mehrere Wellensittiche, die in keinen Käfigen aufgereiht an der Balkonwand hingen. Singen gehört hatte ich noch nie einen von ihnen. Manchmal entwischte einer aus seinem engen Verlies, die meisten jedoch »schliefen« nach kurzer Zeit schon für immer ein. Maria ersetzte sie dann schnell, bevor die Mädchen etwas merkten.

»Vögel gehören eben auf den Balkon, oder man hängt sie als Glücksbringer an die Tür oder das Fenster!«, erklärte mir Maria und traf bei mir einen empfindlichen Nerv. Zu Tieren hatte ich eine gänzlich andere Einstellung. In den vielen Jahren, die ich schon auf der Insel lebte, hatte ich mich nie daran gewöhnen können, wie die Spanier ihre Tiere behandelten. Jeder Hofhund, den ich an einer armlangen Kette ein freudloses Dasein fristen sah, brach mir beinahe das Herz. Wir unterbrachen diese sich immer wiederholende

Diskussion, indem wir Juan losschickten, um mehr Sekt und Wein zu kaufen. Marias Freund besorgte das Verlangte, trank aber selbst nur Tee. Auch das fand ich überraschend. Umso mehr schämte ich mich meiner Vorurteile und goss mir großzügig nach.

Obwohl ich später am Abend ziemlich betrunken war, bemerkte ich sehr wohl seine Augen, die hin und wieder auf mir ruhten. Dann lächelte ich ihn an, schaute aber direkt wieder weg, wenn er es mir gleichtat. Zu sehr grauste mir vor seiner auffälligen, entstellenden Zahnlücke. Es fehlte ein Augenzahn, was mich an ein Bild erinnerte, das ich aus einem Schaufenster kannte. Ein zahnloser Fischer sitzt vor seiner Hütte und scheint auf irgendwas zu warten. Wahrscheinlich auf den Zahnarzt!

Maria begann irgendwann zu lallen und kam von einem Toilettengang einfach nicht zurück.

»Wo ist Maria?«, fragte ich Juan. Ich war ebenfalls ziemlich hinüber.

»¡En su cama!«

»Im Bett, echt?«, lallte ich und verstand eigentlich nicht, was er meinte. Das konnte doch nicht sein. Ohne sich zu verabschieden? Ich stand auf, wollte nachsehen, und stolperte über meine Schuhe, die ich irgendwann ausgezogen hatte. Juan hakte mich schnell unter und wollte mich wohl zur Tür begleiten. Er trug kein T-Shirt und auch wenn ich ihn eigentlich hässlich und klein fand, so hatte er doch einen gut gebauten Oberkörper. Sein herbes Deo stieg mir in die Nase.

»Oh la la«, säuselte ich und stützte mich mit ganzer Kraft auf ihn. Es blieb ihm angesichts dieser billigen Attacke nichts weiter übrig, als mit beiden Armen zuzufassen. Ich seufzte. Und wurde langsam lüstern. Juan war warm und hatte seinen Mund geschlossen. Nicht nur der Alkoholpegel raubte mir die Sinne und so ging ich ihm einfach an die Eier.

Juan entfuhr ein überraschtes Stöhnen, doch versuchte er noch immer, mich zur Haustür zu bugsieren.

Dabei schimpfte er flüsternd vor sich hin, doch ich verstand kein einziges Wort. Ich wollte Liebe machen, merkte er das denn nicht?

»Du bist doch wirklich ein hässlicher, bescheuerter Spanier. Ich will dich doch nur ein bisschen benutzen«, lallte ich. Zum Glück auf Deutsch.

Ohne besondere körperliche Anstrengung bugsierte Juan mich zu meiner Haustür. Es gab keinen Schlüssel, der musste noch irgendwo drüben liegen. Er ließ mich los, um das Bund zu holen, und ich sackte langsam vor der Tür zusammen. Ich war sicher, es wären Stunden vergangen, als ich ihn wieder auf mich zukommen sah. Ich freute mich überschwänglich, was er mit einem verdrießlichen Brummen quittierte. Juan öffnete meine Wohnungstür, während ich erneut nach seiner Hose langte. Das machte ihn wütend und ehe ich mich versah, schubste er mich in den dunklen Flur. Ich fiel zu Boden, wo ich mir sofort Bluse und BH vom Körper riss. Mit nacktem Oberkörper, hochgezogenem Rock und angezogenen Beinen kauerte ich vor ihm und sah ihn herausfordernd an. Und endlich fasste er zu.

»Me follas«, freute ich mich noch, dass er mich nun ficken würde, »aber lass bitte deinen Mund zu …« Da zerrte mich mein Begleiter am Arm nach oben. Er stieß mich gegen die Wand, zog meinen Rock über den Po und nahm mich von hinten. Seine Hände griffen dabei meine Oberarme. Er zog mich an sich und biss mir wiederholt brutal in die Schultern. Seine Jeans durch deren Schlitz er seinen Schwanz in mich drückte, scheuerte rau an meinem Hintern. Schnell und unkoordiniert fickte er sich in mir zum Höhepunkt. Danach versank die Welt um mich herum im Dunkel.

Als ich wach wurde, hatte ich schrecklichen Durst. Wie durch ein Wunder lag ich in meinem Bett. Aus unbestimmtem Unwohlsein stieg langsam eine üble Ahnung in mir hoch. Mein Wecker zeigte gerade mal 7 Uhr morgens. Obwohl mir schrecklich übel war, schleppte ich mich so schnell es ging in den Flur. Mich traf der Schlag! Es war kein Traum gewesen. Heruntergerissene Bilder und die abgeräumte Kommode zeugten von einer schrecklichen Rammelei. Neben meinem Slip, den Schuhen und meinem Schlüsselbund, die auf dem Boden lagen.

»Oh weia.«

Ich stöhnte, ging in die Knie und raffte alles zusammen.

»Das kannste dir schenken«, vernahm ich Chrissie hinter mir. Ich starrte ihn an, hatte ihn gar nicht kommen hören.

»Soll ich dir Frühstück machen«?, versuchte ich schnell das Thema zu wechseln.

»Nee, lass mal, leg dich lieber wieder hin. Das war wohl ein lustiger Abend!«

Er starrte mich noch immer an und mir wurde ziemlich unbehaglich unter seinem bösen Blick.

»Beeil dich lieber, sonst kommst du zu spät in die Schule«, versuchte ich ihn zaghaft abzulenken. Doch Christopher war nicht bereit, sich damit zufrieden zu geben.

»Wer hat dich denn nach Hause gebracht?«

Der Kater lähmte meinen Körper und ich konnte kaum noch klar denken. Alles in mir schrie nach Schlaf.

»Es war Juan, der Freund von Maria.«

Plötzlich konnte ich es selbst kaum glauben. Ich flüsterte es beschämt, außer Stande zu lügen, aber er hatte mich verstanden.

»Du hast sie ja nicht alle, mir reicht es jetzt langsam mit dir!«, schrie mein Sohn und verschwand in seinem Zimmer.

»Ach, dir reicht es jetzt also mit mir?«, rief ich ihm nach.

Ich wusste, dass Chrissie Recht hatte, ich wollte jedoch nicht nachdenken, noch nicht. Ich wankte zum Badezimmer und schluckte mehrere Aspirintabletten. Dann packte ich den kleinen Moe und setzte ihn auf den Balkon. Er hatte keine Ahnung, was er da tun sollte, und sah mich fragend an. Ich nahm ihn seufzend wieder hoch und schlich mit ihm ins Schlafzimmer zurück. Er würde später in den Flur pinkeln, aber das war mir jetzt egal. Mit klopfendem Herzen und unendlich schlechtem Gewissen lag ich da. Durch die Wand kamen ganz leise Geräusche.

Ich erkannte Maria, die leise stöhnte. Wispernde, zärtliche Wortfetzen drangen wie durch Schaum an mein Ohr. Ich konzentrierte mich darauf, und obwohl das Blut in meinen Ohren rauschte, war es dennoch zu hören. Kein Zweifel. Sie vögelten genau an der anderen Seite der Wand!

Ich übertönte alles mit meinem Fernseher, was mir wütendes Klopfen von meinem Sohn einbrachte. Moe piepste am Boden vor dem Bett. Wimmernd und aufgeregt lief er im Kreis und suchte einen Weg nach oben. Ich zog den winzigen Hund unter die Decke und versuchte vergeblich einzuschlafen.

Diesmal hatte ich mich selbst schockiert! Mein schlechtes Gewissen brannte in mir wie eine Wunderkerze. Ausgerechnet Marias Freund! Was hatte ich mir nur dabei gedacht! Nur weil ich betrunken war und mich nicht im Griff hatte. Ein Mann, der mir nicht einmal gefiel!

Ich schickte ein Stoßgebet zum Himmel, dass Juan Maria nichts gestehen würde. Ich hatte absolut keine Ahnung, wie ich da wieder rauskommen sollte. Meine derzeit einzige und beste Freundin so zu hintergehen, ich fühlte mich widerlich!

Die nächsten Tage ging ich Maria aus dem Weg, wo ich nur konnte. Mit Herzklopfen stand ich jeden Tag an der Tür und lauschte auf die Geräusche im Treppenhaus. Wenn sich ein Aufeinandertreffen nicht vermeiden ließ, war ich kurz angebunden und angeblich immer in Eile. Ich wusste nicht, ob sie mir glaubte, jedenfalls sagte sie nichts. Ich fühlte mich wie ein Stück Dreck. Nein, schlechter. Wie matschiger, zertretener Dreck auf einem weißen Teppich. Warum das überhaupt passiert war, konnte ich mir nicht erklären. Langeweile war ja wohl kaum eine ausreichende Entschuldigung. Auch für die Shoppingtouren, die ich neuerdings mit meiner Kreditkarte unternahm, fehlte mir eine akzeptable Erklärung. Das Limit war längst ausgeschöpft, doch ich kümmerte mich nicht darum. Jeden Tag verließ ich nun das Haus und kam mit Tüten und Taschen beladen zurück. Immer wieder rief die Bank mich an, und ich musste vorsprechen. Dann ging ich in Santis Büro und versuchte, ihn zu beruhigen. Er hatte ein schlechtes Gewissen meinetwegen, es war in der Bank nicht gern gesehen, wenn man sich mit Kunden einließ. So biss er wohl oder übel in den sauren Apfel und deckte mich; zumindest solange er konnte.

Auch die Miete hatte ich nicht mehr bezahlt. Die Wohnung war ziemlich teuer. Da ich keinen Job mehr hatte, wurde langsam alles eng und die Geldbestände schmolzen vor meinen Augen. Aber ich scherte mich nicht drum, ging weiter einkaufen und flog dann sogar noch einige Zeit nach Deutschland.

Zuerst besuchte ich meinen Bruder, der sich fürchterlich über mich aufregte. Meine »Scheißegal-Einstellung« war ihm ein Dorn im Auge und er mäkelte tagelang an mir herum. Wie das alles weitergehen sollte und wie ich mir das alles so vorstellte und mehr davon. Warum verstand niemand, dass ich so mit der Gegenwart beschäftigt war, dass es unmöglich war, an die Zukunft zu denken?

Irgendwann hielt ich es nicht mehr aus und rief Stefan an. Mein Ex-Mann lebte noch immer in der gleichen Stadt, in der gleichen Wohnung. Unsere Ehe war zeitweilig von Gewalt und Eifersucht überschattet. Doch auch Leidenschaft und Liebe hatte es gegeben. Wir waren noch immer nicht geschieden. Eine Scheidung von Spanien aus stellte sich mir schwierig dar. Wenn ich es in Angriff nahm, so stellte sich Stefan quer und trieb mit Anwaltsbesuchen die Kosten in die Höhe und die Sache in die Länge. So ließ ich irgendwann diese Unternehmungen und fand mich letztendlich damit ab, wohl für immer mit ihm verheiratet zu bleiben, wenn auch nur auf dem Papier. Jahrelange Streitereien hatten uns über ein Jahrzehnt begleitet, es gab so viel Unausgesprochenes und keiner von uns beiden konnte das jemals ganz vergessen. Doch nach all den Jahren waren wir freundschaftlich zusammengewachsen, hatten uns letztendlich verziehen. Wir hatten beide Fehler gemacht und zahlten einen hohen Tribut dafür. Wann immer wir zusammen waren, drehten sich unsere Gedanken auch um Steffen, unseren gemeinsamen Sohn. Wie es ihm wohl ergangen war? Ob er sich noch an uns erinnerte? Und ob er wohl noch immer aussah wie sein Vater Stefan?

Hatte uns früher eine animalische Kraft im wahrsten Sinne des Wortes »aufeinander« gezogen, so waren unsere Gefühle jetzt eher liebevoll und herzlich. Sex hatten wir noch ein paar Mal, aber das war allenfalls eine kurze Reaktion unserer Körper. Trotzdem war Stefan für mich immer etwas Besonderes gewesen. Irgendwie war ich immer wieder bei ihm gelandet. Meist wenn ich gestresst, krank oder einsam war. Er war immer meine »heilende Hand« gewesen, mein Sparstrumpf. Er verstand es mit meinen ständig wiederkehrenden Depressionen umzugehen und war einer der wenigen, der meine Angstattacken kannte und verstand. Ihm musste ich nie etwas erklären, er verstand mich wortlos. Sogar am Telefon, wenn er mich nicht sehen konnte, wusste er, wieso ich anrief. Es war und blieb zwischen uns unheimlich, aber anheimelnd.

Im Gegensatz zu früher konnten wir viel besser sprechen und diskutieren, waren zur Ruhe gekommen und halfen uns, wenn nötig, gegenseitig bei alltäglichen Angelegenheiten. Da Stefan mir sehr vertraut war, erzählte ich ihm regelmäßig alles, was mich beschäftigte. Ich war dankbar, in ihm einen Zuhörer und guten Freund zu haben. Er liebte mich noch immer, hatte es die ganze Zeit über getan. Über Josch wusste er auch Bescheid. Es hat ihm sehr wehgetan. Von Anfang an war er in dieser Sache jedoch, ähnlich wie mein Bruder, skeptisch gewesen und hatte keineswegs an ein Happy End geglaubt. Das verletzte mich, hatte ich doch dadurch das Gefühl, dass alle mehr wussten als ich, dass ich etwas Wichtiges übersehen hatte.

Genauso war es aber. Nur weil ich aufgehört hatte, mich zu prostituieren, war ich trotzdem noch keine »solide« Frau geworden. Die Jahre im Milieu hatten meine Einstellung zu vielen Dingen verändert, mein Wesen und mein Äußeres hatten gelitten und meine Psyche war angeknackst. Nachts peinigten mich häufig Schlaflosigkeit und nicht erklärbare Unruhe. Aber in Stefans Gesellschaft schrumpften alle Probleme auf ein Minimum zusammen. Er war immer ausgeglichen. Es gelang ihm, allem etwas Positives abzuringen. Mich zum Lachen zu bringen, mir Komplimente zu machen. Mich zu ermutigen, mich trotzdem selbst zu lieben. So flog ich nach 14 Tagen seelisch wieder gestärkt zurück nach Mallorca. Ich war entschlossen, es noch mal zu versuchen und würde nicht aufgeben, meinen Platz in der Gesellschaft einzufordern.

Nach meiner Ankunft fand ich einen völlig verstopften Briefkasten vor. Unzählige Rechnungen und Mahnungen erwarteten mich. Mein Telefon und meine Kreditkarte waren endgültig gesperrt worden. Ich wurde aufgefordert, überall vorzusprechen. Auf weitere Betteleien bei Santi hatte ich ebenso wenig Lust wie auf Bittgespräche bei meiner Vermieterin. Auch die war ziemlich sauer und hatte ein Gericht eingeschaltet. Die Miete war nun schon seit vier Monaten überfällig. Das Schreiben machte mir klar, dass ich in wenigen Tagen auf der Straße sitzen würde, wenn ich nicht umgehend bezahlte.

Christopher war in seinem Zimmer und schaute Fernsehen. Er hatte die Post ignoriert. Er war es gewohnt, dass ich mich um alles kümmerte und zeigte sich unbeschwert wie immer.

»Mama, du machst das schon«, lachte er mich an«, aber es wäre gut, wenn du bald damit anfängst!«

»Natürlich, mein Schatz, kein Problem!« Ich schloss die Tür und setzte mich in die Küche. Als Erstes musste ich alles sortieren, um mir einen Überblick zu verschaffen. Vorher sah ich die Zeitung durch und entdeckte ein interessantes Stellenangebot. Ich verschob die Post auf später und vereinbarte einen Vorstellungstermin. Man erwartete mich umgehend und so fuhr ich zwei Stunden nach meiner Ankunft ins Industriegelände Son Castello. Auf dem Weg dorthin blinkte eine rote Lampe in meinem Armaturenbrett und ich hielt an. Rot durfte nichts blinken, das wusste ich zumindest. Die erste Werkstatt ein paar Meter weiter schleppte mein Auto dann auch gleich ab. Die Diagnose war niederschmetternd. Motorschaden!

»Außer Benzin braucht ein Auto auch ab und an Öl und Wasser«, klärte man mich altklug auf. Ich vergaß den neuen Job. Die Kosten lagen bei über 5000 Euro und ich hatte nicht mal die 60 Euro in der Tasche, um das Abschleppen zu bezahlen. Mit meinem letzten Kleingeld nahm ich mir ein Taxi und ließ mich wieder zu Hause absetzen. Der Weg führte mich direkt ins Bett, da war ich am besten aufgehoben, da gab es keine schlechten Nachrichten und keine üblen Gedanken. Aber an diesem Nachmittag schlief ich nicht. Ich musste Geld besorgen und darüber dachte ich nach. Ich sah auf den kleinen Moe, der nun schon die stattliche Größe eines Meerschweinchens erreicht hatte und zog ihn an meine Brust.

»Na, das kann ja heiter werden«, flüsterte ich ihm zu. Moe, der sich so freute, mich endlich wieder für sich zu haben, quietschte vor Vergnügen und leckte mich mit seiner kleinen, rauen Zunge ab. Er ignorierte meine Sorgen, genau wie mein Sohn. Also tat ich es ihnen gleich und schlief dann doch noch ein. Als ich wieder erwachte, war es längst dunkel geworden.

Endlich sortierte ich die Post. Alles in allem würde ich knapp 10.000 Euro aufbringen müssen in sehr kurzer Zeit. Ich fühlte mich schrecklich und räumte meine schmutzige Wäsche aus den Koffern. Schnell stellte ich noch eine Maschine an, ging dann ins Bad, um mich wach zu duschen. Als ich wieder herauskam, stand ich mit beiden Füßen im Wasser. Die Waschmaschine war kaputt und auch gleich ausgelaufen. Wütend schleuderte ich mehrere Handtücher in die Wasserpfützen. Was für ein beschissener Tag!

GELDNOT

Die nächsten Tage vergingen quälend langsam. Ich registrierte Chrissi, der jeden Morgen zur Schule ging, ab und an in mein Zimmer sah und mir immer etwas zu essen ans Bett stellte. Er kannte diese Gemütszustände und wusste, dass ich mich irgendwann wieder aufrappeln würde. Er kam dann auf die Idee, seinen Vater um Hilfe zu bitten. Dieser zahlte noch immer einen bescheidenen monatlichen Unterhalt. Nach ein paar Telefonaten, die im Ton mehr als hässlich waren, schickte Jörg tatsächlich 2000 Euro. Natürlich zog er diese vom nächsten Unterhalt ab, so dass er die Überweisungen nun gänzlich stoppte. Er hatte sich nie um seinen Sohn gekümmert und zeigte sich absolut desinteressiert an unserem Leben. Per E-Mail erreichten mich dann noch ein paar weise Ratschläge, »Ich bin nicht eure Bank« und »Versuch es mal mit regelmäßiger Arbeit«.

Langsam wurde ich wütend. Sein Sohn würde Abitur machen, sprach mehrere Sprachen und war ein guter Sportler. In meinen Augen mehr als ausreichend, um stolz auf ihn zu sein.

Schon beim letzten Streit hatte Jörg die Zahlungen nur nach Erpressung wieder aufgenommen. Er hatte mir zuvor eindeutige sexuelle Avancen gemacht und seine Frau mit »immer nur Erbseneintopf« verglichen.

Er wollte mich zu einem leidenschaftlichen Wochenende besuchen. Diese Textnachrichten hatte ich alle gespeichert und dann und wann gelang es mir, ihn damit unter Druck zu setzen und die rechtmäßigen Zahlungen einzufordern. Aber ich fühlte mich dabei ziemlich schäbig. Warum konnte er sich nicht einfach an die gesetzlich vereinbarten Zahlungen halten?

Christopher hatte sich schon früh relativ gut damit abgefunden, keinen Vater zu haben, der für ihn da ist und sich um ihn kümmert. Wenn er mal Lust hatte auf »richtiges Männerzelten«, bin ich mit ihm ins Disneyland gefahren. Da kam er auf andere Gedanken, und so hoffte ich, ihm diesen Mangel so gut wie möglich ausgleichen zu können.

Natürlich musste ich mich irgendwann zusammenreißen und mein Selbstmitleid überwinden, um nicht völlig unterzugehen oder tatsächlich noch mit meinem Sohn auf der Straße zu landen. In wenigen Tagen eine derart hohe Summe aufzutreiben, war unmöglich, deswegen ging ich erst mal den einfachsten Weg und rief Stefan an. Er schickte Geld und damit suchte ich den Anwalt meiner Vermieterin auf. Sie forderte ihre ausstehende Miete und dass ich auszog. Ihre Tochter brauche eine Wohnung in der Stadt und deswegen würde sie mir auch nach der Zahlung keinen neuen Vertrag geben können.

Allein der Gedanke, schon wieder umziehen zu müssen, entsetzte mich. Die Kosten dafür würden noch einmal ein paar tausend Euro ausmachen. Auf der Insel fand man kaum eine Wohnung ohne Makler, die bis zu anderthalb Monatsmieten Courtage verlangten. Zwei Monatsmieten Kaution wurden in der Regel ebenfalls gefordert und natürlich die erste Miete im Voraus. Ich sah keine andere Möglichkeit, als den Betrag für die Mietschulden in eine neue Wohnung zu investieren. Damit hatte ich zwar Schulden, aber immerhin ein Dach über dem Kopf.

Der Anwalt drohte mir mit einer Gerichtsverhandlung und Zwangsvollstreckung. Mich schreckte das nicht. Ich begann direkt am nächsten Tag mit der Wohnungssuche. Christopher regte sich auf, dass wir schon wieder umziehen mussten und bestand darauf, in der Nähe der Schule zu bleiben. Das sah ich ein, schließlich hatte ich ihm aus Angst vor Verkehrsunfällen ein Mofa verweigert. Mir war ein Umzug auch wegen Maria recht. Natürlich wohnte sie noch immer neben mir. Sie hatte schon einige Male bei mir geklingelt. Ich hatte aber immer so getan, als wäre ich nicht zu Hause. Auf Dauer stresste mich das ziemlich.

Immer quälte mich ein schlechtes Gewissen wegen »der Sache« mit ihrem Freund und ich hatte nach wie vor keine Ahnung, ob sie davon wusste. Kurz gesagt, ich war einfach zu feige, ihr ins Gesicht zu blicken. Wenn sie nichts wusste, musste es ihr ein Rätsel sein, wieso ich ihr aus dem Weg ging. Auch Juan hatte ich wiedergesehen, wenn auch nur durch den Spion meiner Tür. Sie waren jedenfalls noch zusammen, so viel war zu erkennen. Juan kam fast täglich am Abend und immer küssten sie sich an der Tür. Ich beneidete sie, es sah ganz so aus, als wäre sie glücklich.

Praktischerweise sind die Wohnungsanzeigen in den Zeitungen nach Straßennamen sortiert und so wurde ich noch vor dem Wochenende im gleichem Viertel fündig.

Die neue Wohnung gefiel mir ausgesprochen gut. Es war nicht schwer, den Vermieter davon zu überzeugen, mir die Wohnung zu überlassen. Sie war günstiger als die alte, dafür aber auch kleiner. Eigentlich war es mal eine ganz große Wohnung gewesen, die der Besitzer einfach in der Mitte geteilt hatte, um beide Einheiten vermieten zu können. Mir war es recht. Eine Heizung gab es nicht. Die Zimmertüren waren nach alter mallorquinischer Art restauriert worden und bestanden aus je zwei kleinen Flügeltürchen. Außer unseren beiden Schlafzimmern gab es noch ein Wohnzimmer mit einem kleinen Kamin, und ich freute mich schon auf die Winterabende. Auf die Terrasse gelangte man durch die Küche. Darauf gab es noch ein altes Häuschen, in dem früher Vögel oder Hühner gehalten worden waren. Das Ganze wuchtete schwer auf der unteren Wohnung und ich staunte, wie man früher gebaut hatte. Moe würde begeistert sein, die Grundfläche draußen betrug mindestens 70 Quadratmeter, genug Platz, um sich richtig auszutoben. Rundherum konnte ich in die Fenster der anderen Häuser sehen, und es erinnerte mich sofort an den Film »Das Fenster zum Hof«. Im Haus gab es wieder keinen Aufzug, was den Umzug sehr beschwerlich machte. Das Treppenhaus war eng und Stromkabel hingen einfach kreuz und quer über die Wände. Briefkästen und Klingeln fehlten gänzlich. Aber die Wohnung hatte etwas. Selbst Christopher war zufrieden. Sie lag im näheren Umkreis seiner Schule und seiner Freunde. Und ich war glücklich, wieder zurück am Plaza Columnas zu sein. Marias Bar lag direkt um die Ecke, was ich als Schicksalswink deutete. Ich musste mit ihr sprechen. Zu lange schon hatte ich mich ängstlich vor ihr versteckt. Sie fehlte mir, schließlich war unser Kontakt einst sehr eng gewesen. Ich nahm mir vor, bald zu ihr in die Bar zu gehen.

Der Umzug dauerte drei Tage, dann war alles geschafft. Gleich vom ersten Tag an fühlten wir uns sehr wohl. Christopher brachte noch einen kleinen Hund mit. Er war grau und ganz abgemagert. Seine Ohren waren so riesig, dass er aussah wie ein kleinwüchsiger Esel. Ich brachte ihn zum Tierarzt. »Scotti« brachte ganze 1,3 kg auf die Waage und litt an Epilepsie. Er wurde zwei Mal operiert, dann zog er bei uns ein. Da ich nun zwei Rüden hatte und mindestens einer kastriert werden musste, bat ich Josch um Geld. Die Situation war grotesk, ich konnte nicht mal für mich selbst sorgen und gab hunderte von Euros für diesen kleinen Hund aus. Aber die Dankbarkeit und Anhänglichkeit der kleinen Tiere waren mir ausreichend Belohnung. Moe hatte nun einen Spielkameraden und einen Komplizen, wenn es darum ging, etwas kaputt zu machen oder in die Wohnung zu pieseln. Die beiden waren nicht höher als ein Bleistift und somit absolut winzig. Beide wurden entmannt, da ich mich nicht entscheiden konnte, welchen der Arzt operieren sollte.

Josch sparte diesmal nicht mit Kritik und forderte mich auf, mein Leben endlich wieder anzupacken. Die letzten Tage war jedoch alles im Wohnungsstress untergegangen. Ich beschloss, mir eine neue Chance zu geben und begann erneut, die Stellenangebote zu durchforsten. Des Öfteren überlegte ich, ein paar Tage als Domina »einzuschieben«, um mich von den schlimmsten Geldsorgen zu befreien. Aber wann immer ich darüber nachdachte, packte mich das kalte Grausen. Aufgeben? Auf keinen Fall! Noch einmal würde ich die Peitsche nicht aus der Hand legen und alles wäre beim Alten. Nein, ich wollte allen beweisen, dass ich es schaffen konnte, und am meisten mir selbst. Ich wollte wissen, was an diesem seriösen, soliden Leben so toll und anders sein sollte. Bisher schienen mir die Vorteile nicht gerade überzeugend. Und auch der finanzielle Aspekt schreckte mich. Alle Jobs waren mit unter 1500 Euro ausgeschrieben und die Qualifikationen dafür lagen unendlich hoch für mich. Ich fragte mich wirklich, was daran so erstrebenswert sein sollte. Die meisten Menschen begegneten mir sowieso mit Vorbehalten – mit oder ohne Job. Natürlich war ich auch bequem geworden. Es war einfacher, Stefan oder Josch anzurufen und mir Geld bei Western Union abzuholen. Das würde aber nicht mehr lange funktionieren und ich musste mir neue Quellen erschließen.

Schlimmstenfalls eben eine geregelte Arbeit. Wenn ich darüber nachdachte, bekam ich Schweißausbrüche. Ich schlief meist bis mittags und hatte keine Ahnung, wie ich meinen Organismus so konsequent umstellen sollte. Auch meine Migräneanfälle konnte ich dann nicht mehr »ausleben« und so sah ich der Arbeitsaufnahme mehr als mulmig entgegen. Nichtsdestotrotz suchte ich die Zeitungen durch und schickte pro Tag einige Bewerbungen ab.

Am folgenden Wochenende ging ich dann endlich zu Maria in die Bar.

»Buenas«, rief ich im Hereinkommen Richtung Theke, innerlich auf alles gefasst.

»Lisa, ¿cómo estas?«, sie strahlte überrascht und lief auf mich zu. Nach einer herzlichen Begrüßung inklusive dreier feuchter Küsschen auf mein Gesicht ließ sie mich wieder los.

»¿Qué haces?«, fragend sah sie mich an.

»Was ich mache? Gute Frage ...« Ich lächelte erleichtert, sie schien nichts zu wissen! »Ich bin umgezogen und habe jetzt ein tolles Piso hier um die Ecke. Außerdem suche ich mal wieder nach einem Job.«

Maria freute sich riesig und ließ sich alles haarklein erzählen. Beim dritten »Descafeinado con leche« waren wir uns wieder so vertraut wie früher und Maria erzählte mir ausführlich, was sich alles ereignet hatte in der Zwischenzeit. Wie früher entspannte ich mich in ihrer Nähe.

Natürlich wusste ich, dass es auf der Insel von untergetauchten Schuldnern, Steuerflüchtlingen, Sozialbetrügern und anderen Menschen mit verbrecherischen Ambitionen nur so wimmelte. Auf der Baleareninsel abzutauchen ist schließlich kein Problem. Den einen oder anderen hatte ich bereits kennengelernt! Sie bildeten eine Art Soziotop, eine »Wir sind jetzt hier«-Gesellschaft mit eigenen Gesetzen.

Gaspar unterschied sich in einigem von den anderen Betrügern. Er bereicherte sich nicht nur selbst am ergaunerten Geld, er half auch vielen Freunden und Bekannten, denn er hatte ein ausgeprägtes Bedürfnis, bewundert zu werden. Obwohl viele dieser Begünstigten sicherlich wussten, wie Gaspar sich die Taschen füllte, störte es sie nicht! Man konnte meinen, dass materieller Besitz in der Gesellschaft den höchsten Stellenwert habe. Geld haben, Geld bekommen, Geld besitzen, Geld ausgeben können.

Als ich Gaspar kennenlernte, war er längst tief ins Netz seiner betrügerischen Geschäfte verwickelt. Die Geschichte hatte begonnen wie so viele Räuberpistolen auf Mallorca. Der Geldgeber einer Firma bemerkte, dass seine Gewinne nach Lust und Laune veruntreut wurden. Er zog sich enttäuscht aus dieser Branche zurück und traf auf schicksalhafte Weise einen Filmproduzenten. Dieser neue Bekannte hatte ein scheinbar gutes Drehbuch in der Tasche. Dass es sich dabei lediglich um ein Exposé handelte, war für das weitere Vorgehen nicht relevant. Schnell wurden sich die beiden einig: Zusammen wollten sie Filmgeschichte schreiben! Ein großer Film schwebte ihnen vor, gedreht auf Mallorca!

Als Erstes musste Geld her, so ein Projekt verschlingt bekanntlich Millionen! Man beschloss, das Filmprojekt über die Börse zu realisieren. Um Investoren zu finden, ließ man Call-Agents Kunden-Akquise betreiben. Telefonverkäufe von Mallorca aus sind sehr beliebt, weil hier außerhalb der Reichweite des deutschen Verbraucherschutzes gearbeitet werden kann. Der Grund ist einfach: In Deutschland darf niemand ohne sein vorheriges schriftliches

Einverständnis am Telefon mit einem Verkaufsgespräch belästigt werden. Ein aus Spanien erfolgter Anruf ist für die Behörden in Deutschland jedoch kaum zurückzuverfolgen. Deswegen haben sich auf der Insel zahlreiche halbseidene Unternehmer niedergelassen, um Callcenter zu betreiben.

In Gaspars Fall bewarben die Anrufer ein gewinnbringendes Filmprojekt und stellten dazu »echte Filmgrößen« in Aussicht. Namen wurden freilich nicht genannt, man war schließlich noch in den Verhandlungen! Man bot den umworbenen Kunden telefonisch Anteile an der Filmproduktion an und verschickte aufwändige und imposante Prospekte. In diesen wurden hohe Gewinne in Aussicht gestellt sowie eine vorläufige Kostenprognose unterbreitet.

In der Zwischenzeit veranstaltete man Castings und suchte passende Drehorte, um dem Ganzen einen realistischen Touch zu verleihen. Zeitungen wurden eingeschaltet und hier und da erschien sogar ein Bericht über den geplanten Filmdreh.

Nach monatelangem Herumtelefonieren war die »Ausbeute« jedoch mehr als mager. An den benötigten Millionen war man so nah dran wie die Erbse am Obstsalat. So gab es natürlich keinen Börsengang und keine Aktien. Alle mussten einsehen, dass es keinen Film geben würde. Was den Herren von ihrem Traum übrig blieb, war immerhin ein kleiner Pool in ihrem Garten. Mehr hatte ihnen der intensive Telefon-Terror der anvisierten Kunden nicht eingebracht! Mallorca ist eben auch eine Insel für Nepper, Schlepper, Bauernfänger.

Mittlerweile finden die paradiesischen Zustände für Gesetzlose auf Mallorca ein Ende. Immer öfter schlägt die Polizei zu, immer härter werden die Strafen. Dank neuer Gesetze müssen die Übeltäter oft ihre Strafen in spanischen Gefängnissen absitzen, die so gemütlich sind wie das Leben eines ausgesetzten Hundes.

Gaspar hatte schon einer Menge Anleger Geld auf solche Weise abgenommen und sich einen höchst luxuriösen Lebensstil angewöhnt. Er hatte keine Skrupel und immer neue Ideen, Leuten einfach per Telefon etwas zu verkaufen, was es gar nicht gab!

Irgendwann jedoch liefen die Geschäfte schlechter. Die monatlichen Renditezahlungen, die er leisten musste, waren auf ein Maximum angewachsen. Das Geld, das hereinkam, verschleuderte er in teuren Restaurants, auf der Rennbahn, im Puff und auch im Casino. So hatte er mittlerweile eine Menge Probleme. Schließlich wurden seine Zinszahlungen an die Anleger jeden Monat aufs Neue fällig. Er benannte seine Firma immer mal wieder um. Schnell hatte auch er erkannt, dass die Börsengeschichten am besten liefen, da die Leute hier ihr Schwarzgeld investieren konnten. Die Wahrscheinlichkeit, dass jemand dieses Geld lautstark oder gar mit Gesetzeskraft zurückfordern würde, stufte er als gering ein. Aus Mangel an Vorzeigeprojekten erzählte er seinen Anlegerkunden, dass er ihre Gelder in die Vereinigten Staaten transferiert hätte. Dort könne er noch mehr Rendite für sie erwirtschaften. Einige legten daraufhin sogar noch Bargeld nach. Sie waren begeistert von ihren bisher erwirtschafteten Zinsen. Um diesen Zustand zu halten, stiegen Gaspars monatliche Ausgaben sehr schnell ins Unermessliche. Er schob das unrechtmäßig erworbene Geld von rechts nach links und zurück. Es wurde oft angenommen, er sei ein Börsenbroker, ein schlauer Fuchs, der über Insiderwissen verfügte. Gaspar erzählte gern kleine Geschichten aus seinen Büros in New York. Dass er gebürtiger Mallorquiner war, steigerte das Vertrauen der Leute. Auf Reisen fotografierte er Banken oder Geschäfte in anderen Ländern, die zufällig den gleichen Firmennamen verwendeten und stellte die Fotos in seinen Broschüren aus. Alles gehörte eben ihm, und das konnte und sollte auch jeder wissen. Gaspars Storys wurden immer abenteuerlicher, denn es wurde immer schwieriger, Geld aufzutreiben. Einige seiner Anleger wollten ihren Aktienbestand auflösen und baten um rasche Auszahlung. Andere wollten prüfen, wo er investiert hatte. Gaspar redete sich raus und dadurch immer tiefer rein. Auch der Versuch, etwas Seriöses aufzuziehen, solange sein Ruf noch unangetastet war, scheiterte.

*

Schon eine Woche später hatte ich Erfolg bei der Jobsuche. Gerry hatte mich angerufen, ein alter Bekannter. Er lebte seit einigen Jahren hier auf der Insel und trieb sich meist den ganzen Tag in der

Stadt rum. Gerry war auf der Suche nach Gelegenheitsjobs, übersetzte da und dort Papiere und Formulare für Neuankömmlinge und konnte so ziemlich alles besorgen, was man sich wünschte.

Gerry war ein echter »Streetworker«. Selten hatte er eine eigene Wohnung oder saubere Klamotten an. Meist schlief und lebte er bei irgendwelchen Bekannten und schlug sich von Tag zu Tag durch. Leider wurde er deswegen auch oft für Handlangertätigkeiten missbraucht und bekam selten die abgesprochene Entlohnung.

»Hi, Lisa, suchst du noch immer einen Job?«

»Hallo, Gerry, ja klar!«

»Okay, dann komm doch heute Nachmittag mal ins Click, das Café am Passeig Mallorca. Ich stelle dir jemanden vor. Der sucht noch eine Hilfskraft für sein Büro. Einzelheiten erklär ich dir dann.«

»Äh, was ist das denn für ein Job?«, fragte ich nach, denn ich kannte Gerry zur Genüge. Meist waren es halbseidene Typen, die eh keinen Pfennig auf der Naht hatten und bei denen man selten bezahlt wurde. Eben nur Sprücheklopfer. Aber am Ende des Telefonats hatten wir uns dann doch verabredet und so war ich auch pünktlich um 15 Uhr 30 im Café. Gerry hatte mir versichert, dass alles »sauber« sei und er selbst dort als Koordinator für Filmgesellschaften tätig war. Ich hatte nichts zu verlieren!

Gerry war noch nicht erschienen, er war selten pünktlich. Ich setzte mich an einen der Tische draußen und wartete. Es waren einige Leute da, aber ich hatte keine Ahnung, wer mein potentieller Arbeitgeber sein könnte und so bestellte ich mir erst mal ein Wasser. Wenige Minuten später kam meine Verabredung dann um die Ecke. Gerry war von kleiner, schmaler Statur. Seine Klamotten schlotterten um seinen Körper, so dünn war er. In der einen Hand trug er seine abgewetzte Aktentasche, in der anderen zwei Tüten. Seine grauen Haare schimmelten wie immer ungepflegt um seinen Kopf. Hastig kam er an meinen Tisch und drückte mir zwei klebrige »Besos« auf die Wangen. Ich wich zurück. Seine Zahnprothesen klebte er schon seit Jahren mit Schnellkleber aneinander. Oft staunte ich, dass er damit noch essen konnte.

Trotz allem war Gerry ein ganz besonderer Mensch. Nie machte er sich über andere lustig, war stets freundlich und hilfsbereit. Unzähligen Leuten hatte er den Start auf Mallorca erleichtert und kaum einer hatte es ihm gedankt. Die Menschen verschwanden schnell wieder aus seinem Bekanntenkreis. Es war ihnen unangenehm, mit ihm gesehen zu werden. Da erging es ihm ähnlich wie mir. In den letzten Jahren hatte er häufig bei mir geduscht oder seine Kleidung gewaschen.

Gerry lebte in einer Traumwelt. Oft sprach er von früher, wie berühmt, bekannt und reich er mal gewesen war. Sprach er von der Zukunft, malte er sich gern lukrative Jobs aus. Seine Habe trug er meist bei sich, es waren unzählige Papiere und Zettelchen mit Notizen und Telefonnummern, außerdem kleine Beutelchen mit Unterwäsche und Strümpfen.

Seine Schuhe hatten fast keine Sohlen mehr und ich bin sicher, in Deutschland hätte man ihn einen »Penner« genannt. Gerry beherrschte Spanisch in Schrift und Wort. Er konnte sehr fleißig sein, allerdings immer in zeitlich begrenztem Rahmen. Eine richtige Stelle hatte er schon seit Jahren nicht mehr gehabt, was sicherlich mit an seinem starken Weinkonsum lag. Wenn er mal ein paar Scheine in der Tasche hatte, trank er gerne und ausgiebig. Doch trotz des Chaos, in dem Gerry lebte, war er ein Wohltäter. Er kannte viele Mädchen aus dem Milieu und half ihnen immer mal wieder mit Wein und Münzen aus, wenn er was hatte. Er hatte ein gutes Herz und sehr oft tat er mir wirklich leid. Nun schien er mal wieder einen guten Job zu haben und hatte sofort an mich gedacht. Das rührte mich, ich war ihm dankbar.

Nachdem Gerry mich begrüßt hatte, eilte er zwei Tische weiter und streckte seine Hand in Richtung eines Mannes. Ich schluckte. Dort saß ein gut aussehender Mann in einem grauen Anzug. Er drehte sich zu mir und lächelte.

»Lisa?«

»Oh ja, Moment«, antwortete ich und wechselte samt Glas den Tisch. Leicht verlegen gab ich ihm die Hand und stellte mich vor. »Lisa Moos.«

»Hallo, schön, dass wir uns kennenlernen, ich heiße Gaspar.«

Gaspar sah wirklich sehr gut aus. Seine schwarzen, kurzen Haare standen in auffälligem Kontrast zu seinen dunkelblauen Augen. Er war glatt rasiert und sonnengebräunt. Zuvorkommend bestellte mir einen Kaffee und für Gerry Rotwein. Aber Gerry tat geschäftig und sprach aufgeregt in sein Handy. Dann verabschiedete er sich hastig und eilte davon. Zuvor trank er noch seinen Wein in einem Zug aus.

Ich wandte mich Gaspar zu. Und das nicht nur, weil ich einen Job wollte. Seine Ausstrahlung faszinierte mich. Schnell waren wir ins Gespräch vertieft und er erläuterte mir seine Anlegergeschäfte.

EIN NEUER TRAUMMANN

Pünktlich um 9 Uhr stand ich am nächsten Tag in seinem Büro, um meine neue Stelle anzutreten. Die Anforderungen, die an mich gestellt wurden, schienen mir leicht erfüllbar. Meine Aufgaben beschränkten sich auf den Immobilienbereich der Firma. Gaspar wollte, neben seinen Börsengeschäften, nun noch Fincas und Häuser verkaufen. Ich fotografierte die Objekte und baute die Fotos in die neue Webpage ein. Immer mal wieder hörte ich lautes Geschrei aus den anderen Büros, doch mich ging es nichts an und ich versuchte, mir darüber nicht den Kopf zu zerbrechen. Ich war zufrieden, dass ich wieder ein Einkommen hatte. Unvorsichtigerweise hatte ich die Stelle ohne Arbeitsvertrag angetreten. Wir hatten uns bereits im Café auf 400 Euro in der Woche geeinigt. Ich bekam ein eigenes Büro, direkt neben seinem und konnte mein Glück kaum fassen. Ich hatte einen Job. Und einen neuen Mann im Auge!

Er sprach gut deutsch, obwohl er Mallorquiner war. Seine erste Ehefrau kam aus Deutschland, mit ihr hatte er eine gemeinsame Tochter.

Ich arbeitete wie eine Besessene, wollte unbedingt alles richtig machen. Die Aufgaben waren einfach. Ich sortierte Papiere, nahm Telefonate entgegen und vereinbarte Gesprächstermine. Schon bald hatte ich seinen persönlichen Terminkalender vor mir liegen und wusste so immer, wo mein Chef sich gerade aufhielt

Gaspar hatte sich auch mir als Börsenmakler vorgestellt. Laut eigener Aussage legte er Gelder in den USA in Aktien an oder investierte in der Dominikanischen Republik in Immobilienprojekte. Die Renditen waren erstaunlich hoch, das Geschäft florierte scheinbar. Anfangs fiel mir nichts Besonderes auf. Ich genoss einfach seine Anwesenheit und verliebte mich jeden Tag ein bisschen mehr. Die Büroräume lagen in einem imposanten Bürohaus, direkt im Zentrum von Palma. Es gab fünf Zimmer und alle waren besetzt. In meinem direkten Umfeld gab es noch eine junge Spanierin namens Sara, mit der ich sehr bald netten Kontakt pflegte. Jeden Morgen kam sie mit einem riesigen Stapel Zeitungen ins Büro. Sie sortierte die Anzeigen vom Wohnungsmarkt, koordinierte sie auf die Schnelle, und schaffte es so, jeden Tag mehrere Wohnungen zu vermitteln. Eine simple Sache! Als Entgelt blieb jeweils eine Kaltmiete für die Firma übrig. Ihr standen 15 Prozent zu, die sie schlauerweise immer gleich abzog. So war Sara eine der wenigen, die letztendlich noch etwas Gewinn aus ihrer Arbeit ziehen konnten. Neben Sara hatte Gaspar eine weitere weibliche Angestellte, Rita, eine Deutsche in den Vierzigern. Rita war sehr esoterisch angehaucht, führte alle Ereignisse auf das Wirken unsichtbarer Kräfte zurück und kaufte gerne besondere Metallplättchen, um ihre Getränke zu entmagnetisieren. Durch Zeitungsinserate versuchte Rita, nebenbei alles Mögliche zu verkaufen. Wenn man ihren Texten Glauben schenkte, konnte man über sie ein »Zaubergel aus dem Amazonas« beziehen, das gegen jegliche Krankheiten half und sogar Krebs heilen konnte. Ausgezeichnet!

Ich werde nie vergessen, wie sie mir eines Tages ihren Freund vorstellte. Wir saßen mit einigen Kollegen in unserem Stammcafé am Passeig Mallorca, als er zu unserem Tisch kam.

»Das ist mein Freund Tim, der Mann, der den größten Bären in Palma leckt.«

Alles lachte. Ich dachte erst, ich hätte mich verhört. Tim, knallrot im Gesicht, stand stocksteif da. Rita stand auf und küsste ihn leicht auf den Mund.

»Stimmt doch, Tim, oder?« Sie lachte.

»Mhmhm, lass uns los«, sagte er nur und wandte sich schleunigst zum Gehen.

Gerry, der auch bei uns saß, klärte mich unnötigerweise auf: »Rita ist behaart wie ein Eisbärenfell. Du musst nur mal auf ihre Beine und Arme achten!« Gerry schlug sich vor Lachen auf die Schenkel.

Später fragte ich Rita einmal, warum sie ihren Freund so in Verlegenheit brachte. Sie zuckte nur mit den Schultern und grinste: »Ist halt so, Lisa.«

Rita verstand meine Begeisterung für Gaspar. Insgeheim schwärmte auch sie ein wenig für ihn, räumte mir aber keinerlei Chancen ein. In Ihren Augen war er »ein Mann von Welt«, ein

»Mann, der jede haben konnte«. Wieso sollte er also ausgerechnet mich wählen? Das waren deutliche Worte. Ich war geknickt, aber meiner Schwärmerei tat dies keinen Abbruch.

Nach Büroschluss ging ich gerne noch in ein Café in der Altstadt. Eines Tages sprachen mich dort zwei fremde Männer an. In schlechtem Englisch baten sie mich um Hilfe. Sie erzählten mir von »falschen Geldscheinen«, die sie irgendwo gestohlen hatten und nun »unter die Leute bringen« wollten. Eigentlich lebten sie schon davon, wollten das Ganze aber in größerem Rahmen angehen. In einem Zimmer an der Ecke der Straße zeigten sie mir die gefälschten Banknoten. Ich sagte ihnen, dass ich ihnen dabei in keinem Fall helfen könnte. Zum Abschied schenkten sie mir drei der Scheine. Ich schob sie achtlos in meine Hosentasche, nicht ahnend, dass mein Chrissie wenig später unwissend damit an der Tankstelle einkaufen würde.

Die beiden Geldbetrüger ließen sich gar nicht so leicht abschütteln. Manchmal machte es mir richtig Angst, wie sie plötzlich überall auftauchten. Sie blieben jedoch immer freundlich und höflich. Eines Tages waren sie auch wieder verschwunden. Als ich bemerkte, dass mein Sohn die drei Scheine ausgegeben hatte, rutschte mir das Herz in die Hose! Chrissie wurde ganz blass, als ich ihm davon erzählte.

Später erzählte ich Gaspar davon, als er mich von einer Geschäftsreise anrief. Er riet mir dringend von solchen Kontakten ab. Für Falschgeld gab es ganz gehörige Strafen. Ich gab ihm Recht und freute mich über seine Anteilnahme an meinem Leben.

»Lisa, ich kann es kaum erwarten, wieder bei dir zu sein.«

Mein Herz begann schneller zu schlagen. Bei mir! Meinte er es so, wie ich hoffte?

Wir verabredeten, dass ich ihn vom Flughafen abholen solle. Ich begann die Tage zu zählen, bis er wieder da war.

Als Gaspar endlich seine Rückkehr ankündigte, konnte ich kaum einschlafen. Ich erzählte Rita von seiner Bemerkung. Sie konnte es nicht glauben.

»Das wäre ja der Hammer, wenn er sich in dich verknallt hätte!«

Nun war ich doch etwas beleidigt. Wieso war sie so sicher, dass es einen Mann besondere Überwindung kosten musste, sich in mich zu verlieben? Wir verstanden uns doch gut, und auch äußerlich bemühte ich mich, seriös und attraktiv zu erscheinen. Ich trug Kostümchen und Pumps und war auch nicht mehr wasserstoffblondiert. Was hatte sie bloß?

Frühmorgens fuhr ich mit meinem Auto zum Flughafen. Da mir das Geld für einen neuen Motor fehlte, hatte ich für ein paar hundert Euro einen uralten Ford Fiesta angeschafft. Wenn ich damit durch die Gegend fuhr, ertönten Geräusche, als stünde ich mitten in »Gheppetos Werkstatt«, aber immerhin ein fahrbarer Untersatz.

Endlich kam Gaspar aus dem Gebäude. »Aus Amerika«, wie er sagte. Als er in mein Auto stieg, rümpfte er bedenklich die Nase.

Kurze Zeit später hielten wir bei einem Autoverleih und ich erhielt einen Wagen auf unbestimmte Zeit. Dass ich eigentlich einen neuen Wagen hatte, der mit Motorschaden in der Werkstatt stand, verschwieg ich ihm. Es war mir peinlich. Mein neuer Schwarm beeindruckte mich so, dass ich ihm nicht gleich meine finanziellen Probleme darlegen wollte. Überhaupt hatte ich mit ihm nie über meine Vergangenheit gesprochen. Er wusste, was ich mal gemacht hatte, aber er schien keinen Anstoß daran zu nehmen und fragte auch nicht weiter nach.

Er trug einen schwarzen Anzug und ein blaues Hemd, in der Farbe seiner Augen. Entzückt lauschte ich den Ausführungen über seinen Auslandsaufenthalt und ließ es zu, dass er ab und an meine Hand nahm. Bevor wir in der Tiefgarage aus dem Auto stiegen, küssten wir uns das erste Mal. Es war ein zärtlicher, vorsichtiger Kuss, und ich schloss meine Augen dabei. Sehr schnell wurde es jedoch fordernder und wir öffneten unsere Münder. Die nächste dunkle Ecke war unsere. Gaspar drückte mich an die Wand und wir küssten uns lange und leidenschaftlich. Angst, gesehen zu werden, hatten wir keine. Am liebsten hätte ich mir an Ort und Stelle das Kleid vom Leibe gerissen, doch wir mussten uns bremsen. Nach einigen gestöhnten »Sis« und »Jas« war klar, dass er mich am Abend in meine Wohnung begleiten würde.

Die Nacht war eine Enttäuschung, Gaspar war nicht der leidenschaftliche Liebhaber, den ich mir gewünscht hatte. Gähnend saß er auf meinem Sofa und betonte auf wenig sinnliche Art, wie müde und abgearbeitet er sei. Da er sogar wenn er gähnte, ungeheuer attraktiv aussah, fiel es mir nicht allzu schwer, mich verständnisvoll zu zeigen. Vielleicht wollte er ja nur ein bisschen becirct werden? Doch all meine zärtlichen Liebkosungen fruchteten nicht, Gaspar blieb angespannt und sein Keuchen wirkte eher angestrengt als lustvoll. Als ich ihm – nun doch langsam irritiert – die Hose öffnete, um ihm einen zu blasen, entdeckte ich, dass er unbeschnitten war. Eine derart lange Vorhaut hatte noch nie gesehen! Selbst im erigierten Zustand hing sie wie ein Lappen um die Spitze seines Pimmels. Ich fand das ziemlich abstoßend.

»Gaspar, mir geht das zu schnell«, redete ich mich feige raus, und er schien nicht allzu enttäuscht zu sein. Nackt lagen wir nebeneinander in meinem Bett. Ich angelte meine Zigaretten. Er war Nichtraucher und verzog angewidert das Gesicht.

»Sorry«, ich lächelte, »das kann ich mir einfach nicht abgewöhnen.«

Er schlang sich ein Laken um die Hüften und riss das Fenster weit auf. Dazu machte er Handbewegungen, als wolle er eine Hühnerschar in ein Gehege scheuchen. Gelassen sah ich ihm dabei zu.

Meine Erregung war verschwunden. Ich hatte mich klein gefühlt in seiner Gegenwart. Nun schien er mir viel menschlicher, er stand nicht mehr auf einem Sockel, sondern beinahe in Augenhöhe. Wir küssten uns ein bisschen, streichelten uns. Meine Hände hielt ich dabei beflissentlich oberhalb seines Bauchnabels. Irgendwie war es verrückt, sein Duft törnte mich noch immer an.

Arm in Arm schliefen wir ein, und als ich am Morgen wach wurde, war er schon weg. Als ich in die Firma kam, herrschte helle Aufregung. Der Grafiker war gefeuert worden. Er hatte sich für Geschäftsreisen Geld auszahlen lassen, war dann aber privat unterwegs. Als ich den besseren Rechner des Kollegen übernahm, erlebte ich eine höchst amüsante Überraschung. Ich stieß auf Filme, die er selbst produziert hatte, und die seinen Schwanz als Star in der Hauptrolle zeigten. Immer wieder wurden die Filmsequenzen von Worteinblendungen oder gehauchten Kommentaren unterbrochen. Über eine Webpage veräußerte er die sorgfältig mit Musik unterlegten Filmchen, in denen er sich vor laufender Kamera einen runterholte.

Mittags trat Gaspar in mein Büro. Mit ihm kamen ein paar Männer, die riesige Pflanzen trugen. Es waren zwölf Kübel, die mein Büro wie ein Biotop riechen ließen und mir die Sicht aus dem Fenster und auf die Tür versperrten. Ich war hingerissen!

»Alles für dich«, strahlte er. Als alle wieder draußen waren, nahm ich meinen Schlüssel und ritzte in den Stamm der üppigsten Buschpflanze ein Herzchen. In den darauf folgenden Tagen verzauberte Gaspar mich täglich aufs Neue. Er fuhr mit mir über die Insel, nahm mich mit zur Rennbahn und überhäufte Chrissie mit Geschenken. Als seine Tochter ihn besuchte, brachte er sie mit zu Chrissie und mir. Ich bewunderte Gaspar für seine mondäne Art und den vermeintlichen Geschäftserfolg. Und alle bewunderten mich, weil ich an seiner Seite war.

Bald darauf stellte er mir einen Freund vor, Patrick. Zum ersten Mal begriff ich, dass hier etwas nicht stimmen konnte. Patrick war sehr auf sein Äußeres bedacht. Er war teuer gekleidet, blond, und dunkelbraun gebrannt. Viele Stunden auf der Sonnenbank hatten sein Gesicht mit ausgeprägten Falten durchzogen. Sein Körper war durchtrainiert, man sah, dass er täglich viel Zeit im Fitnessstudio verbrachte. Seine Augen blickten listig und schwarz aus ihren Höhlen. Sie erinnerten mich stark an einen Raubvogel. Ich sah Patrick mit ständig wechselnden Begleiterinnen, wohlhabend wirkenden Seniorinnen. Heute weiß ich, dass diese Damen alle Opfer einer dreisten Abzocke geworden sind. Die beiden eleganten Banditen hatten eine neue Gelegenheit gefunden, auf die Schnelle ein paar Scheine zu machen. Patrick inserierte in der deutschen Zeitung und stellte sich als persönlicher Trainer und Ernährungsberater vor. Als Kunden nahm er ausschließlich ältere, allein stehende Frauen an. Er nannte sie abwertend »Noch feuchte Sechzigjährige«. Seine Tätigkeiten ließ er sich beträchtlich vergüten und erledigte sie äußert charmant. Mit einfühlsamen Aufmerksamkeiten und Komplimenten versuchte er, sich einen Weg in die Herzen der Damen zu bahnen. Bevor die erste Woche rum war, lag der »durchtrainierte Tiger« meist auch schon in ihren Körbchen. Dann ging es zum ersten Treffen mit Gaspar, der sich im richtigen Moment weltgewandt erbot, die Finanzen der vermeintlich Überforderten zu regeln. Diese brauchten ihre Zeit schließlich zukünftig allein für die Liebe. Man ging mit ihnen segeln, golfen und führte sie ins Theater.

Die beiden nutzten die Gutgläubigkeit und die Naivität ihrer Opfer aus. Blauäugig und verliebt öffneten die Frauen zuerst ihre Herzen und dann ihre Konten. Gaspar und Patrick konnten in aller Ruhe agieren. Solange Patrick die Wünsche und Sehnsüchte der geprellten Frauen erfüllte, lief in der Regel alles glatt. Allerdings fiel ihm das, nachdem abkassiert war, immer schwerer. Es kam zu dramatischen Auseinandersetzungen mit den Damen. Gaspar hatte nun zusätzlich zu seinen finanziellen Problemen auch noch Patrick am Hals, den er zum Durchhalten animieren musste. Die beiden stritten sich jetzt ebenfalls häufig. Immer öfter musste ich auf Gaspars Anwesenheit verzichten, weil er in irgendeinem »Meeting« war.

Noch immer hatten wir keine ordentliche Nummer zusammengebracht. Mich wunderte, dass er kaum einen weiteren Versuch unternommen hatte. Hatten wir Sex, machte ich immer den Anfang und es beschränkte sich meist auf meine Befriedigung, obwohl ich ihn mit allen Tricks zu verführen versuchte. Die wenigen Male, die ich ihn dazu bringen konnte, mit mir zu schlafen, bestand er immer darauf, ein Kondom zu verwenden und hörte schon nach wenigen Minuten wieder auf. Zu meiner Enttäuschung konnte ich keinerlei Gier in ihm entfachen. Immerhin, er leckte mich, solange ich das wollte. Mittlerweile weiß ich, dass er in dieser Zeit so viel Sex hatte, dass man ihn wie einen Waschlappen hätte auswringen müssen, um noch etwas »Saftiges« zu Gesicht zu bekommen. Aber immer wieder schlief er bei mir und ich war zufrieden.

Morgens war er jedoch immer schon weg, wenn ich wach wurde. Chrissie traute ihm nicht über den Weg. Was in erster Linie wohl daran lag, dass Gaspar aufgehört hatte, mich zu bezahlen. Schon wieder hing ich mit der Miete hinterher. Er zahlte mir auf Nachfragen immer genau soviel, dass ich nicht verhungerte. Er kam immer wieder mit neuen Ausflüchten, verschob es auf einen anderen Tag, versprach, es bald zu überweisen und so weiter. Oder er war einfach gar nicht da, sondern im Ausland. Sprach ich ihn am Telefon etwas direkter darauf an, ohne meine Wut zu unterdrücken, legte er aufgebracht den Hörer auf. Manchmal meldete er sich dann tagelang nicht, und das machte mir Angst. Ich wollte ihn nicht verlieren. Ich begann zu klammern. Am Ende waren mir die wenigen Minuten am Telefon so kostbar, dass ich das Wort »Geld« gar nicht mehr in den Mund nahm. Ich hatte mich so sehr darin verbissen, mit ihm zusammenzubleiben, dass ich auf nichts anderes achtete. Am wenigsten auf mich selbst. Sogar auf Sex verzichtete ich ihm zuliebe. Ich rutschte in eine Hörigkeit, die ich mir selber am wenigsten erklären konnte.

Wenn ich heute darüber nachdenke, finde ich überhaupt nichts, woran ich festmachen kann, dass dieser Mann mir einmal dermaßen viel bedeutet hat. Ich glaube, es war einfach das trügerische Gefühl, auf dem richtigen Weg zu sein. Einen Mann an meiner Seite zu haben, den ich bewunderte und den alle mochten. Meine Arbeit machte mir Spaß und wurde allseits gelobt, alles schien so, wie ich es mir immer erträumt hatte.

Schließlich beging ich eine der wohl größten Dummheiten meines Lebens. Statt auf mein Gehalt zu bestehen, gab ich meine Wohnung aufgrund der Mietschulden auf und zog bei einer Kollegin Sara ein. So sammelten sich keine weiteren Schulden an, und ich konnte von Aufträgen wie Internetseiten erstellen oder Internetshops bestücken wenigstens genug zum Überleben verdienen. Wann immer ich Gaspar auf meine Schulden bei meinem Vermieter ansprach und um mein Gehalt bat, bot er mir seine Wohnung an. Doch die war mir ein Graus, eine richtige Höhle, dunkel und fies. Es war mir unverständlich, wie er da leben konnte. Aber er fühlte sich dort ganz offensichtlich wohl. Bei Sara zu wohnen, war mir aber auch nicht wirklich angenehmer. Jeden Abend fragte sie mich, ob ich verrückt sei, mir das alles gefallen zu lassen. Natürlich wusste ich genau, dass es ein völliger Wahnsinn war, den ich da abzog. Aber ich vertröstete mich jedes Mal auf das nächste Treffen mit Gaspar, wollte dann die Dinge alle in Ruhe klären. Aber mein genügsamer

Liebhaber war glitschig wie eine Kuhle voller Lehm. Was war aus dem Mann geworden, der mir vorher so liebenswürdig mein Herz gestohlen hatte? Ich wollte nicht akzeptieren, dass diese schöne Zeit vorbei sein sollte.

Ich wusste genau, was ich tun sollte, aber ich konnte einfach nicht. Verschob diese Entscheidung immer wieder um einen Tag. Suchte bei jedem Rat, hörte aber auf niemanden. Gaspar war der Meinung, dass Sara mich gegen ihn aufhetze und überredete mich, bei einer Bekannten von ihm unterzukommen. Dieser erzählte ich ebenfalls kleinlaut von meinen finanziellen Problemen und woher diese rührten. Doch die Gespräche mit ihr stellten sich für mich als reine Zeitverschwendung heraus, sie war immer auf Gaspars Seite und verteidigte ihn. Mir dämmerte bald, wieso wir jetzt hier wohnten. Doch ich verschloss meine Augen auch weiterhin. Selbst ein Ende dieser unmöglichen Situation herbeizuführen, schaffte ich einfach nicht.

Die Wochen vergingen. Ich war unruhig und nervös, und Chrissie wurde immer wütender. Für ihn war die Situation unerträglich, doch ich war egoistisch und schwach. Emotional wurde ich immer unselbstständiger, die kleinsten Entscheidungen fielen mir schwer. Aus der Not heraus suchte ich mir endlich neue Beschäftigungen und werkelte allein gelassen im Büro vor mich hin. Ich vertrieb kleine Foto-Glaswürfel und später Souvenirs, um Chrissie und mich über Wasser zu halten. Gerry war längst nicht mehr da. Geld hatte auch er schon lange nicht mehr erhalten. Einige Zeit lang schlief er sogar im Büro auf einer Matratze. Es war eine aussichtslose Situation.

Von allen Seiten redete man auf mich ein. Man warf mir vor, dass meine Beziehung zu Gaspar »einseitig« sei und fragte mich, wieso ich all diese Demütigungen einfach hinnahm. Ich aber hatte immer Entschuldigungen für sein Verhalten parat.

»Er ist nun mal, wie er ist. Das wird schon wieder besser«, versuchte ich mich und die anderen zu beruhigen und übersah geflissentlich die unverschämte Ignoranz, die Gaspar meinem Sohn und mir gegenüber an den Tag legte.

Chrissie drängelte zu Recht immer wieder auf eine Wohnung! Er hatte die Nase voll davon, bei Fremden zu wohnen und dass ich den ganzen Tag im Büro verbrachte, ohne einen einzigen Pfennig nach Hause zu bringen. Es stimmte, oft floh ich morgens aus dem Haus und blieb bis weit nach 22 Uhr im Büro, wo ich vor mich hin bastelte. Wenn uns das Geld ganz ausging, versuchte Chrissie manchmal sogar, Geld aus den Spielgeräten der umliegenden Kneipen zu besorgen. Ein paar Mal warf er unsere letzte Münze ein und wir zitterten uns durch zum Gewinn.

Bei all dem behielt mein Sohn seinen Humor. Er zeigte mir immer seine Liebe und machte sich Sorgen, weil er nicht verstand, wie ich bei Gaspar bleiben konnte.

»Mama, du bist diesem Typen hörig.«

»Jetzt ist es aber gut, Chrissie. So ein Quatsch, wo haste denn das wieder gelesen?«

»Das brauch ich nirgends nachlesen. Das ist ganz offensichtlich!«

Diese Gespräche endeten häufig mit Tränen meinerseits und den Worten: »Mama, mach doch einfach mal deine Augen richtig auf!«

Ich gab Gaspars Vertröstungen bezüglich meines Gehaltes einfach an meinen Sohn weiter. Chrissie begann, mein Gejammer über meine Beziehung und meine Probleme zu ignorieren. Er verbrachte seine Freizeit nun überwiegend bei seinen Freunden und beim Sport.

Ich hoffte derweil verzweifelt auf irgendwas, das es mir möglich machte, mich zu lösen und mein Leben wieder in die Hand zu nehmen. Den Ausschlag gab dann überraschenderweise Gerry. Wie schon oft wartete ich seit Stunden vergeblich in einem Café auf Gaspar. Es war heiß, ich war müde und hungrig. Gerry kam vorbei, plauderte etwas und ließ sich von meinem letzten Geld auf einen Kaffee einladen.

»Ich warte eigentlich auf Gaspar«, seufzte ich.

Gerry lachte.

»Ach, Lisa, lass den bloß laufen, da stimmt so einiges nicht.«

Mit diesen Worten verließ er mich wieder. Als Gaspar endlich kam, war es weit nach 22 Uhr. Als er mich küssen wollte, schreckte ich zurück. Er roch ekelhaft nach Fisch.

»Ihh, wonach riechst du denn so widerlich?«, fragte ich schlecht gelaunt.

»Sorry, Cariño, ich war mit ein paar wichtigen Leuten im Pescaditos essen.«

Damit gab ich mich zufrieden. Das Pescaditos war ein vornehmes Fischrestaurant. Mir war bekannt, dass er dort öfter mit Geschäftsleuten zusammentraf.

Am nächsten Tag traf ich frühmorgens wieder auf Gerry. Er grüßte und fragte mich nach dem vergangenen Abend.

»Na, hast du noch lange gewartet?«

»Nein nein, Gaspar war noch geschäftlich im Pescaditos. Deshalb musste er mich warten lassen«, entschuldigte ich meinen Freund.

»Ach? Im Pescaditos? Im Pescaditos!«, wiederholte Gerry spöttisch grinsend. »Lisa, ich habe Gaspar gestern Abend gesehen. Er kam aus Lauras Wohnung. Ihre Bluse war noch offen, als sie ihn hinausließ.«

Es fiel mir wie Schuppen von den Augen.

»Das ist ja grauenvoll«, entfuhr es mir. »Deswegen hat er so nach Fisch gerochen!«

Mich schüttelte es. Gerry lachte immer noch.

»Ihhh, er hat ihre Spalte geleckt und sich nicht gewaschen!«

Nach einem kurzen Schreckmoment lachten wir beide. Die Spannung der letzten Monate fiel plötzlich von mir ab. Jetzt, da klar war, dass Gaspar mich betrogen hatte, war ich eher angewidert als verletzt. Und ich fühlte mich befreit.

Nachdem ich wieder im Büro war, rief ich ihn an. Ich fragte ihn ruhig, ob er wirklich am vorigen Abend im Pescaditos gewesen sei. Gaspar setzte zu einer wütenden Tirade über Vertrauen und meine krankhafte Eifersucht an, und ich ließ ihn schimpfen, bis es an der verschlossenen Tür klopfte. Außer mir war niemand mehr im Büro, also beendete ich das Telefonat und öffnete die Tür. Vor mir stand eine gebrechliche alte Dame. Sie sah aus, als würde sie mir gleich in die Arme fallen. Schnell hakte ich sie unter.

»Sie wünschen?«

»Ist denn der Gaspar nicht da?«, fragte sie mich leise und es hörte sich sehr ängstlich an. Ich musste sie enttäuschen, da würde sie noch ein paar Tage warten müssen.

»Und wer sind Sie?«

Sie schaute mich an, als hätte sie mich vorher gar nicht richtig wahrgenommen.

»Ich bin Lisa, seine Ex-Freundin«, antwortete ich. Das klang gut in meinen Ohren! Wen ich vor mir hatte, wusste ich. Ich hatte die ältere Dame schon oft gesehen. Sie lebte wohl schon lange auf der Insel. In einem Regal in Gaspars Büro hatte ich mal ein Buch von ihr gefunden. Es war ein Roman in mallorquinischer Sprache, den sie vor Jahren geschrieben hatte. Einen Verlag hatte sie dafür allerdings nicht finden können, also brachte sie ihn selbst heraus.

»Trinken Sie einen Kaffee mit mir, Lisa?«

Überrascht sagte ich zu.

»Klar, warum nicht?«

Schnell schnappte ich mir die Schlüssel und ging mit ihr nach unten. Im Keller des Hauses gab es eine Cafeteria ohne Fenster.

»Ganz ohne Tageslicht zu arbeiten, wirkt auf die Leute hier sicherlich wie Hirnfixing«, witzelte ich.

Wir setzten uns an einen gemütlichen Tisch und mein Besuch begann zu erzählen. Seit Monaten ging Gaspar ihr aus dem Weg. Verabredungen hielt er nicht ein. Am Telefon ließ er sich verleugnen. Er trieb dieses Spiel, bis sie sich selbst auf den Weg gemacht hatte, um zu sehen, was los war mit ihm.

»Ich habe bei ihm Aktien gekauft.«

Verschwörerisch blinzelte sie mich an.

»Nun brauche ich das Geld zurück, meine Freundin verliert sonst ihr Haus, müssen Sie wissen.«

»Sie verliert ihr Haus? Aber wieso denn?«

Lange ließ sich die Alte nicht bitten, mir ihr Leid zu klagen.

»Nachdem ich von Gaspar so viele Zinsen auf mein Erspartes bekommen habe, hat meine Freundin eine Hypothek auf ihr kleines Häuschen aufgenommen und ebenfalls in Amerika investiert.«

Außerdem wartete sie auf die Veröffentlichung ihres zweiten Buches. Auch dieses Projekt hatte sie Gaspar anvertraut. Anstatt es wie geplant in eine Druckerei zu bringen, hatte er ihr das Angebot gemacht, das Manuskript für sie kostengünstig drucken zu lassen. Das Bargeld, das sie dafür eingeplant hatte, hatte sie ihm ebenfalls ausgehändigt.

»Eine bekannte Getränkemarke«, sie lächelte mich stolz an.

»Wie bitte?« Ich bekam ein ungutes Gefühl in der Magengegend.

»Na ja, die Aktien. Wir haben in eine bekannte Getränkemarke investiert!« Sie strahlte mich an wie eine Gewinnerin. Mir kam das alles ganz absurd vor. Getränkeaktien, was sollte das überhaupt sein? Ich versprach der alten Lady, mich darum zu kümmern. Sobald ich mit Gaspar gesprochen hatte, würde ich sie anrufen. Sie schrieb mir ihre Telefonnummer auf und bestellte sich mehr Tee. Ich ging derweil wieder nach oben und versuchte weiterzuarbeiten. Erfolglos, meine Konzentration lag bei null. Abgelenkt begann ich zu surfen und begann nach irgendwelchen Aktien zu suchen. Immer wieder versuchte ich telefonisch, Gaspar zu erreichen. Endlich hatte ich Glück. Als ich ihm von dem Besuch erzählte, wurde er hektisch und erklärte, dass ich mit niemandem über diese Sache reden dürfe. Ich sollte auch niemanden mehr ins Büro lassen. Das alles ginge mich nichts an und außerdem würde die »Alte« eh »spinnen«. Es empörte mich, wie kalt und hässlich er über die nette Dame sprach.

»Was ist mit Laura?«, pfiff ich ihn an.

»Welche Laura meinst du denn?«, stellte er sich dumm.

»Gaspar, gib dir keine Mühe mehr! Du hast ihr die Möse geleckt und mich danach geküsst! Von wegen Fischrestaurant! Ekliger geht es kaum. Nur damit du es weißt! Mich kannst du ab sofort vergessen!«

Ohne seine weiteren Ausflüchte anzuhören, legte ich auf. Ich war wieder frei! Nun endlich begann ich, mir ernstlich Sorgen über alles zu machen.

Ich wartete, um sicherzugehen, dass niemand mehr kommen würde. Dann brach ich die Verbindungstür zu Gaspars Büro auf. Mein Herz klopfte dabei wie ein Presslufthammer. Schon oft war ich hier drinnen gewesen, hatte auf seinem Schoß gesessen und mit ihm geknutscht. Der Raum war edel und teuer eingerichtet, alles war blitzblank. Die Putzfrau kam regelmäßig und war sehr penibel. Nervös trat ich hinter den imposanten Edelholzschreibtisch. Das Licht schien durch den Türspalt und tauchte alles in ein gruseliges Dämmerlicht. Hektisch startete ich Gaspars Computer. Während er hochfuhr, ließ ich die Jalousien herunter. Das war Quatsch, denn ich befand mich im vierten Stock. Sehen konnte mich niemand und selbst wenn, hätte es wohl keinen gestört oder verwundert. Gaspar arbeitete oft nachts. Endlich traute ich mich, das Deckenlicht anzuknipsen. Gleich wurde mir wohler. Ich ging wieder zurück in mein Büro und holte meine Zigaretten. Das würde er sofort riechen, egal wie lange ich lüften würde. Aber durch die kaputte Tür hatte ich sowieso schon ein Problem. Noch eines mehr machte den Kohl auch nicht fett. Hektisch rauchend durchsuchte ich die Festplatte seines Computers. Ich fand aufwändig gestaltete Programme zum Börsen-Trading. Alles Demoversionen, die man sich kostenlos herunterladen konnte, um sich mit den Funktionen vertraut zu machen. Eigentlich waren diese Programme an die jeweilige Börse angekoppelt und man konnte online die Kurse beobachten sowie direkt Aktien kaufen und verkaufen. Gaspars Versionen blinkten einnehmend bunt und immer mal wieder wechselte auch ein Kurs. Aber nach einiger Zeit wiederholte sich alles. Eine Endlosschleife.

Keine Frage, hier stimmte wirklich etwas nicht. Als ich seine Ordner und Schubladen durchstöberte, fand ich polizeiliche Anzeigen, Schuldscheine, Gerichtsbeschlüsse und hohe Kreditverträge, die zum Teil längst gekündigt waren. Mir wurde heiß.

Bald sah das Zimmer aus wie nach einem Raubüberfall. Alles verstreut, geöffnet und durcheinander. In wenigen Stunden würde Sara kommen. Was sollte ich tun? Fieberhaft überlegte ich. Schließlich schloss ich die Tür wieder und hängte eine große Tüte an die Klinke. So sah man die Beschädigung nicht gleich und geöffnet wurde die Tür sonst auch sehr selten. Mir blieb nichts anderes übrig, als ein wenig im Büro zu schlafen. Nach Hause zu gehen traute ich mich nicht, aus Angst, nicht hier zu sein und etwas zu verpassen.

Aufgeregt und nervös beobachtete ich die anderen, die am Morgen nach und nach eintrudelten. Keiner hatte was bemerkt. Innerlich klopfte ich mir auf die Schulter. In den nächsten Tagen ging ich immer wieder hinüber und wühlte mich durch Gaspars Schränke. Was ich vorfand, ließ mich fassungslos und wütend werden. Hier arbeitete eindeutig ein Betrüger! Ich fand Listen, laienhaft per Hand untereinander geschrieben mit den Angaben über monatliche Zahlungen. Auch hier waren schon große Lücken zu finden und ich wunderte mich nicht mehr, wieso Gaspar jetzt so oft außer Landes war. Staunend verfolgte ich die Betrügereien, die er »im Filmgeschäft« begangen hatte. Auch das Manuskript der alten Dame fand ich. Es stand im Regal in einer Mappe, so wie sie es ihm übergeben hatte. Er hatte es einfach dort einsortiert. Ich knackte auch seine Mailbox. Ich fand unzählige E-Mails von dubiosen Geschäftspartnern, Angebote, um Geld zu waschen und unzählige bitterböse E-Mails aus dem Anleger-Portfolio. Aber es gab auch Privates. Ich fand heraus, dass Gaspar insgesamt elf Freundinnen hatte. In verschiedenen Ländern, teilweise hatten sie

Kinder mit ihm. Ihre E-Mails handelten von gemeinsamen Urlauben oder waren schwülstige Gedichte, bei denen ich nicht wusste, ob ich lachen oder weinen sollte. Eine von Gaspars Frauen lebte in Deutschland, an sie schrieb ich gleich eine Mail.

Hallo Corinna,
mein Name ist Lisa und ich bin die Freundin von Gaspar. Jedenfalls die Freundin, die auf Mallorca lebt. Sicherlich weißt du, dass wir insgesamt elf sind. Oder mehr, wer weiß das schon? :)

Jeden Tag arbeite ich rund 16 Stunden in seinem Büro. Ich hoffe, das kann jetzt eine von euch übernehmen, ich mache nämlich jetzt Urlaub. Und zwar für immer!
Alles Gute! Lisa Moos

Morgen würde Gaspar zurückkommen und sein aufgebrochenes, durchwühltes Büro vorfinden. In einem Schrank hatte ich einige Wertsachen gefunden, die ich jetzt an mich nahm. Gerechter Lohn für meine Arbeit, wie ich fand.

Bevor ich ging, legte ich noch einen letzten Brief auf seinen Tisch.

Lieber Gaspar,
bitte entschuldige das Chaos hier, aber ich hatte keine Lust mehr aufzuräumen. Da du mich nie bezahlt hast, gibt es sicher noch irgendwo ein paar Münzen für die Putztante. Ich habe keinerlei Erklärung für mich selbst, wieso ich das alles mitgemacht habe. Wahrscheinlich lag es daran, dass ich zu gutgläubig bin und gehofft habe, dass du der wunderbare Mensch bist, für den ich dich einmal gehalten habe. Stattdessen musste ich feststellen, dass du vor nichts zurückschreckst, um dein armseliges und protziges Leben zu finanzieren. Du bist ein Schwein, Gaspar, und ein Betrüger! Ein paar Wertsachen aus deinem Schrank habe ich mitgenommen. Ich werde sie verkaufen und meinem Sohn eine Wohnung besorgen. Ich bin so wütend, ich glaube, du hast sie nicht mehr alle, mich in eine solche Situation hineinzuziehen! Ebenso wütend bin ich auf mich selbst, auf die Dummheit und Blindheit, mit denen

ich dir gefolgt bin. Doch ich habe was gelernt: dass ich hier nicht hingehöre und in keinem Fall zu dir. Ich bin froh, dass du es im Bett nicht gebracht hast. Mit deinem Harem in aller Welt hätte ich mir am Ende noch etwas eingefangen. Anscheinend hast du keine Ahnung, was sich unter solch einer Wurstpelle alles an Bakterien verkriechen kann. Apropos verkriechen: Das solltest du dich besser auch! Unglaublich, was du da alles getrieben hast. Bitte rechne nicht mit meiner Gutmütigkeit, denn ich hasse dich wirklich!
Endlich!
Lisa

PS: Deine Mailbox habe ich geknackt! Dein neues Passwort ist »Hochstapler«.

Zurück bei Simone, weckte ich Chrissie. Es war halb 6 Uhr morgens.

»Kommst du mit mir frühstücken? Ich hab da ein größeres Problem!«

Verschlafen blinzelte er mich an: »Manno, Mama, hat das nicht noch Zeit? Ich muss doch zur Schule!«

Aber ich gab keine Ruhe.

»Nein, heute gehst du bitte nicht zur Schule, wir haben was anderes zu erledigen! Du musst mir helfen!«

Natürlich ließ sich mein neugieriger Sohn überreden und schlurfte todmüde mit mir durch die Dunkelheit in ein Café. Gähnend bestellte er Frühstück für uns.

»Na, sag schon, haste Ärger mit Gaspar?«

Erst stockend, dann immer schneller, erzählte ich ihm alles, was ich gemacht und erfahren hatte. Auch dass ich mich endlich innerlich gelöst hatte und jetzt alles ganz klar sah. Chrissie war fassungslos.

»Und nun?«, fragte er mich.

»Na ja, ich weiß nicht so recht. Ich habe die Tür aufgebrochen, alles durchwühlt und Wertsachen gestohlen. Außerdem habe ich seine Portokasse mitgenommen, waren leider nur 100 Euro in Münzen drin.«

Christopher verdrehte die Augen. »Oh Mann, das gibt doch tausendprozentig Ärger.«

Verschmitzt lachte ich ihn an. »Ja, das gibt es wohl. Bist du sauer auf mich?«

Mein Sohn sah mich liebevoll an. »Nee, bin ich nicht, im Grunde hast du ja Recht, Gaspar ist ein Schwein, das nichts anderes verdient hat. Aber wie auch immer, Mama, ich bin froh, dass du endlich wieder normal bist!«

Beide waren wir erleichtert und beschlossen, gleich um 9 Uhr zum »An- und Verkauf« zu gehen, um dort die Diebesbeute zu verhökern.

Kurz darauf durchforsteten wir die Wohnungsanzeigen. Die erste Wohnung, die wir besichtigten, war grässlich. Sie hatte zwei Etagen und war möbliert. Der Bodenbelag war alt und verrottet. Einige Fenster im Obergeschoss hatten kaputte Scheiben. Die Badezimmer hatten verrostete Armaturen und das Wasser floss nicht ab. Ein großes Loch war mitten in der Küchenwand. Wahrscheinlich war dort mal eine Abzugshaube angebracht gewesen. Die Betten waren alt und modrig und die Einbauschränke stanken nach Motten und feuchtem Holz. Das Wohnzimmer war an zwei Wänden von oben bis unten vertäfelt. Die beiden anderen Wände zeigten blau gesprenkelte, feuchte, stinkende Flecken. Der Fahrstuhl im Haus hatte keine TÜV-Plakette. Das Treppenhaus war zugemüllt. Die Eingangstür ließ sich nicht schließen und Briefkästen gab es keine. Das Grauen kostete 320 Euro monatlich plus zwei Monatsmieten Kaution und war sofort bezugsfähig. Ich unterschrieb und zahlte. Wir hatten wieder ein eigenes Zuhause.

Noch etwas Schweres stand mir bevor. Das nächste Gespräch mit Gaspar! Er hatte bisher nicht angerufen, obwohl ich sicher war, dass er mittlerweile zurück war. Unruhig sah ich immer wieder auf mein Handy.

Nachdem Chrissie und ich unsere letzten Habseligkeiten bei Birgit abgeholt hatten, gaben wir den Leihwagen ab. Gehetzt sah ich dem Mitarbeiter zu, wie er auf den PC starrte und Eintragungen vornahm.

»Das war es, vielen Dank.«

Er lächelte, nahm den Schlüssel samt Papieren in Empfang und wandte sich dem nächsten Kunden zu. Mir wurden die Knie weich vor Erleichterung, der Wagen war die ganze Zeit anstandslos bezahlt worden. Nachdem wir unsere klapprige Karre wiederhatten, fuhren wir zum Baumarkt. Wir besorgten eine Menge Farbe, neue Klobrillen und eine Mikrowelle. Außerdem einen Elektrogrill und ein paar neue Armaturen für das Bad. Chrissie schleppte zum Schluss noch Holzplatten für die kaputten Fenster an.

»Gute Idee, damit nageln wir alles zu.«

Ich lachte ihn an. Langsam spürten wir unsere Erschöpfung und konnten es kaum erwarten, endlich zu schlafen.

Als wir wieder erwachten, war es dunkel. Wir mussten feststellen, dass fast keine der vorhandenen Lampen funktionierte. Trotzdem waren wir guter Dinge und suchten ein Restaurant auf. Es wurde ein lustiger Abend, wir lachten viel, trotz der eigentlich bedrückenden Situation, in die ich uns hineinmanövriert hatte. Endlich waren wir raus aus dem engen Zimmer bei Birgit. Am meisten genossen wir es, dass wir in Zukunft von ihrem Haustier verschont blieben. Birgit besaß eine Schlange, die in ihrem Wohnzimmer in einem kleinen Terrarium lebte. Es war doch etwas unappetitlich, wenn wir morgens frühstücken wollten und uns gefrorene oder getrocknete weiße Mäuse aus dem Kühlschrank entgegenfielen. Schlangenfutter! Scheußlich!

Als wir tags darauf unterwegs waren, um uns neue Matratzen zu besorgen, rief Gaspar an.

»Hallo, Lisa!«

»Hallo«, antwortete ich kleinlaut.

»Warum willst du mein Leben kaputt machen?«

»Wie kommst du darauf, dass ich dein Leben kaputt mache?«

»Du liebst mich nicht wirklich! Und du weißt ja gar nicht, wie es zu all dem gekommen ist.«

Mit allem hatte ich gerechnet, aber nicht damit. Er schien eher traurig als wütend, eher resigniert als rachsüchtig.

»Bist du sauer, weil ich die Sachen genommen habe?«

»Ach, scheiß auf die Sachen, Lisa! Es geht hier um Wichtigeres!«

Wir verabredeten ein letztes gemeinsames Gespräch. Chrissie wollte nicht, dass ich alleine ging. Erst als ich ihm versichert hatte, dass ich wirklich nichts mehr für Gaspar empfand, ließ er mich gehen.

Die Unterhaltung ließ meine Hutschnur vollends platzen. Gaspar führte aus, dass sein gesamtes Vermögen sowie das seiner Kunden noch immer in den Staaten sei. Da käme er jedoch momentan nicht heran, wegen der Attentate auf das World Trade Center. Seine Büros wären dabei auch zerstört worden und seine dortigen Angestellten wären vermisst oder tot. Es würde einige Zeit dauern, bis er den amerikanischen Behörden alles vorlegen könne, um an das Geld heranzukommen. Ich war sprachlos. So viel Tollkühnheit hätte ich ihm nicht mal nach all dem, was ich gefunden hatte, zugetraut. Mir jagte ein Schauer nach dem andern über den Rücken. Er versuchte tatsächlich, das Attentat als Ausrede für seine Schandtaten zu benutzen! Und hielt er mich wirklich für dumm genug, ihm zu glauben?

»Gaspar, du schreckst vor nichts zurück, oder? Du bist krank, ich will dich niemals wiedersehen!«

Aber er gab nicht auf und versuchte weitere 30 Minuten lang, mich von diesem Wahnsinn zu überzeugen.

»Gaspar, glaubst du wirklich, ich habe Lust darauf, wegen dir auf der Flucht zu sein? Mit drei verschiedenen Pässen in der Tasche und einem Teenager an der Hand durch Südamerika zu reisen? Weihnachten durch Zigarrendrehen in Kuba finanzieren?«

Er verstand meine Bedenken nicht, beharrte immer weiter darauf, dass ich mich irren würde. Am Ende ließ ich ihn einfach sitzen.

Wenige Wochen nach unserem Gespräch verließ Gaspar die Insel für immer. Zuvor brachte er mir Papiere für drei seiner Autos vorbei.

»Als Lohn«, sagte er. »Und damit du weißt, dass ich dich wirklich geliebt habe.«

Allzu sehr rührte mich diese Geste nicht. Ich denke, Gaspar hatte sonst niemanden, dem er noch vertrauen konnte, und keine Zeit mehr, die Autos zu veräußern.

Somit war ich wieder am Anfang angekommen. Es kam mir vor, als hätte ich nach einer überlangen Achterbahnfahrt mit Todeslooping das erste Mal wieder Boden unter den Füßen. Erneut hatte ich festgestellt, dass viele im »Mallorca-Dreamland« eine doppelte Identität genießen. Mir hatte sich eine Welt gezeigt, in der die falschen Menschen das Sagen hatten und es augenscheinlich keine Fairness gab. Damit wollte ich mich jedoch nicht abfinden. Wir verkauften die Autos schließlich und teilten den Erlös mit Gaspars Steuerberater.

Es dauerte dennoch ein paar Tage, bis ich begriffen hatte, dass ich tatsächlich einem Betrüger und Schwindler aufgesessen war. Mehr noch! Ich war ihm hörig gewesen. Chrissie versuchte, mich zu beruhigen, doch ich regte mich furchtbar auf. Wie konnte ich so dumm sein? Wieso passierten mir regelmäßig solch absurde Dinge, während andere jeden Tag hinter ihrem Schreibtisch saßen und als Höhepunkt ihres Lebens eine Urlaubsreise in die Karibik bezeichneten? Es gab Tage, da suchte ich verzweifelt nach Antworten auf diese Frage. Es gab Momente, da konnte ich über mich und die Geschehnisse lachen. An anderen jedoch weinte ich vor Scham und Mutlosigkeit. Sandte ich unbewusste Schwingungen aus, die anderen Menschen signalisierten, dass ich leicht zu verarschen war?

War es vielleicht so, dass einige Recht hatten mit der Meinung, ich sei zu »lasch« und zu leichtgläubig? Stimmte es möglicherweise, dass meine Vergangenheit mich so geprägt hatte, dass ich in Zukunft immer und bei allem versagen würde? Brauchte ich gar psychologische Hilfe in Form einer Therapie für »extrem dumme Menschen, die nie dazulernen«? Würde es für mich nie den Moment geben, in dem ich mich entspannt zurücklehnen konnte? Eine Zeit, in der alle Aufregung an mir abprallte, weil ich zufrieden, geborgen und sicher war? So sehr ich auch nachdachte, es gab keine wirkliche Antwort darauf.

War es denkbar, dass es ganz einfach an Mallorca lag? Ungeziefer in Form von Geldabzockern, Betrügern und Schmarotzern klebten an der Insel wie die Geckos am Stein. Zwangsläufig musste man ihnen irgendwann über den Weg laufen. Und genau das war eben auch mir passiert. Mit diesem Ergebnis meiner geistigen Arbeit konnte ich neuen Mut fassen und meinen Blick nach vorn richten. Auch in Bezug auf die Männer. Ich war sicher, dass mir nur der richtige Partner an meiner Seite helfen konnte. Aber wo traf ich endlich den richtigen? Den einen, besonderen, den wohl alle für ihr Leben suchen? Wann immer ich zurückdachte, kreisten meine Gedanken immer irgendwann um Stefan. Als echte Liebe hatte mir die Beziehung zu ihm aber auch viel Kummer bereitet. Dennoch wollte ich nicht aufgeben. Unbedingt wollte ich »ihn« finden. Ich beschloss, mein Glück im Internet zu versuchen. Das war bequem, zeitsparend, unverbindlich und für Frauen zudem kostenlos. Mit einem großen Pappbecher Kaffee und einem Päckchen Filterzigaretten bewaffnet, begab ich mich an meinem Lieblingsrechner im Internet-Center auf die Suche.

Nach einigen Klicks fand ich die für mich passende Seite. Nur wenige Minuten brauchte ich, um mich anzumelden und ein Profil zu erstellen. Dann begab ich mich auf die Suche nach meinem Traummann. Die Kriterien hatte ich in meinem Kopf fest gespeichert. Ich schrieb ein erstes Anschreiben und schickte es an fünfzig in Frage kommende Männer. Alle waren zwischen 35 und 45 Jahren und lebten in Deutschland. Alle waren selbstständig und behaupteten von sich, ungebunden und finanziell unabhängig zu sein. Das war für mich ein wichtiger Punkt. Eine Beziehung auf diese Distanz war teuer. Ich hatte nicht vor, meinen Zukünftigen nur alle sechs Monate zu treffen.

Die nächsten Tage verbrachte ich damit, meine Küche zu fliesen und E-Mails zu sortieren. Einige der Männer fielen schon bei ihrer ersten Antwort durch. Sie waren mir schlichtweg zu dumm! Andere schickten mir mehrere Bilder und sortierten sich so selbst aus. Das zweite Foto hielt selten, was das erste versprochen hatte. Am Ende blieben drei, mit denen ich mich austauschte und anfing zu telefonieren. Um mich endgültig zu entscheiden, musste ich sie natürlich erst mal treffen.

Der Erste, der anreiste, war Marc. 35 Jahre alt. Seine Haare waren kurz geschnitten und pechschwarz, seine Augen dunkelbraun. Vom Körperbau her beschrieb er sich als groß und schlank. Die Verabredung war ziemlich spontan. Bei einem unserer Telefonate teilte er mir mit, dass er am folgenden Wochenende auf Mallorca wäre. Das gefiel mir. Er wirkte selbstbewusst und nahm die Dinge in die Hand. Ein bisschen nervig war allerdings, dass seine Maschine morgens schon um 6 Uhr landete. Etwas missmutig machte ich mich auf den Weg. Aber als ich ihn kommen sah, war meine schlechte Laune wie weggeflogen. Er sah klasse aus! Er ähnelte dem jungen Elvis Presley. Aufgeregt hüpfte ich vor meinem blauen Blechauto herum. Er kam auf mich zu und wir umarmten uns. Bei einem leckeren Frühstück in seinem Hotel kamen wir schnell und sehr vertraut miteinander ins Gespräch. Obwohl er älter war, wirkte er eher wie Ende zwanzig, wenn er redete. Aber auf den ersten Eindruck gefiel er mir dennoch sehr gut. Abends gingen wir bis tief in die Nacht auf die Piste und hatten eine Menge Spaß. Trotzdem blieb ich nicht bei ihm im Zimmer. Wir hatten zu viel getrunken und wollten beide nicht im Alkoholrausch etwas beginnen, was vielleicht für immer sein sollte.

Als er fort war, quetschte mich meine Freundin Jenni aus.

»Und? Wie war es, Lisa?«

»Mhm, na ja, Marc ist wirklich sehr nett! Du kannst ihn dir ansehen, wenn du willst, bist du im Büro?«

Jenni bejahte und ich gab ihr seinen Nickname.

»Oh ja, lecker«, schnalzte sie begeistert, als sie sein Bild sah.

»Hat es schon ›geschnaggelt‹?«

»Nein. Er war ja nur knapp 26 Stunden da. Der Tag war ganz schön lang. Als er weg war, bin ich kaputt ins Bett gefallen.«

»Kann ich mir denken. Was habt ihr denn so gemacht?«

»Na ja, erst mal gefrühstückt und unterhalten. Dann sind wir ein bisschen auf der Insel herumgefahren, haben irgendwo Mittag gegessen und später auch Kaffee getrunken.«

»Habt ihr nicht mal bisschen geknutscht?«

Jenni war neugierig. Bereitwillig gab ich Auskunft.

»Ja, also ein bisschen«, ich lachte verlegen. »Aber, Jenni, ehrlich gesagt, hatte er ein bisschen Mundgeruch.«

Das stimmte leider und hatte mich auch etwas gebremst.

»Ihhh, das ist ja doof!«

Jenni stellte einige entschuldigende Theorien auf, wieso das so gewesen sein könnte. Wir plauderten noch eine Weile und ich versprach, ihr den hübschen Knaben beim nächsten Besuch vorzustellen.

Von nun an telefonierte ich täglich mit Marc. Er erzählte viel von sich, ich weniger von mir. Solange ich nicht wusste, welche Rolle er in meinem Leben spielen würde, hielt ich mich lieber zurück.

Acht Tage später lud Rüdiger mich nach Deutschland ein. Er war 34 Jahre alt und blond. Auf den Fotos wirkte er recht ansehnlich. Er hatte eine tiefe Stimme und unsere Telefonate waren anregend und lustig. Von Anfang an war er mein eigentlicher Favorit. Seine E-Mails waren klasse, er wirkte aufrichtig und sehr offen. Ein Abenteuer kam für ihn nicht in Frage. Das betonte er immer wieder. Mir war das recht, suchte ich ja selbst nach einem festen Partner in meinem Leben. Rüdiger erzählte ich wesentlich mehr von mir, als ich Marc anvertraut hatte. Es ergab sich so in Gesprächen, die manchmal über drei Stunden dauerten. Wir telefonierten meistens spät abends, da Rüdiger immer sehr lange arbeitete. Aber bald schon klingelte mein Handy zu jeder Tageszeit, und immer war Rüdiger am anderen Ende. Ich freute mich sehr darauf, ihn zu besuchen. Obwohl ich auch mit Marc täglich sprach, hatte ich kein schlechtes Gewissen. Ich log ihm vor, meinen Bruder zu besuchen und meldete mich für das nächste Wochenende ab. Gerade hatte ich mein Ticket für den nächsten Tag am Flughafen abgeholt, als Rüdiger mich anrief.

»Hallo, Lisa, na, was machst du gerade?«

»Hi! Ich habe das Ticket abgeholt, vergiss mich morgen bloß nicht!«

»Niemals, Süße, das wird auf keinen Fall passieren. Ich freu mich so sehr, dass du kommst!«

Ich schmolz dahin.

»Was machst du gerade, bist du auch im Auto?«

»Jepp, ich bin auf dem Weg zu meinem Tätowierer.«

Ich schluckte.

»Zu deinem Tätowierer? Aha, was willst du denn da?«

»Ich hoffe, du hast nichts gegen Tätowierungen?«

Rüdiger hatte mein Zögern bemerkt. Schnell dachte ich an meine eigene kleine Tätowierung auf der Brust. Sie zeigt einen Krieger mit einem Speer in der Hand. Darunter steht geschrieben: »Simply me«. Ein Bekannter aus frühen Tagen hatte sie mir gestochen. Es hatte mir jedoch so wehgetan, dass ich niemals mehr auf den Gedanken käme, so etwas noch einmal zu tun. Gegen Tätowierungen konnte ich also eigentlich nichts sagen.

»Nö, ich habe nichts gegen Tätowierungen. Solange sie nicht in Mengen quer und bunt über den ganzen Körper verteilt sind, jedenfalls nicht«, setzte ich hinzu.

»Dann bekommen wir jetzt Schwierigkeiten, Lisa!«

Ein komisches Gefühl stieg in mir hoch, ich fuhr rechts ran.

»Wieso? Was ist los?«, fragte ich mit dünner Stimme. »Bist du so stark bebildert?«

»Sag mir erst mal, was du dagegen hättest, bevor ich dir antworte.«

Ich überlegte nicht lange. Die Vorstellung, die ich von meinem Mr. Right hatte, war klar und deutlich. Ich hatte keinesfalls Lust, mit einer wandelnden Litfaß-Säule durch die Gegend zu laufen. Jemand, der sich mit Frauennamen, Herzen, Ankern und Adlern schmückte, kam nicht in Frage. Ich antwortete wahrheitsgemäß, aber vorsichtig.

»Gegen ein paar kleinere Verfehlungen hier und da habe ich nichts einzuwenden. Was willst du dir denn machen lassen?«

Noch hatte ich Hoffnung. Doch er ließ sie platzen wie einen zu kräftig aufgeblasenen Kaugummi.

»Lisa, ich habe mir meinen Rücken vermessen lassen und möchte mir dort ein christliches Gemälde stechen lassen.«

»Ein christliches Gemälde, über den gesamten Rücken?«

»Ja, in Farbe natürlich! Es wird acht Monate dauern und ich freue mich wie ein kleines Kind darauf.«

»Rüdiger, jetzt bin ich doch etwas verwirrt. Ich fahre eben nach Hause und rufe dich von dort wieder an. Ich stehe hier noch immer auf einem Seitenstreifen, der keiner ist.«

Es klickte in meinem Ohr. Er hatte einfach aufgelegt. Verdattert startete ich den Motor. Unter üblem Benzingeruch sprang er an. Die Karosse zitterte, als würde sie frieren.

»Oh bitte, bring mich bloß nach Hause«, bettelte ich.

Zu Hause angekommen, rief ich sofort Chrissies Freund aus der Werkstatt an und bat ihn, sich mein Auto mal anzuschauen. Anschließend verzog ich mich zum Nachdenken in ein Café. Die Telefonate mit Rüdiger hatten mir wirklich gefallen. Es ärgerte mich extrem, dass es jetzt so ein Thema zwischen uns gab. Aber ich konnte mir einfach nicht vorstellen, wie das mit seinem Rücken aussehen sollte. Und dann noch ein religiöses Thema. Gegen Gott hatte ich ja nichts, aber ein rückendeckendes Gemälde schien mir doch etwas übertrieben.

»Hallo Rüdiger, ich bin's noch mal, Lisa.«

»Hi, bist du sauer auf mich?«

»Weil du einfach aufgelegt hast? Nein!«

»Ja, das war fies von mir, entschuldige bitte!«

»Schon gut. Du, Rüdiger, ich muss dir trotzdem etwas sagen.«

Seinem angespannten Atem durchs Telefon lauschend, nahm ich all meinen Mut zusammen.

»Ich werde morgen nicht fliegen!«

Einige Sekunden war es sehr still in der Leitung. Er war enttäuscht, aber das war ich auch. Eine Stunde lang telefonierten wir noch. Er erklärte mir, warum er die Tätowierung stechen lassen wollte. Es wäre ein Versprechen an Gott, eine »Wiedergutmachung«, wie er es nannte.

Das gefiel mir nicht, es klang extrem, irgendwie fanatisch. Ein paar Mal versuchte ich das Gespräch abzubrechen, doch Rüdiger geriet immer mehr in Rage. Bei der Gelegenheit erfuhr ich auch von seiner anderen Tätowierung. Er hatte sich die zehn Gebote direkt vorne auf die Brust schreiben lassen. Damit war dieses Date für mich untragbar geworden und am Ende war ich es, die einfach auflegte.

Betrübt nippte ich an meinem kalt gewordenen Kaffee. Natürlich kannte ich ihn gar nicht richtig. Aber die vielen Gespräche und Eindrücke hatten bei mir unvernünftige Träumereien und Bauchkribbeln ausgelöst. Dass nun ausgerechnet Rüdiger nicht mehr in Frage kam! Ich wusste, dass ich seine regelmäßigen Anrufe vermissen würde. Enttäuscht machte ich mich auf den Heimweg, es war nun mal nicht zu ändern. Mir blieb ja noch Markus, der dritte Kandidat, und natürlich Marc.

Auch mit Marc telefonierte ich täglich. Doch richtige Frühlingsgefühle hatte ich nur bei Rüdiger empfunden.

Zu Hause angekommen sprang ich unter die Dusche. Vielleicht ließen sich die trüben Gedanken wegwaschen. Das funktionierte nicht, aber ich war wieder wach und fit genug, um den dritten Mann, der noch ausstand, anzutesten. Markus, 36 Jahre alt. Selbstständiger Versicherungskaufmann aus Bayern. Ich rief ihn direkt an.

Da er gerade auf einem Seminar war, verschoben wir unser erstes Treffen. Das neue Datum ließ es zu, dass Marc vorher nochmals kommen konnte. Einer von beiden würde schon passen, sonst eben passend gemacht werden. Als ich am Abend die Mailbox öffnete, fand ich überraschenderweise eine Mail von Rüdiger vor:

Hallo Lisa,
ich fand es sehr schade, was heute passiert ist. Habe mich schon so auf morgen gefreut und extra viele Sachen besorgt! Nun ist es so, dass du nicht nur morgen nicht kommst, sondern wahrscheinlich gar nicht mehr!

Das ist sehr schade, zumal ich wirklich das Gefühl hatte, es könne was aus uns werden. Deine Abneigung gegen meine Tätowierungen verstehe ich nicht ganz. Warst du es nicht, die von Toleranz und Offenheit gesprochen hat?

Davon, »den anderen zu nehmen, wie er ist«. Oder waren das nur Floskeln, die man so dahinsagt, ohne sie wirklich zu meinen? Auch ich habe deine Vergangenheit akzeptiert und kein Problem daraus gemacht. Deswegen bin ich sehr enttäuscht, dass dir Äußerlichkeiten anscheinend wichtiger sind als der Mensch selbst.
Alles Gute für deine Zukunft!
Rüdiger

Ich las und vergaß dabei, weswegen ich hergekommen war. Mit der ausgedruckten E-Mail unterm Arm schlich ich berührt nach Hause. Nach den ersten Metern begann ich zu heulen. Warum genau, wusste ich selbst nicht. Ich hatte keine Ahnung, wie ich das verdauen sollte. Alles, was er geschrieben hatte, stimmte. Dabei hatte ich doch versucht, in meinem Leben keine Oberflächlichkeiten mehr zuzulassen. Also rief ich Rüdiger an. Dieser begann sofort, mir Vorwürfe zu machen. Er zeigte sich ungewohnt energisch und bestimmt. Meine Versuche, mit Scherzen das Gespräch aufzulockern, scheiterten an einer Wand von Humorlosigkeit. Am Ende hatten wir uns erneut in den Haaren. Später, als ich im Bett lag, stellte ich mir vor, wie das aussehen könnte, mit ihm zusammen zu sein. Wie er im T-Shirt am Strand rumhing. Er hatte mir gesagt, dass wegen der Farben keinerlei Sonnenlicht auf die kostbaren Bilder kommen dürfe. Ich fragte mich, wie das wäre, beim Vögeln die Worte »Ich bin der Herr, dein Gott. Du sollst nicht andere Götter haben neben mir« vor der Nase zu sehen. Das konnte ich mir unmöglich vorstellen. Ich war katholisch getauft und auch zu Kommunion und Firmung gegangen. Die Kirche besuchte ich regelmäßig, entzündete Kerzen für besondere Gedanken und Menschen. Auch zu Hause hatte ich immer ein »Ich bin hier und denk an euch-Licht« brennen, für alle meine Lieben, die nicht mehr bei mir waren.

Obwohl wir weiterhin miteinander telefonierten, entfernten wir uns zunehmend voneinander. Rüdiger wurde immer aggressiver und fordernder, er versuchte, mich von seiner Gesinnung zu überzeugen. Mir war es, als zeige er ein zweites Gesicht. Langsam wurde er mir unheimlich und ich hätte den Kontakt gerne abgebrochen. Doch er rief immer wieder an.

Nicht nur ich fand das riesige Tattoo unakzeptabel. Er gab zögerlich zu, dass auch andere Menschen in seinem Umfeld irritiert davon waren. Sich abwandten, ihn nicht verstanden! Letztendlich wurde es so schlimm, dass ich aufpassen musste, bloß kein falsches Wort zu sagen. Als mir mal der Begriff »Jesuslatschen« in einem vollkommen anderen Zusammenhang rausrutschte, wurde er furchtbar wütend über »diese blasphemische Ausdrucksweise«.

Um meinen Seelenfrieden wiederzuerlangen, legte ich den Fall Rüdiger bald unter »fanatische Spinner« ab. Einige Monate später erzählte ich einem Geistlichen von Rüdiger und seinen frommen Selbstverzierungen. Der Vorwurf, ich sei oberflächlich und intolerant gegenüber seiner Geisteshaltung, hatte mich nicht mehr losgelassen.

»Lisa, dieser Mann braucht zweierlei«, lautete die verschmitzte Antwort, »einen Psychiater und einen Arzt für seinen Rücken.«

Die weiteren E-Mails von Rüdiger, in denen er sich schon bald »Anhänger des Guten« nannte, mich hingegen als »ungläubiges

Böses« bezeichnete, dem nur mit »verächtlicher Autorität« begegnet werden dürfe, löschte ich kommentarlos, aber mit klopfendem Herzen. Was wollte er eigentlich noch von mir, wir hatten einander noch nicht einmal persönlich kennengelernt! Wie froh war ich im Nachhinein über seinen ersten Satz damals am Telefon: »Ich bin auf dem Weg zu meinem Tätowierer.«

Da sollte ich vielleicht doch mal gen Himmel sehen und Dankeschön sagen!

Als Marc vierzehn Tage später anreiste, hatte ich mich nervlich noch nicht ganz erholt. Rüdiger hatte versucht, mich über neu erstellte Profile unter anderem Namen anzumachen. Das ging so weit, dass ich mich aus dem Portal austragen musste. Marc war sehr aufmerksam und wie versprochen zeigte ich ihn am Abend meinen Freunden. Die Frauen fanden ihn ausgesprochen hübsch, die Jungs hielten Abstand. Marc wirkte wie aufgezogen und passte so gar nicht in unsere an diesem Abend eher abgeklärte und gemütliche Runde hinein. Erst bestellte er etliche gängige Aufputschgetränke mit Alkohol, später kam er mit einem bis zur Taille aufgeknöpften Hemd von der Toilette zurück. Er begann, mich zwischendurch immer wieder stürmisch an sich zu ziehen. Dann küsste er mich mindestens drei Minuten lang, bevor er mich mit einem Klaps auf den Po wieder entließ.

Je fortgeschrittener der Abend, desto exaltierter wurde sein Gehabe. Ich war genervt. Marc war schweißgebadet und klebrig und roch zusätzlich irgendwie immer noch aus dem Mund. Auch sein »Ich schlag dir auf den Hintern, damit jeder weiß, dass ich dich nachher ficke«-Auftreten stieß mich ab.

»Du, Jenni, der ist echt albern und kommt mir so unreif vor«, beschwerte ich mich auf der Toilette bei meiner Freundin.

»Hm, ja, hast Recht, sehr erwachsen wirkt er auf mich auch nicht. Aber er sieht super aus! Wie aus einer Aftershave-Werbung«, schwärmte sie.

»Trotzdem! Irgendwas passt mir an ihm nicht«, jammerte ich weiter. Aber Jenni lachte nur und meinte, ich solle das nicht so eng sehen.

»Lisa, komm entspann dich, so schlimm ist er nun auch wieder nicht! Wird bestimmt noch ganz lustig.«

»Sehr wohl, Madame! Wie Sie wünschen.«

Lachend folgte ich ihr zurück. Lustig aber wurde gar nichts mehr. Je mehr Marc in Feierlaune geriet, desto anstrengender wurde er. Laut klatschend und stampfend brüllte er die Songtexte mit und dauernd sprang er zwischen den Leuten herum und verteilte volle Gläser.

»Bist du nebenbei Barkeeper?« Ich schaute ihn an.

»Nö! Wieso?« Er hatte keine Ahnung, was ich meinte.

»Es macht den Eindruck, als fehle dir nur noch ein Tablett zum großen Glück.«

Sein ratloser Blick regte mich zusätzlich auf. Er hatte zu viel getrunken, ich fand mich damit ab. Langfristig war er als möglicher Partner längst ausgeschieden!

In dieser Nacht nahm ich Marc dennoch mit nach Hause. Chrissie war über das Wochenende zu Bekannten nach Barcelona geflogen. Die Wohnung war also leer. Immerhin beruhigte sich mein schöner Internetflirt so langsam wieder. Nachdem ich mich geduscht und wohl duftend eingecremt hatte, tippelte ich ins Schlafzimmer. Marc lag unter der Decke. Er betrachtete mich erwartungsfroh.

»Kommst du endlich ins Bett, Hasi?«

»Allerdings. Beeil dich mit dem Duschen, ich habe Lust auf dich.«

»Och, muss das sein? Ich will dich lieber gleich vernaschen«, flüsterte er mir ins Ohr.

»Klar muss das sein, du stinkst nach Schweiß und Alkohol, Marc!«

»Verdammt, bist du romantisch!«, fluchte er, bevor er im Bad verschwand. Auch das noch! Ich war sehr wohl romantisch! Oder etwa nicht? War es wirklich üblich, nach einer heißen Diskonacht übereinander herzufallen, schwitzig und klebrig. Das war mir denn doch etwas zu animalisch. Obwohl ... Wenn ich richtig verliebt war, war das eigentlich nie ein Problem gewesen. Wenn ich es kaum erwarten konnte, den anderen überall anzufassen, es nicht abwarten konnte, bis er nackt auf und an mir lag. Wenn ich an ihm schnuppern wollte, als wäre er ein kostbares Parfüm. Was war bloß mit mir los? Verhielt ich mich seltsam? War ich möglicherweise aus der Übung? Auf dem freien Markt einen heißen Stecher zu finden, ihn aufzureißen und mich mit ihm zu amüsieren, das hatte ich doch schon hundertmal oder öfter getan. Wieso stellte ich mich also jetzt so doof an?

Ich bin überhaupt nicht in ihn verliebt – diese Erkenntnis legte sich bleischwer auf meine Gedanken. Ausgerechnet jetzt! Viel zu viel Nachdenkerei im unpassenden Moment! Marc würde gleich kommen, ich hörte kein Wasser mehr laufen.

Als er ins Zimmer trat, sog ich seine äußerlich so schöne Hülle mit meinen Augen auf. Er sah so gut aus, ich wollte ihn doch! Jetzt einfach nicht mehr nachdenken ...

»Komm her, Hasilein«, übernahm ich spöttisch seinen Kosenamen und klopfte dabei leicht aufs Bett. Erfreut ließ er das Handtuch fallen und presste fast zeitgleich seine Lippen auf meinen Mund.

»Noch immer Mundgeruch«, meldete der beharrlich vor sich hin kriechende Gedankenwurm aus meinem Oberstübchen. Solange er nur in meinem Hirn lamentierte, ohne dabei den Weg in meine Tropfsteinhöhle zu blockieren, konnte ich das ertragen. Gedanken ließen sich schließlich abschalten.

»Gerüche leider nicht«, moserte das Ungetüm in meinem Kopf. Genervt sprang ich auf. Marc sah erschreckt hoch. Ich lächelte ihn beruhigend an.

»Moment nur, Häschen, ich mache mal etwas Musik und hole uns was zu trinken. Ist doch gemütlicher!«

Meine verheißungsvollen Worte hatten ihn beruhigt. In der Küche riss ich den Kühlschrank auf. Irgendetwas musste doch da sein. Fehlanzeige. Ich legte schnell eine Kuschelrock-CD ein und eilte zurück zum Liebesnest.

»Zu trinken ist leider gar nichts da«, bedauerte ich.

»Kein Problem.« Marc zog mich an sich. Als er mich erneut küssen wollte, wich ich zurück.

»Weißt du was, Hase? Ich fahr eben noch mal los und hol was.«

Marc wagte nicht zu widersprechen und schmiss sich unruhig zurück in die Kissen.

»Bin gleich zurück«, säuselte ich, bevor ich notdürftig bekleidet das Piso verließ, um ein Taxi zu suchen.

Erfolgreich mit Beute beladen, kehrte ich dreißig Minuten später zurück.

»Schön, dass du wieder da bist!« Marc strahlte mich an. Während der Sekt in die Gläser perlte und die Sängerin im Hintergrund leise »Need Nothing But Him« flötete, wurde ich doch gierig auf die männliche Süßigkeit. Ich schob mich hinter ihn und ließ meine Hände über seinen Rücken gleiten.

»Ganz schön dünn«, meldete sich das Ungeheuer aus meinem Kopf. Ich schob meine Hände weiter bis zu seinem Hintern.

»Knochig, knochig ...«, lästerte es unbeirrt.

»Hasi, gib mir endlich mal ein Glas Sekt«, flüsterte ich betont zärtlich. Wir leerten beide Flaschen, bevor wir die durch Kerzen mittlerweile wie eine Kirche wirkende Küche Richtung Schlafzimmer verließen. Ich lauschte. Nichts! Der Alkohol hatte den elenden Wurm in meinem Kopf ersäuft wie eine hilflose Biene, die aus Gier in einer Limonade gelandet ist.

Es war so weit! Marc würde mich in den Himmel stoßen. Ich fand, dass mir das nach diesem ausführlichen Vorspiel auch zustand.

Endlich im Bett lag Marc dann schnell auf mir und drückte energisch seinen Schwanz in meine klitschnasse Muschel. Es war herrlich! Wir vergaßen alles um uns rum, und rammelten und stöhnten uns gemeinsam an einen Ort, an dem es außer Lust und Leidenschaft nichts weiter gab. Wundervolle Leere im Hirn vermischte sich mit dem glitschigen Geräusch von Körpern, die erregt und hemmungslos immer wieder aufeinander prallen.

Am nächsten Tag begutachtete ich im Bad die Quittung für meine ungezügelten und betrunkenen Taten. Meine Beckenknochen waren wund aufgescheuert. Das konnte ich mir erst gar nicht erklären, bis ich Marc nackt an mir vorbeilaufen sah, um Kaffee zu kochen. Sein dünner Körper erinnerte mich an das bleiche Gummi-Gerippe, das mein Arzt mir mal gezeigt hatte, um die Funktion der Wirbelsäule zu erläutern.

»Marc!«, ich sagte es zu laut. »Mensch, bist du dürr!«

Er kam angetrabt und wollte mich schon wieder küssen. Energisch, weil nüchtern, drückte ich ihn weg.

»Wieso bist du denn bloß so klapprig? Das ist mir ja vorher gar nicht aufgefallen!«

Er sah an sich herunter und zuckte mit den Achseln.

»Keine Ahnung, Hasi, ist mir so auch noch nie aufgefallen.«

»Du bist spindeldürr wie ein Stock«, erregte ich mich. »Das gibt's ja gar nicht, guck mal, sogar mein Becken ist wund, weil deine Knochen so spitz sind!«

Empört zeigte ich auf die roten Stellen. Aber für meinen »Hasen« war das keine große Sache.

»Wollen wir frühstücken gehen? Wir haben ja was zu feiern!«, stupste er mich an.

»Ja, was denn, dreiwöchiges Jubiläum etwa?«

»Aber nein!«, er kam bedrohlich nahe. Ich presste meine Lippen entschlossen zusammen.

»Wir feiern, dass wir uns gefunden haben. Ich bin total verknallt in dich, Lischen.«

Lischen! Der Name klang in meinen Ohren. »Hasilein« war ja noch gegangen, aber »Lischen« schien mir geradezu unverschämt intim. Ich musste Marc schnellstens loswerden!

Beim Frühstück war es das letzte Mal, das ich mit Marc an einem Tisch saß.

»Aber Häschen, ich versteh das nicht, wir hatten doch eine wirklich geile Nacht!«

»Es war vor allem eine lange Nacht.«

»Wie?«, er sah mich traurig an.

»Sie war eben zu lang, Marc. Ist auch egal, ob du das jetzt verstehst oder nicht, glaube mir, wir passen keineswegs zusammen. Sei nicht enttäuscht, du hast doch sofort 'ne Neue mit deinem Foto-Face!«

Tatsächlich ließ er sich noch von mir aufmuntern, bevor er ins Flugzeug stieg. Ich atmete erleichtert auf. Das war wirklich anstrengend gewesen. Mal sehen, was Jenni dazu sagen würde, ich war sicher, sie flatterte schon neugierig um ihr Handy rum. Aber erst mal schlüpfte ich in Chrissies Bett, zog mir die Decke über den Kopf und fühlte mich einfach nur wohl und geborgen. Ich schrieb ihm eine SMS:

»Hallo Schatz! Pass gut auf dich auf und komm bald nach Hause. Ich vermisse dich! Beso de tu, Mama.«

»Hallo, Mama! Ich komm gegen Abend, holst du mich vom Flughafen ab?«

»Oh ja, das mache ich sehr gerne! Ohne dich ist es einsam.«

Später erzählte ich Jenni alles am Telefon. Sie fand es irre witzig!

»Vielleicht ist es das, allerdings nur, wenn man es nicht selbst erlebt«, erklärte ich ihr. Das eigentliche Problem aber konnte ich ihr nur schlecht erklären. Es hatte sich was in mir verändert, ich war auf der Suche nach Liebe und nach einem Partner. Kompromisse wollte ich dabei einfach nicht mehr eingehen. Es musste doch den einen irgendwo geben!

»Lisa, den gibt es auch! Mach dir mal keine Sorgen. Jetzt bist du den hohlwangigen Schmutzfinken ja los und kannst den anderen antesten. Wie hieß er gleich noch?«

»Ach, du meinst Markus? Hm, ehrlich gesagt, meine Motivation ist auf null.«

»Schon klar«, Jenni lachte. »Aber das regeneriert sich wieder!«

»Hm, bist du dir sicher?«

Ich war da nicht so zuversichtlich.

»Ganz sicher, Lisa. Schmeiß dich in die Klamotten und wir gehen noch ein Käffchen trinken, bevor du deinen Sohn abholst.«

Ich ließ mich gern überreden und so machten wir uns einen schönen Frauentag, aßen Kuchen und kauften uns Schuhe.

Jenni behielt Recht. Schon ein paar Tage später hatte ich ein neues Date. Markus wartete am Münchner Airport auf mich.

»Aller guten Dinge sind drei, wer hat das ursprünglich mal gesagt?« Fragend sah ich meinen Freund Malte an, der mich zum Flughafen gebracht hatte.

»Keine Ahnung, Lisa, jedenfalls jemand, der mit dem Spruch dauernd irrt.«

Malte war eine echte Miesmacher-Muschel.

»Abwarten, Malte, vielleicht komme ich ja diesmal mit der großen Liebe im Gepäck zurück!«

Aber Malte blieb skeptisch und ich hatte keine Lust, ihn zu überzeugen. Es reichte, wenn ich dran glaubte. Und das tat ich. Erst recht, als ich am Schalter zu dem von Markus gezahlten Ticket noch einen extra Umschlag erhielt. Als ich ihn öffnete, fiel mir ein aus Papier ausgeschnittenes, halbes rotes Herz entgegen. Malte begann zu lachen.

»Oje, Lisa, das scheint ja ein echter Kerl zu sein«, kicherte er unhöflich vor sich hin. Ich warf ihm einen vernichtenden Blick zu.

»Du hast keine Ahnung von Romantik, Malte«, schimpfte ich. »Sieh mal, hier steht was drauf.«

»Aha«, er beugte sich interessiert über den roten Schnipsel.

»Hallo Lisa, komm her und such mit mir die andere Hälfte. Guten Flug, Markus!«

»Malte, ist das nicht nett?«

Meine Gedanken flogen sofort wieder voraus in diese romantische, behagliche, wundervolle Landschaft. Ein Ort, den ich vorher nie erreicht hatte und jetzt endlich mutig erkunden wollte. Und dann dableiben, für immer!

»Kein Problem, Markus, ›she is on her way‹.«

Fröhlich gab mir Malte einen »besito« auf die Wange.

»Guten Flug, melde dich und komm bald wieder!«

Nach einem Extrakuss von mir wandte er sich zum Gehen. Ich winkte ihm hinterher. Malte war ein Mann und konnte mich daher gar nicht verstehen. Da war ich sicher. Gut gelaunt gab ich mein Gepäck ab und schlenderte durch den Einkaufsbereich. Mit spanischem Kuchen und einem cremigen Cappuccino im Plastikbecher zog ich mich in eine Ecke zurück. Glückliche Pärchen gingen kuschelnd und küssend an mir vorbei. Vertieft in den Gedanken, wie viele dieser Menschen sich hier und heute auf dem Flugplatz wohl für immer trennen mussten, schlürfte ich den Becher aus. Ich ging mit den Augen auf die Suche und wurde auch schnell fündig, sah Tränen auf braun gebrannten Mädchenwangen. Mallorca! Die Insel konnte einem die Liebe ganz schön schwer machen. Aber einmal musste es doch leichter werden! Ich stieg ins Flugzeug. Ruhelos. Aufgeregt. Nervös. Nahm meinen Platz ein und hoffte, dass ich keinen überkommunikativen Nachbarn haben würde. Die strapazierten mich bei jedem Flug mit Sätzen wie »Mallorca ist so viel mehr als nur Ballermann« und »Wir kennen dort jeden Stein und später kaufen wir uns da eine Finca« oder schlimmer noch »Wir verkehren nie in den Touristengebieten, wir haben da einen Geheimtipp! Da sind nur Mallorquiner«. Am grässlichsten aber waren die Mitflieger, die mir ihre dünnen Urlaubsgeschichten mit Inhalten wie »schlechtes Wetter« oder »Ausflüge in die Höhlen« aufzwangen oder gar frisch geschossene Fotos herausholten.

Mit geschlossenen Augen überstand ich jedes Geschwätz um mich herum. Das Flugzeug rollte aus. Ich war da und würde in wenigen Minuten wissen, ob mein Leben endlich durch wahre Liebe bereichert würde. Aufgeregt sammelte ich mein Gepäck vom Band. Erkennen würde ich ihn direkt. Wir hatten uns schon vor der Webcam gezeigt und waren beide recht angetan voneinander. Als ich durch die Absperrung ging, sah ich ihn sofort. Die braunen Haare streng zurückgegelt, kam er auf mich zu. Wieso hatte er das denn bitte gemacht? Konnten die Leute nicht einfach so bleiben, wie man sie ursprünglich mal gesehen hatte? Er kam auf mich zu, umarmte mich herzlich. Meine Nase roch wohlriechendes Aftershave.

Der folgende schüchterne Kuss auf meine Lippen fühlte sich weich und angenehm an. Nach einer wortreichen Begrüßung schlenderten wir zum Ausgang.

»Ich muss dir noch was sagen.« Markus sah verlegen aus. »Mein Wagen ist noch in der Werkstatt, wir müssen leider die Bahn nehmen.«

»Die Bahn? Wieso nehmen wir kein Taxi?« Begriffsstutzig schaute ich ihn an.

»Gute Güte, das ist ja viel zu weit!«, lachte er.

»Hm.« Die Vorstellung, mich jetzt in eine vollgestopfte Straßenbahn zu stellen, gefiel mir nicht.

»Okay, dann nehmen wir eben ein Leihauto.«

Entschlossen drängelte ich ihn in Richtung Mietstation.

»Ähem, hast du einen Führerschein?«

Ich überlegte. »Haben schon, aber nicht dabei. Ich wusste ja nicht, dass ich einen brauchen würde.«

»Ja, also meinen habe ich auch nicht, weiß einfach nicht, wo er ist«, ließ er mich wissen und drehte mich wieder in Richtung Ausgang. Mir brach am Rücken schon leicht der Schweiß aus. Wie sollte ich diese Fahrt überstehen, inmitten von so vielen Leuten, die sich verschwitzt aneinander lehnten? Mir gruselte, schon stieg leichte Panik in mir auf. Mit schlotternden Knien ging ich neben ihm her.

»Tut mir echt leid.« Mit einem lächelnden Seitenblick auf mich versuchte er, die verkrampfte Situation wieder zu entspannen. Mir fiel meine alte blaue Karre ein.

»Ach weißt du, ist ja kein Problem«, zwinkerte ich zurück und nahm seine Hand, die er mir willig überließ. Trotzdem stand ich unentspannt an der Haltestelle. Während der Blechkasten quietschend seine Fahrt aufnahm, fühlte ich mich sehr unwohl. Ich konnte gar nichts dagegen tun, es kam automatisch. Große Menschenmengen machen mich nervös. Nach wenigen Minuten schon war ich überzeugt, dass der Sauerstoff unmöglich für alle reichen konnte und die Typen um mich herum allesamt potentielle Frotteure waren. Kleine Schweißperlen bildeten sich, ich fühlte, wie meine Haare an meiner Stirn klebten. Unruhig suchten meine Augen einen festen Punkt zum Festsaugen.

Der Mann neben mir lächelte mich an. Wieso lächelte er so schmierig? Wollte er mich vielleicht willkommen heißen im »Club der geilen Reiber«? Böse schaute ich zurück. Schon in der nächsten Kurve wurde er leicht an mich gepresst. Da er seine Arme nach oben an die Stange gestreckt hatte, konnte ich feuchte dunkle Flecken unter seinem Arm sehen. Seine Körperwärme drängte sich durch den Stoff meiner Bluse. Die Scheiben der Türen waren beschlagen, man konnte fast nicht mehr hindurchsehen. Panik kroch von ganz unten in meine Beine und ließen sie matt und schwach werden. Mein Mund wurde trocken und meine Sehfähigkeit beschränkte sich nur noch auf einen kleinen Tunnel vor mir. Die Atmung wurde flacher und ich konnte kaum noch Sauerstoff aus der Luft filtern. Schnell durchsuchte ich in Gedanken meine Taschen. Tabletten? Fehlanzeige!

»Alles okay mit dir, Lisa? Du bist plötzlich so blass.«

Markus' Stimme nahm ich nur kurz wahr, bevor auch sie zu einem undeutlichen Ohrensausen wurde. Er war mir vollkommen fremd. Eine Beruhigung meiner Nerven durch ihn war deswegen ausgeschlossen. Meine Gedanken kreiselten wirr umher.

»Wer fährt am liebsten Straßenbahn?
Es ist der Reiber in seinem Wahn.
Er reibt sich gleich an Lisas Arm.
Er tut es zärtlich, hält Lisa warm.«

Meine Hand flog an der Stange hoch. Ein Knopf! Ich schlug zu, als müsste ich eine schwelende Glut löschen.

»Hilfe, ich brauche sofort einen Arzt!«

Verschämt saß ich am Abend in eine Decke gehüllt auf Markus' Sofa. In meiner Hand hielt ich eine große Tasse Tee. Ich glaube, Markus war schon lange nicht mehr so strapaziert worden wie an diesem Tag. Dem zeitintensiven Arztbesuch war die Suche nach einer Apotheke gefolgt. Alles ohne Auto, mit dem Gepäck unterm Arm und einer Frau an seiner Seite, die er streckenweise auch noch stützen musste.

Nun war er unterwegs in ein nahe gelegenes Restaurant, um warmes Essen zu holen. Das war ja voll daneben gegangen. Schon früher hatte ich unter Angstattacken und Depressionen gelitten. Sie waren die Quittung für das instabile Leben, das ich führte. Nach all dem Stress mit Gaspar hätte ich mir viel mehr Ruhe gönnen sollen. Sehr wohl kannte ich Möglichkeiten, diese fiesen Anfälle zu minimieren. Auch ohne Medikamente. Aber so verbohrt, wie ich mit Gewalt das Glück meines Lebens finden wollte, hatte ich mal wieder auf nichts geachtet, keinen Stress ausgelassen. Mich selbst gefoltert. Dabei suchte ich doch genau das Gegenteil von dem, was ich mir immer wieder zielsicher aufhalste. Ich nutzte das Alleinsein und rief erst Chrissie und dann Jenni an. Chrissie tröstete mich und heiterte mich etwas auf. Jenni bot mir sogar an, nach Deutschland zu kommen, um mich abzuholen. Sie war so eine liebe Freundin.

Ich vermisste meine Freunde und mein Zuhause. Aber am meisten vermisste ich das Gefühl, endlich mal etwas richtig zu machen!

Die nächsten Wochen lebte ich wieder aus Stefans Portemonnaie, in einer schrecklichen, lähmenden Angst. Völlig zurückgezogen, stand ich unter ständiger Anspannung, war dauernd besorgt und befürchtete täglich ein neues, unlösbares oder schwer wiegendes Problem. Psychische und körperliche Angstsymptome behafteten mich wie Schatten.

Ich ignorierte das Telefonklingeln genauso wie die besorgten Besuche meiner Freunde. Chrissie versorgte mich mit allem und kümmerte sich rührend. Aber auch er hatte ein Recht auf eine funktionierende Mutter.

An einem späten Nachmittag ging ich wieder vor die Tür. Meine dunklen Begleiter konnte ich dabei durch die untergehende Sonne genau sehen. Ich schlug eine andere Richtung ein, um den Tabakladen aufzusuchen, als der graue Schatten plötzlich hinter mir war. Ich stutzte! So einfach war es. Man musste nur nach vorne ins Licht sehen, dann ließ sich vielleicht auch alles andere abschütteln, nicht nur ein Schatten.

Dieses Gedankenspiel erheiterte mich. Die Lust am Leben eroberte meinen Körper und meinen Geist zurück.

»Chrissie, ich bin wieder daha«, rief ich fröhlich in unser kahles Treppenhaus.

»Das höre ich, Mama.«

Erleichtert kam er die Treppe runter.

»Grillen?«

Ich sah ihn an und nickte.

»Sehr gerne, ich lade Jenni und Malte ein.«

Mit Markus wechselte ich noch zwei oder drei E-Mails. Seinen Führerschein hatte er versoffen, das Auto war lange schon weg und der Job hing am seidenen Faden. Meine Schwäche, die ich unfreiwillig offen demonstrierte hatte, gestattete es ihm nun wohl, sich mir ebenfalls anzuvertrauen. Aber es war zu spät. Ich versuche immer nur nach vorne zu blicken und Markus stand in diesen Momenten einfach schon zu weit hinten!

Jenni und Malte zeigten sich erleichtert, dass ich wieder unter den Lebenden weilte. Sie kannten diesen Gemütszustand bei mir, hatten ihn aber noch nie so intensiv wahrgenommen. Jenni machte sich Vorwürfe, mich bei der »Operation Männerfang« unterstützt zu haben. Malte betonte ausdrücklich, dass er gleich dagegen gewesen sei. Wir hatten einen lustigen Abend. Mit Abstand gesehen war es fast wieder drollig, was alles passiert war. Trotzdem nahm Jenni mir das Versprechen ab, zukünftig jeglichen Singlebörsen im Internet fernzubleiben und meine Suche, wenn überhaupt, wieder auf die Insel zu beschränken. Ich versprach es. Malte kündigte an, mir bei meiner Wohnung etwas zu helfen. Noch immer waren einige der Zimmer unbewohnbar. Dankbar nahm ich an. In dieser Nacht schlief ich das erste Mal seit Wochen ohne Not-Licht im Flur, und kam mir vor, als wäre ich aus einem dunklen Erdloch endlich wieder ans Tageslicht gekrochen.

Bald erreichte mich ein Anruf aus dem Büro meines zukünftigen Buch-Verlegers. Man lud mich nach Berlin ein, um das weitere Vorgehen zu besprechen. Erregt sprang ich durch die Gegend, neugierig, was mich wohl erwarten würde. Zwei Tage würde ich in Berlin bleiben.

»He, Chrissie, Hotelzimmer mit deutschem Fernsehen!« Ich streckte ihm die Zunge raus.

Das Flugzeug hob bald darauf mit mir in der ersten Reihe ab. Diesmal in Richtung Berlin. Ich freute mich darauf, bald Marcel zu sehen. Kennengelernt hatten wir uns in dem Literatur-Forum, über das ich Informationen zu Verlagen und Agenten gesucht hatte. Er stand ebenfalls kurz vor der Veröffentlichung eines Buches.

Als das Forum später geschlossen wurde, trafen wir uns zufällig auf einer anderen Internet-Plattform wieder. Seitdem standen wir in regelmäßigem virtuellen Kontakt. Marcel war ein »Nachtmensch«, so wie ich, und auch zu ungewöhnlichen Zeiten erreichbar. Das verband uns. Als ich aus dem Flughafengebäude trat, stand er schon da und wartete auf mich. Wir hatten verabredet, dass er mich abholte, da ich erst später am Tag im Verlag erscheinen musste. Er gefiel mir. Unkompliziert und schnell begannen wir ein intensives Gespräch über Gott und die Welt. Es war genauso ungekünstelt zwischen uns wie im Chat oder beim Mailen. Später setzte er mich am Verlag ab und versprach, mich nach dem Treffen anzurufen. Wir wollten auf die Geburtsvorbereitungen meines Buches noch ein Gläschen trinken. Das Beisammensein im Verlag war aufregend. Die Umgebung wirkte professionell und freundlich auf mich. Der Verleger selbst beeindruckte mich durch sein furchtloses und gradliniges Auftreten. Meine »Schreibe« war hier in guten Händen.

Nachdem mir der Termin für die Veröffentlichung bekannt war, kündigte ich eine Buchpremieren-Party an. Es sollte etwas ganz Besonderes werden, da ich mich in diesem Moment der Hochstimmung ausgefallen und besonders fühlte. Diesen Eindruck wollte ich unbedingt Freunden und Fremden, sogar Feinden, vermitteln und mit ihnen teilen. Am liebsten direkt mit der ganzen Welt. Nachdem alles besprochen war, machte ich mich frohgemut auf den Weg ins Hotel. Bevor Marcel kam, hatte ich noch etwas Zeit, um mich zu entspannen. Dann läutete auch schon das Telefon.

»Frau Moos, hier wartet ein Herr auf Sie.«

»Bin sofort unten, vielen Dank.«

Innerlich grinste ich. Marcel konnte man sicher unterschiedlich betiteln. Ihn einen »Herren« zu nennen, fand ich sehr passend. Er war tatsächlich einer, wenn er auch so wirkte, als sei er aus einem anderen Jahrhundert ungewollt in unsere Gegenwart katapultiert. Zügig stieg ich die Treppen hinunter. Ich konnte es kaum abwarten, ihm alles zu berichten.

Er saß an der Rezeption. Statt eines mittelalterlichen Gewandes mit Rüschen und Gehrock, in das ich ihn gedanklich schon gekleidet hatte, trug er Jeans zur Lederjacke und ein weißes T-Shirt. Bis auf ein schwarzes Lederarmband am Handgelenk war er schmucklos. Seine langen blonden Haare dominierten sein Äußeres. Wir lächelten uns an und machten uns auf die Suche nach einem Lokal, wo wir in Ruhe, bei einem guten Drink und leckerem Essen, alles bereden konnten. Es wurde ein ausgelassener, wenn auch ruhiger Abend. Ich hatte Marcel viel von meinen Missgeschicken mit den Männern in den letzten Monaten erzählt. Er reagierte ruhig und besonnen, nahm mich und meine Worte ernst, egal, wie ungeschickt ich mich ausdrückte. Er gab mir nie das Gefühl, versagt zu haben. Ich beschloss, die Nacht mit ihm zu verbringen.

Nach dem Essen zogen wir uns in eine Wohnung zurück, die er sich mit Freunden teilte. Marcel wirkte unbedarft und sah so gar nichts auf sich zukommen. Wie ich wusste, suchte er als »Edelmann der falschen Zeit« in allen Dingen nach Bedeutung. Sex, um es einfach auszuprobieren, weil sich die Gelegenheit bot oder gar aus Langeweile, war für ihn undenkbar. Ich dagegen witterte eine gelungene Liebesnacht, gekoppelt mit dem vollen »Lisa wird verwöhnt-Programm« und trabte gut gelaunt neben ihm her. In seinem Zimmer angekommen, machte er sich sogleich auf die Suche nach dem von mir gewünschten Kakao. In der Zwischenzeit entledigte ich mich meiner Sachen und suchte das Bad auf. Als er mit dem heißen Milchgetränk zurückkam, war ich längst nackt unter seine Bettdecke geschlüpft.

Eine Weile stand er mit der dampfenden Tasse in der Tür und schaute auf mich herunter. Das beunruhigte mich nicht, ich wusste, dass ich es nun ihm überlassen musste.

»Was wird morgen sein?« Er betrachtete mich prüfend.

»Morgen? Werden wir immer noch beste Freunde sein, Marcel, egal, ob am Telefon oder im Chat.«

Lächelnd stellte er die Tasse vor mir auf den Boden und ging ins Badezimmer. Kurze Zeit später kroch er ebenfalls nackt zu mir unter die Decke. Seine Hände waren warm und wirkten vertraut. Langsam und vorsichtig schickte er sie auf eine zärtliche Reise über meine Haut. Sein Körper fühlte sich glatt und griffig an. Es war eine Wohltat nach dem hageren Hasilein.

»Es ist eigentlich keine Nacht zum Heldenzeugen«, flüsterte er mir ins Ohr.

»Das vielleicht nicht, aber dafür wirst du heute Nacht mein Held sein!«, wisperte ich zurück.

»Okay«, er hauchte das Wort nur, bevor er mich küsste und an sich zog, um mich gekonnt zu verführen. Am Ende waren wir beide heldenhafte Darsteller in einer kitschig-romantischen Nacht. Gefangen in dem, was wir sein wollten, waren wir doch nur das, was wir waren: zwei Menschen in Berlin, die für eine Weile dasselbe träumten.

JUAN

In unserem nun von Malte frisch gestrichenen Auffanglager hatten wir derweil Besuch von einer Kakerlakenkönigin. Sie reiste ungern alleine, so hatte sie ihren Hofstaat gleich mitgebracht. Es dauerte ein paar Tage, bis wir begriffen, dass sie nicht unseretwegen gekommen war. Sie besuchte Artgenossen, die schon lange in Scharen unbemerkt unter uns wohnten. Es kam zu einer großen Schlacht zwischen den »Cucarachas« und uns. Es kostete uns endlos Nerven, doch mit der Hilfe eines Kammerjägers und einer Menge Chemikalien siegten wir am Ende!

Nur eines hatten wir nach all den Monaten nicht mehr: Geld! So saß ich schon bald wieder optimistisch über den Stellenangeboten, ähnlich wie ein Arzt, der um den Virus doch noch zu finden, dem Sterbenden das letzte Blut absaugt.

Endlos hatte ich an diesem Nachmittag schon herumtelefoniert. Diese ganze Jobsucherei hing mir allmählich zum Halse raus.

»Da ist es ja einfacher, mit einer Bonsaizüchtung Millionär zu werden, als auf der Insel Arbeit zu finden«, maulte ich auf Chrissies Nachfrage. Mein Sohn machte mir Mut und so beschloss ich, nach einem heißen Bad noch etwas weiterzusuchen. Gerade wollte ich in die Wanne steigen, da summte mein Handy.

»SMS von Mr. Big?«, rief ich und lachte.

»Nö, diesmal nicht.«

Chrissie reichte mir mein Telefon durch den Türspalt. Die Nummer war mir unbekannt.

»Hallo, Lisa, du bist umgezogen? Wie geht es dir? Was machst du so? Juan«

»Huch«, entfuhr es mir, was wollte der denn?

Nachdem ich mich gemütlich ins Wasser gesetzt hatte, tippte ich zurück.

»Hi Juan, das ist ja ’ne Überraschung, es geht mir gut! Danke! Lisa«

Keine zehn Minuten später erschien die nächste Nachricht.

»Hast du Lust, einen Kaffee mit mir zu trinken? Juan.«

»Sí«, tippte ich zurück. Komisch. Ob er Stress hatte mit Maria? Davon hatte sie mir gar nichts gesagt! Im Gegenteil.

Mit weiteren Kurznachrichten per Handy verabredeten wir uns ganz in der Nähe seiner Wohnung. Hingefahren bin ich eigentlich nur aus Neugier, was er mir wohl sagen wollte, und auch ein bisschen aus Langeweile.

Die Jobsuche hatte ich erst mal aufgesteckt und wusste nichts Besseres mit dem Rest des Tages anzufangen. Ich parkte meinen Wagen am Plaza de Madrid und wartete. Als ich ihn sah, stieg ich aus. Er begrüßte mich mit kleinen Küsschen auf die Wange und strahlte mich an.

»Alegro mucho.«

»Ich freue mich auch«, antwortete ich ein wenig irritiert. Mit einer Hand zeigte er auf ein Gebäude weiter hinten. Dort wohnte er. Achselzuckend folgte ich ihm. Auf dem Weg dorthin erkundigte ich mich vorsichtig nach Maria.

»Todo bien, todo bien, wirklich alles toll.«

Aha, nun gut. Weitere Informationen gab es eben nicht. In seinem Wohnzimmer angekommen, drückte er mich auf einen Sessel. Er servierte Kaffee und Plätzchen. Dann kam er zur Sache!

»Weißt du, Lisa, ich muss immer daran denken.«

Obwohl ich ahnte, was er meinte, stellte ich mich dumm.

»Woran denn, Juan?«

»An die Nacht mit dir.«

Na ja, die schnelle Nummer, die ich als Alkoholleiche peinlicherweise provoziert hatte, »eine Nacht mit mir« zu nennen, fand ich doch stark übertrieben.

»¡Ya sé! ¡Lo siento mucho, Juan!«

Er sah richtig glücklich aus, als ich mich so schnell erinnerte.

»Das muss dir nicht leid tun, Lisa, ich wollte es auch.«

»Ähem, so? Du wolltest es auch?«

Langsam dämmerte mir, was er wirklich wollte. Seine angespannte Haltung, sein gebügeltes Hemd, die glänzenden Augen und die nette Kaffeetafel vor mir.

»So animalisch hatte ich dich gar nicht eingeschätzt! Eine Frau mit Keksen gefügig zu machen, obwohl es nicht mal dunkel draußen ist«, feixte ich. »Nee, mal im Ernst, was ist mit Maria? Juan, kannst du bitte klar sagen, was du möchtest?«

Langsam wurde es mir zu dumm, dazusitzen und aus Verlegenheit einen Keks nach dem anderen zu nagen. Die Antwort kam umständlich und langatmig. Er hatte sich in mich verliebt, konnte mich nicht mehr vergessen und würde mich gern näher kennenlernen. Mit Maria war er noch zusammen, konnte sich aber nicht mehr richtig auf sie konzentrieren. Er lud mich für den nächsten Abend zum Essen ein. Da ich nichts Besseres vorhatte, sagte ich zu.

Auf dem Heimweg dachte ich über ihn nach. Verliebt war ich kein bisschen. Aber mein Leben war wieder ruhig geworden. Unternehmungen gab es kaum, ab und an traf ich Peter oder Malte und Jenni. Ansonsten lebte ich schon wieder zurückgezogen. Dass ich in der Nacht mit Juan dermaßen die Kontrolle verloren hatte, schockierte mich immer noch. Mittlerweile war ich sicher, mein Urteilsvermögen total verloren zu haben. Menschenkenntnis traute ich mir gar nicht mehr zu. Juan konnte mir nichts tun, so viel stand fest. Obwohl ich ihn hässlich fand, mochte ich ihn gern. Er war nett und unkompliziert. Was wohl Maria dazu sagen würde? Darüber dachte ich lieber nicht nach. Als ich an diesem Abend ins Bett ging, fand ich eine SMS von Juan auf meinem Handy.

»Buenas noches, rubia« – »Schlaf gut, Blonde«. Es fühlte sich gut an, in den Gedanken eines anderen zu sein. Auch wenn er verlottert aussah.

Das Essen wurde toll. Juan hatte mit viel Mühe ein Menü mit verschiedenen Gerichten gezaubert. Er verwöhnte mich den ganzen Abend. Später schauten wir einen Film zusammen und verabredeten uns erneut. So kam es, dass ich wochenlang immer mal wieder einen Abend bei Juan verbrachte und mich bekochen und behätscheln ließ. In beruflicher Hinsicht tat sich absolut nichts, aber durch die Autoverkäufe hatte ich noch etwas Luft. Als etwas schwieriger stellten sich die Gespräche mit Maria heraus. Täglich lag sie mir in den Ohren, dass ihr Freund wohl eine andere hätte. Von meinem schlechten Gewissen getrieben, verlangte ich von Juan, die Dinge mit ihr zu klären. Natürlich nicht auf meinem Rücken, denn bislang war zwischen uns nichts weiter passiert. Aber er bekam es einfach nicht hin. So kam es, dass er dann und wann doch wieder bei ihr vorbeischaute. Das waren Momente, die ihren Tag erhellten.

Dann blühte sie auf und pfiff den ganzen Tag kleine Lieder in ihrer Bar. Ich wusste nicht, was ich tun sollte. Auf der einen Seite wollte ich gar nichts von Juan, auf der anderen wollte ich auch nicht ganz auf ihn verzichten. Was gab es Bequemeres, als sich jeden Tag an einen gedeckten Tisch zu setzen?

Kurz darauf trafen wir beide in der Bar zusammen. Juan war das sichtlich unangenehm. Selbstzweifel begannen an mir zu nagen. Es kam nicht in Frage, dass ich hier einen auf »heimliche Geliebte« machte und noch nicht mal eine war. In einem Orchester, in dem ich gar nicht spielen wollte, akzeptierte ich dennoch die Rolle der zweiten Geige. Der Gedanke brachte mich in Rage.

»Scheißkerl, was bildet der sich eigentlich ein«, schimpfte ich, als ich wieder zu Hause war.

»Mama, du willst Juan doch eh nicht, also kann es dir doch ganz egal sein?«

»Chrissie, das verstehst du eben nicht.«

»Vielleicht will ich das gar nicht!« Chrissie verschwand eiligst in seinem Zimmer.

Mitten in der Nacht griff ich einen Bogen Papier und schrieb einen Brief an Juan. Ich teilte ihm mit, dass ich ihn nicht mehr treffen wolle. Ich beschimpfte ihn darin als feige und unmännlich. »Der Gedanke, dass du Marias Pflaume leckst und mich später auf beide Wangen küsst, ekelt mich.« Gleich morgens warf ich ihm den Brief in den Kasten. Damit war die Sache für mich erledigt. Er war sowieso nicht mein Typ!

Nachmittags traf ich Jenni. Ich klagte ihr mein Leid, dass ich wohl nie mehr einen richtigen Freund finden würde. Wir beschlossen, meinen Grill anzuschmeißen und sie begleitete mich nach Hause. Als wir lachend und scherzend dort ankamen, traf uns fast der Schlag. Vor meiner Haustür erwartete mich ein wahres Blumenmeer. An meiner Klinke waren bunte Ballons festgebunden und mittendrin steckte ein weißer Umschlag.

»Uii, Lisa, du hast einen Verehrer!« Jenni war genauso verdutzt wie ich.

»Hm, kann ich mir kaum vorstellen, wer will schon so 'ne Chaosbraut wie mich? Da trampt ein jeder doch lieber ohne Geld durch Kanada, als sich mit mir einzulassen.« Jenni lachte. Umständlich nestelte ich die Karte aus dem Umschlag.

»Oh nein!«

»Ich liebe dich auch, Lisa, sehr sogar. Maria habe ich verlassen, ich rufe dich nachher an. Tausend Küsse, dein Juan.«

Hastig räumten wir die duftenden Liebesbezeugungen in den Hausflur.

»Das ist nur passiert, weil diese miese Bruchbude nicht mal 'ne Eingangstür hat, die man normal zumachen kann«, regte ich mich auf. »Was bildet sich der Typ überhaupt ein, was mache ich jetzt nur, die arme Maria!«

»Ach komm, Lisa, er ist doch wirklich ganz nett!«, bemerkte Jenni.

»Ganz nett, ganz nett ja! Aber mal ehrlich, wer will schon einen ganz Netten?«, jammerte ich weiter. Auf Grillen hatte ich keine Lust mehr und machte mich bereit, Juan, sollte er anrufen, gehörig die Meinung zu sagen! Auf gar keinen Fall wollte ich so einen hässlichen, kleinen Freund mit Zahnlücke haben.

Tatsächlich klingelte bald darauf mein Handy. Ich flehte gen Himmel, dass es nicht Maria wäre. Es war Juan. Er teilte mir mit, dass er jetzt vorbeikommen würde. Na, der konnte was erleben!

Zwei Stunden später lagen wir auf meinem Bett. Wie es dazu gekommen war, wusste ich selbst nicht mehr genau. Juan hatte mich kaum zu Worte kommen lassen, knallte den Korken einer Flasche Sekt an die Zimmerdecke und wiederholte ununterbrochen, wie froh er sei, endlich bei mir zu sein. Er redete und redete. Erzählte ausführlich, wie er mit Maria Schluss gemacht hatte. Als er endlich verstummte, musizierte der Sekt bereits in meinem Blut. Da er sich so stürmisch anbot, nahm ich ihn mit hoch in mein Schlafzimmer. Juan gab sich wild und ungestüm. Ich war beeindruckt, ließ mich von ihm ausziehen und bald küssten wir uns so leidenschaftlich wie Romeo und Julia.

Mein Körper fing schnell Feuer. Meine Hände fuhren erregt über seinen maskulinen Oberkörper. Er küsste meine Brust.

»Los, zieh dich auch aus«, hauchte ich ihm aufgewühlt ins Ohr. Juan zerrte seine Sachen hektisch vom Leib. Nackt stand er da und beugte sich tief zu mir runter.

»Te quiero, Liz«, flüsterte er.

»Oh Mann«, mir entfuhr ein Seufzer. Dieser Liebesschwur brachte mich kurzzeitig auf den Boden zurück. Gerade wollte ich ihn darauf hinweisen, als mein Blick auf seinen Unterkörper fiel. Am liebsten hätte ich das Licht angemacht, um mir das genauer anzusehen. Mein potenter Lover war in Wirklichkeit ein Fruchtzwerg! Sein »Ding« war nicht länger als die Batterien aus meinem Vibrator. Und der benötigte bei weitem nicht die größten! Wie betrunken musste ich in unserer ersten Nacht gewesen sein! Meine Erregung war verflogen. Juan hatte von meinen Gedanken nichts mitbekommen und küsste weiterhin stürmisch meinen Körper. Ich ließ ihn stumm gewähren. Mir schoss ein dummer Spruch durch den Kopf: »Auf die Größe kommt es nicht an« ein. Den konnte doch nur ein Mann erfunden haben. Und: »Es kommt darauf an, wie Mann damit umgeht.«

Nachdem Juan wohl in mich eingedrungen war, kreiselte er auf mir herum wie das Rotorblatt eines Helikopters. Bei jeder seiner schwingenden Bewegung hatte ich Angst, dass das Gummi abfallen könnte und überprüfte unauffällig seinen Sitz mit den Fingern. Immerhin hatten meine unfreundlichen Gedanken die natürliche Feuchtigkeit meiner Muschi so eingedämmt, dass die Reibung ihm am Ende ausreichte. Als es vorbei war, atmete ich erleichtert auf. Juan deutete das Geräusch aus meinem Mund ganz falsch: »Hab ich dir wehgetan?«

Mit der Zeit gewöhnte ich mich daran, dass Juan mich liebte. Er ließ keine Gelegenheit aus, mir seine Gefühle zu zeigen. Er schlich sich in mein Herz und mein Leben, machte sich schnell unersetzbar. Wir sahen uns jetzt täglich. Ständig summte mein Handy von seinen SMS oder seinen Anrufen, um nur mal meine Stimme zu hören.

Maria war furchtbar wütend auf mich! Wochenlang sprach sie kein Wort mit mir. Als sie wieder jemanden kennengelernt hatte, änderte sich das glücklicherweise. Zu meiner großen Erleichterung verzieh sie mir. Sie lud uns auch großherzig zu ihrer Hochzeit ein und mit einem großen Geschenkkorb wünschten wir den beiden viel Erfolg.

Das Leben mit Juan war voller eigenartiger Momente. So musste ich mich daran gewöhnen, dass er kleiner war als ich, kaum gebildet war und alles Neue auf ihn abschreckend wirkte. Unser Gesprächsstoff war sehr eingeschränkt. Er erzählte abends kleine Anekdoten vom Bau und ich, was es so Neues in der Nachbarschaft gab. Er kochte lecker, wir aßen zusammen, danach ging er müde ins Bett. Samstags besuchten wir zusammen den Markt und jeden Sonntagmorgen begleitete ich ihn in seine Stammwirtschaft, um gekochten Tintenfisch zu essen.

Das alles gab meinem Leben einen sicheren Gleichklang, nahm ihm die Hektik und schenkte mir Ruhe und Geborgenheit. Ich erholte mich zusehends von den Strapazen der letzten Monate. Aus anfänglicher Dankbarkeit Juan gegenüber entwickelte sich schnell Verliebtheit.

Da es noch keine Kondome mit Gummizug am Ende gab, rutschte dann doch mal eines weg und ich wurde prompt schwanger. Ich brauchte einen Monat, um mich zu entscheiden. Fragte mich, ob ich mit Juan bis ans Ende meiner Tage glücklich sein konnte. Die Antwort lautete: zumindest nicht unglücklich. Mir war es, als hätte mir das Schicksal durch die ungeplante Schwangerschaft die Entscheidung einfach abgenommen. Vielleicht war ich für andere nicht beneidenswert gebunden, aber ich war zufrieden und ausgeglichen. Das erschien mir mehr wert als der große aufregende, jedoch immer unerfüllte Traum, dem ich schon mein ganzes Leben lang hinterherlief. Das perfekte Leben, den erfüllenden Job, eine schöne Wohnung und die ganz große Liebe! Wer konnte schon sicher von sich sagen, das erreicht zu haben? So nahm ich die Schwangerschaft als Chance und bat Juan darum, das Kind mit mir aufzuziehen. Leider zögerte Juan zu lange. Ihm war sehr wohl bewusst, dass er selbst anfangs nur ein Kompromiss für mich gewesen war. Obwohl ich mittlerweile hinter ihm und unserer Beziehung stand, ihn weder betrog noch mit dem Gedanken spielte, ihn zu verlassen. Ich hatte mich mit aller Deutlichkeit für ihn entschieden. Er überlegte, er litt, er diskutierte, er rätselte. Während er es sich so schwer machte, stellte ich mir die Situation mit Baby ohne Juan vor. Ein weiteres Kind ohne Vater, in meinem Leben mit wenigen Zukunftsperspektiven. Noch einmal zwanzig Jahre alleine die Verantwortung tragen. Mein Sohn Christopher war mein ganzes Glück. Er allein war es, der mich oft genug weiterkämpfen ließ. Trotzdem gab es auch schlimme Momente, Krankheiten, Kummer, Sorgen. Würde ich das alles noch einmal durchstehen können? Würde ich noch einmal so viel Glück haben, ein so aufrichtiges, gesundes Kind auf den Weg zu bringen? Und was war mit Steffen? Hatte er nicht das Recht, dass ich erst mal nach ihm schaute, mich davon überzeugte, dass sein Leben in Ordnung war?

Als Juan mir nach drei Wochen keine eindeutige Antwort geben konnte, reiste ich nach Deutschland und entschied mich gegen die Schwangerschaft. Schweren Herzens. Wie töricht war ich gewesen, die Jahre so zu verplempern, dass ich im richtigen Augenblick doch nein zur schönsten Sache der Welt sagen musste. Als alles überstanden war, schlich ich in die Kirche und entzündete ein Licht für mein Baby.

Von mir selbst verlangte ich, alles dafür zu tun, dass ich nie wieder schwanger würde. Als ich Juan vor die Tatsache stellte, dass die Sache erledigt sei, war er erleichtert, auch wenn es ihm nahe ging. Ich nahm ihm seine Reaktion übel und entfernte mich innerlich zunehmend von ihm. Ab dem Tag wusste ich, dass auch er nicht der Mann war, an dessen Seite ich für immer bleiben wollte. Ich fühlte mich im Stich gelassen und machte ihn dafür verantwortlich. Dabei war ich es selbst, die den Glauben an sich verloren hatte.

In unserer Bruchbude gab es weiterhin kein Telefon und auch kein Internet. Nachdem ich mich körperlich erholt hatte, machte ich mich erneut auf den Weg ins Internetcafé. Mein Leben machte mich aggressiv. Ich konnte das sinnlose Geplapper mit Juan, die verpasste Chance einer vielleicht letzten Mutterschaft und die ewig langen, unausgefüllten Tage nicht mehr ertragen. Was fehlte, war ein neuer Job, einer der mich forderte, mich ausfüllte und ablenkte.

Auf der Seite vom Inselradio wurde ich dann tatsächlich fündig. »Deutsche Internetagentur kommt nach Spanien. Wir suchen eine Büroleiterin, die uns beim Aufbau behilflich ist.«

Als Kontakt war eine E-Mail-Adresse angegeben. Es war Samstag, trotzdem schickte ich ein Bewerbungsschreiben dorthin. Der Empfänger kam aus dem Kreis Frankfurt und schrieb umgehend zurück.

»Darf ich Sie anrufen?«

Schnell tippte ich meine Handynummer als Antwort ein. Eine Stunde später dann der Anruf.

»Guten Tag, mein Name ist Ehlen, Ralf Ehlen. Sie haben sich bei uns beworben?«

Ich war hocherfreut.

»Ja, ich habe Ihre Anzeige im Internetangebot vom Inselradio gefunden.«

»Gut«, er räusperte sich, »dann erzähle ich Ihnen jetzt mal, worum es genau geht.«

Im Folgenden erklärte mir Herr Ehlen, was seine in Deutschland sehr erfolgreiche Onlineagentur so tat. Mit demselben Produkt wollte man nun ins spanische Internet. Auf Mallorca war man gekommen, weil hier jedes Jahr eine Onlinemesse stattfand, wo sich Webmaster trafen, um sich kennenzulernen und Geschäfte zu machen. Herr Ehlen fand die Insel so ansprechend, dass er von hier aus seine spanische Filiale aufbauen wollte.

Mein erster Gedanke war, dass wir über Webcams sprachen, also Kameras, vor denen Mädchen und Frauen sitzen und sich im

Internet den Usern nackt zeigen. Gegen Bezahlung natürlich. Aber ich irrte mich. Durch dieses Missverständnis kamen wir darauf, dass mir einige Themen absolut nicht fremd waren. Die Spannung löste sich allmählich. Herr Ehlen lud mich nach Deutschland ein. Ich sagte zu. Schon drei Tage später war der Flug gebucht. Freudig rief ich Hanna in Deutschland an.

Hanna hatte ich vor einiger Zeit durch meinen langjährigen Freund Peter kennengelernt. Er selbst lebte seit vielen Jahren auf der Insel. Unsere Söhne besuchten die gleiche Schule und so kannte man sich. Peter war einst als Redakteur für eine mallorquinische Zeitung aus Deutschland gekommen, nachdem seine langjährige Ehe gescheitert war. Seine Frau war einem Guru hörig geworden und mitsamt Zweitgeborenem und Ersparnissen in einer Sekte verschwunden.

Später arbeitete er als freier Journalist für viele deutsche Zeitungen und fürs Fernsehen. Doch immer öfter hatte er Schwierigkeiten, sein Honorar ausgezahlt zu kriegen. So war er zurzeit für Hanna tätig, die vor allem der Liebe wegen versuchte, auf Mallorca beruflich Fuß zu fassen. Sie hatte sich eine kleine Wohnung mit fantastischem Meerblick gemietet und pendelte zwischen Deutschland und der Insel. Wir verstanden uns gleich gut und im Laufe der Zeit wuchs langsam eine Freundschaft zwischen uns.

»Hi, ich bin's, Lisa«

»Hey Lisa, na wie ist es bei dir?«

»Na ja, ich bin nach Deutschland eingeladen worden, zu einem Vorstellungsgespräch. Allerdings habe ich mal wieder keine angemessene Garderobe, ich kann ja schlecht in Sandalen dort auftauchen.«

Zu meiner Erleichterung erklärte Hanna sich sofort bereit, mir mit Schuhen und Kleidung auszuhelfen. Bald darauf saß ich im Flieger Richtung Frankfurt. Ich war sehr gespannt, was mich erwartete, freute mich auf das Hotel, wo es, wie ich hoffte, deutsches Fernsehen geben würde. Als ich dann aber aus dem Flugzeug stieg, hatte ich ein mulmiges Gefühl. Die Schuhe drückten und der Rock klemmte mich ein. Alles in allem fühlte ich mich unwohl, verkleidet irgendwie, und hoffte, dass man mir das nicht zu sehr ansah.

Ralf stand am Flugsteig, erkannte mich sofort und winkte mir zu. Er war ein rundlicher Typ in kariertem Hemd und Pullunder.

Er strahlte eine gewisse Gemütlichkeit aus, obgleich ich verwundert war, dass es solche Klamotten überhaupt noch gab. Ralf war ordentlich rasiert, mit kurzem Haar und sauber polierten Schuhen. Ich stufte ihn gleich als unsicher ein und fasste neuen Mut.

»Hallo, ich bin Lisa Moos.«

»Hallo, toll, dass Sie gekommen sind, ich bin Ralf Ehlen.«

Nach der Begrüßung gingen wir zu seinem Auto und er klärte mich auf, dass wir nun noch zwei Stunden fahren müssten.

Oh weh, dachte ich, zwei Stunden in diesem schnellen Auto über die Autobahn. Meine Hände zitterten. Wieder spürte ich Angst aufsteigen und hoffte, dass ich jetzt keine Panikattacke erleiden würde. Doch riss ich mich zusammen, stieg ein und plauderte nervös drauflos. Ralf entpuppte sich als ruhiger Fahrer und so entspannte ich mich langsam. Schon bald duzten wir uns. Wir fuhren direkt in seine Firma. Der Ort war klein und die Büroräume lagen sehr zentral. Nachdem Ralf und ich im Auto über vieles geplaudert hatten, war die Situation entspannt. Gut gelaunt stieg ich hinter ihm die Treppen hoch. Oben erwartete mich ein modernes, großes Büro mit verschiedenen Räumen. Ich zählte ungefähr acht Angestellte und wurde auch sogleich allen vorgestellt. Es war ein sehr netter Empfang, alle waren liebenswürdig und nett zu mir.

Besonders Bastian, der junge Geschäftsführer, begrüßte mich herzlich. Zuerst zog ich mich mit Ralf in sein Büro zurück. Er zeigte mir die Onlineplattform, um die es ging. Es waren umfangreiche Übersetzungen ins Spanische nötig. Hinter der Webseite, für den Nutzer unsichtbar, gab es eine ungeheure Anzahl Verwaltungsdaten.

Aber erst mal ging es um die Basis. Ein Büro auf Mallorca musste her, ein Steuerberater ausgewählt und eine Firma gegründet werden. Außerdem wollte Ralf ein Haus mieten, wo seine Familie und auch die Angestellten aus Deutschland, wenn es erforderlich war, Platz fanden.

Ralf ließ keinen Zweifel daran, dass ich ihm geeignet schien. Er stellte mich ein. Die ganze Firma kam zur Feier dieses Anlasses mit zum Mittagessen in ein Restaurant.

Alle lernte ich kennen: Den vollschlanken Daniel, der für diesen Job hierher gezogen war. Als Single lebte er in einer kleinen Wohnung im weiteren Umkreis. Trotz seiner Körperfülle achtete er sehr auf sein Äußeres.

Bernd, jung und kränklich, gehörte zu den Sorgenkindern der Firma. Am liebsten unterhielt er sich über verschiedene Krankheitsformen und -bilder.

Bastian, ebenfalls jung, und sehr verliebt in seine langjährige Freundin. Freizeit gönnte er sich selten. Ich fand ihn mit seinen braunen Haaren und den rehbraunen Augen ausgesprochen niedlich. Aber ehrgeizig führte er die Firma an und gab sich in der Branche unbestechlich und rege. Je besser ich ihn kennenlernte, umso mehr respektierte und achtete ich ihn.

Es gab noch weitere Mitarbeiter, darunter einige Damen, die halbtags arbeiteten. Sie waren die typischen »Ich arbeite nebenher mit, damit wir mit den Kindern an die Ostsee fahren können«-Typen, ohne eigene Meinung. Sie erfüllten ihre Aufgabe, blieben im Job aber immer austauschbar.

Das Essen war klasse und Ralf brachte mich danach in mein Hotelzimmer. Ich schmiss mich vor den Fernseher und rief nebenbei Chrissie und Hanna an, um ihnen mitzuteilen, dass ich den Job hatte. Glücklich stand ich abends unter der Dusche. Ralf vertraute mir, das tat mir gut. Die Aufgaben waren lösbar. Diesmal würde es klappen. Schließlich war ich ein unerschütterlicher Optimist.

Zurück auf Mallorca ging ich direkt an die Arbeit. Monatlich gab es ein bestimmtes Budget, von dem die laufenden Kosten gezahlt werden sollten. Dieses lag genau wie mein Gehalt in untersten Regionen. Aber das störte mich nicht. Es war mir lieber so, als wieder irgendwelchen leeren Versprechungen auf den Leim zu gehen. Alles erschien mir seriös und gut geplant. Auch die Besichtigung und das Kennenlernen der Mitarbeiter hatten einen positiven Eindruck auf mich gemacht.

Zuerst begann ich mich in das Programm einzuarbeiten. Das war ohne eigenen Internetanschluss gar nicht so einfach. Ralf stellte sich als sehr fordernder Chef heraus, der über jeden Schritt Bescheid wissen wollte. Zu Recht, wie ich fand, immerhin trennten uns viele Kilometer. Um Büros anzumieten und einzurichten sowie Kaution für ein angemessenes Haus zu stellen, verfügte ich im Endeffekt über sein Geld. Also versuchte ich seine Anforderungen zu erfüllen und im Internetcafé so gut wie immer online zu sein. Problematisch wurde es, als meine alte Karre endgültig ihren Geist aufgab. Das Fehlen des Wagens verkomplizierte meine Situation beträchtlich.

Bei einem der täglichen Telefonate mit Ralf packte ich aus. Mein neuer Job erwies sich als Segen, denn mir wurde Hilfe zugesagt. Gleichzeitig erhielt ich eine weitere Einladung nach Deutschland, diesmal nach Hamburg zu einer »Adult Webmaster Messe«. Erfreut sagte ich zu. Natürlich hatte ich keine Ahnung, was mich da erwartete, aber Ralf beruhigte mich.

»Gar nichts, außer anwesend sein und lernen«, lachte er am Telefon. Das feudale Hotel, in dem wir eingemietet waren, beeindruckte mich. Außer Ralf war auch der deutsche Geschäftsführer Bastian mitgekommen. Abends saßen wir zusammen. Endlich traute ich mich wieder, mir etwas Alkoholisches zu bestellen. Seit langem hatte ich keinen Tropfen mehr angerührt und böse Zungen fragten gerne, ob ich »trockene Alkoholikerin« sei. Aber das war es nicht. Da ich Schwierigkeiten hatte, meine Persönlichkeit stabil zu halten, versuchte ich allem, was meinen Geist zusätzlich vernebeln könnte, aus dem Weg zu gehen. Aber in dieser Runde fühlte ich mich sicher und gut aufgehoben. Ralf und Bastian schafften es innerhalb weniger Tage, mir ein gutes Gefühl zu geben. Das Gefühl, gebraucht zu werden, etwas schaffen zu können, dazuzugehören. Eigentlich war ich rundum zufrieden mit dem, was ich auf mich zukommen sah.

Tags darauf kommentierte eine Zeitung die Veranstaltung. Die Webmaster wurden mit »Zuhältern im virtuellen Rotlichtmilieu« verglichen. Eine andere Zeitung vermutete, dass die neuen Geschäftskontakte im Onlinebusiness mit Hilfe »ausschweifender Partys« geknüpft werden könnten. Mittlerweile war es ja in Deutschland keine Seltenheit mehr, dass die Staatsanwaltschaft gegen große Internet-Firmen ermittelte. Abrechnungsskandale in Millionenhöhe zierten die Schlagzeilen. Bundesweit wurden täglich zigtausendfach Rechnungen versandt – an Personen, die angeblich ein Internet-Sex-Angebot in Anspruch genommen hatten.

Problematisch wurde es derzeit mit der als negativ bekannten 0190-Mehrwertnummer sowie den neuen gesetzlichen Bestimmungen dazu. Aber es gab längst neue Tricks, den Geldbeutel der arglosen Internetuser anzustechen. Dies konnte man auf der Messe in Workshops schnell und kostenlos erlernen.

Als ich das erste Mal in die Hallen ging, war ich überrascht, wie viele Aussteller und Gäste sich dort tummelten. Es gab unzählige Seminare, Vorträge und Workshops. Obwohl sich die Branche weit an den Stadtrand zurückgezogen hatte, um nicht unnötig in die Schlagzeilen zu geraten, klappte der Rückzug in diesem Jahr nicht wirklich. Immer wieder fand man Artikel über »Sexgeilheit« und »Splitternackt-Shows« oder »Internet-Sex«. Doch das einzig Pikante, was ich dort je gesehen habe, waren dürftig bekleidete Damen in High Heels, die für Kameras posierten oder Dildo-Minigolf spielten. Die Höschen aber blieben immer an!

Als ich die Artikel las, fragte ich mich ernsthaft, warum ich überhaupt aus dem Milieu ausgestiegen war. Überall wurde mit Sex Geld verdient, egal, ob körperlich als Hure oder virtuell im Internet. Wobei es, nebenbei gesagt, im Internet sehr wohl mehr als nur Sex gibt. Dass aber auch dort nichts kostenlos ist, scheint viele Menschen aufzuregen. Die Tatsache, dass es ohne Nachfrage kein Angebot gäbe, interessiert niemanden. Als ich mir die Angebote der Firmen auf der Messe so ansah, konnte ich sehr wohl verstehen, wieso so viel Geld damit verdient wird. Es ist der Trieb, vorrangig der Männer, den die artigen Frauen gerne verleugnen. Erst der lässt doch solche Kontaktmöglichkeiten florieren. Wobei nicht nur die sexuellen Instinkte gemeint sind. Es geht doch auch um Spiel, Spaß, Abenteuer und um den Kitzel. Den Kitzel der Anonymität, in die man sich fallen lassen kann, egal ob man als Mann oder Frau zur Welt gekommen ist. Im Internet kann man sich verändern, sein, wer man will. Man kann sich erfolgreich machen und attraktiv, kann fies und gemein sein oder sich nett und verständnisvoll zeigen. Das Internet kann jeden aus einem Leben heben, welches wir vielleicht gerade nur so ertragen. Es kann über Verlust und Mutlosigkeit hinweghelfen, Antworten geben und Menschen vereinigen. So viele Foren werden moderiert, zur Verfügung gestellt, angeboten. Man lässt jeden diskutieren, seine Meinung sagen, ohne dass sich jemand outen muss. Das virtuelle

Gegenüber weiß nicht, wer da wirklich schreibt. Das Internet lässt alle sein, wie sie sind, oder eben ganz anders.

Alle Erwartungen werden ganz einfach per Klick erfüllt, alles, was sonst nicht zu kriegen ist im Leben, kann dort besorgt werden.

Wer erwartet, so viel Angebot könne kostenlos sein, hat einfach keine Ahnung und gehört vermutlich zu der militanten »Ich brauch keinen Computer, da gibt es nur Filmchen über Sex mit Kindern und Versuche, meine Kreditkarte abzuzocken«-Gruppe.

Jeder vernünftige Mensch sieht ein, dass wie überall im Leben und auch in dieser Sparte die Findigsten und Ruhelosesten wie immer oben stehen und ihr Geld machen. Aber das sind ja nicht alles gleich »Internetbetrüger«. Da sollte man fair bleiben und auch die guten Angebote sehen.

Vor allem Frauen sind dem Internet gegenüber oft negativ eingestellt. Ich habe tatsächlich Foren gefunden, in denen die Damenwelt darüber diskutiert, was zu machen ist, wenn der Göttergatte ein Sexseitchen aufschlägt und es wagt, einer attraktiven Achtzehnjährigen auf den Arsch zu gucken.

Da steht dann, ich zitiere:

»Als ich das entdeckte, habe ich die ganze Nacht geheult.«

»... wieso schaut er mich nicht mal so an?«

»... wenn ich ihn noch einmal dabei erwische, trenne ich mich!«

»... und wieder habe ich im Verlauf Pornoseiten entdeckt. Was kann ich machen, um ihm das abzugewöhnen?«

Im Anschluss geht die holde Ehefrau dann zur Kontrolle über. Früher waren es Briefchen und verräterische Lippenstiftspuren, die sie suchte, nun werden E-Mails und SMS im Handy aufgestöbert. Oft genug findet man den Partner dann auch noch auf Singleseiten zur Partnersuche angemeldet.

Da steht dann im Profil:

Name: Mr. Flash oder Bruce Wayne

Familienstand: ungebunden

Natürlich, denn würde er schreiben: »Mein Name ist Lutz, ich bin 46 Jahre alt und habe einen Bierbauch. Seit Jahren bin ich glücklich mit einer ebenfalls dicken Frau verheiratet. Angemeldet habe ich mich hier nur in der Hoffnung, dass es im Mitglieder-Bereich kostenlose Nacktbildchen zu sehen gibt. Denn auf der Startseite steht ja, dass hier ›Nymphomaninnen mit Fotos‹ heiße Sexpartner suchen.«

Oft entwickelt die schlaue Ehefrau daraufhin eine gerissene Idee. Vielleicht, weil sie auf den Ratschlag ihrer besten, aber geschiedenen Freundin hört. Sie selbst meldet sich als vierundzwanzigjährige »nudet-Eva« an, um anonym Kontakt zu ihrem Liebsten aufzunehmen.

»Mr. Flash«, ganz überrascht, dass er plötzlich Objekt der Begierde für eine traumhafte und willige Frau ist, schmeißt sich schriftlich so richtig ins Zeug. Auf permanentes Nachfragen ihrerseits bestreitet er eine Beziehung zu haben, und ist sogar zu einem Treffen bereit. Immerhin hat ihn »nudet-Eva« zum Test mit Analsex geködert. Etwas, das Lutzens Frau zu Hause niemals tun würde.

Am Ende fällt der arme Mann, Opfer seiner »dicken Eier«, darauf rein und hat die nächsten Jahre die Hölle auf Erden. Denn sie ist sicher, er wollte, nein, er hätte sie betrogen. Und das mit einer billigen Schlampe aus dem Internet, deren gemeinsamen E-Mail-Verkehr er dazu genutzt hat, seine Ehefrau aufs Schändlichste zu verleugnen. Und das alles wegen seiner perversen Sexfantasien.

Die traurige Wahrheit ist, dass Lutz keinen einzigen Brief bekommen hätte. Er hätte sich ein paar knackige Titten angesehen und seinen Zugang spätestens dann gelöscht, wenn »mehr Gucken« kostenpflichtig geworden wäre.

Diese Seiten sind voll mit Männern, aber nur selten melden sich dort Frauen an. Was sollten sie auch dort? Die geile Schlampe mit der ewig nassen Fotze gibt es außer im Porno doch nur noch in der Fantasie der Männer. Frauen, die nach einem Mann suchen, melden sich bei »Partnerschaft-für-immer« an. Dort suchen sie einen erfolgreichen Mann, zu dem sie aufschauen können. Bei einem Angebot, das »Nymphchensex« heißt und nackte Models zeigt, melden sich eher wenig reale Damen an, das leuchtet doch ein?

Dies also sollte mein zukünftiger Arbeitsbereich sein. Eine Partnerschaftsbörse im spanischen Internet. Was war daran schon anrüchig?

DAS SEXMONSTER

Was auch immer man aus dem Internet für einen Nutzen zieht, ich hatte jedenfalls einen neuen Job. Es ging um das Betreiben einer Seitensprung-Kontaktseite. Für Spanier und spanisch Sprechende im Internet.

Da es vermeintlich in der Natur des Menschen liegt, sich im partnerschaftlichen Bereich gegenseitig zu betrügen, ist die Idee eines solchen Angebotes an sich nichts Seltenes. Davon gibt es zuhauf. Das ganze Netz ist voll von Individuen, die mehr oder weniger verzweifelt eine Gelegenheit suchen, sich möglichst heimlich zu treffen. Schon die Vorbereitung und auch das Kennenlernen des zukünftigen Bettpartners sollen in jedem Fall unbemerkt erfolgen.

Aber bevor es mit der Firma losgehen konnte, fehlte noch einiges. In kurzer Zeit organisierte ich ein kleines Büro, welches nur aus einem Haupt- und einem Nebenzimmer sowie einem kleinen Bad bestand. Die Miete war mehr als günstig. Das Haus kannte ich schon, denn Gaspar hatte ebenfalls hier seine Büros gehabt. Die Cafeteria war noch unter der gleichen Leitung, und so gab es ein fröhliches Wiedersehen mit einigen alten Bekannten.

»Das ist okay, Lisa«, meinte Ralf, als er die kleinen Räumlichkeiten sah. »Es soll ja nur für dich sein. Ich selbst bin ja eher selten auf der Insel, nur mal, um dir zu helfen.«

Zufrieden mit meiner Leistung erstand ich Büromöbel, transportierte sie in einem Leihbus und baute mit Chrissie und einem Tim alles auf. Wir besorgten dazu noch ein paar Accessoires für die beiden Schreibtische. Mit den Rechnern, etwas Wanddekor und einer Kaffeemaschine war alles perfekt. Die Arbeit konnte beginnen.

Schon häufig hatte ich mich gefragt, wo diese Kontaktmarkt-Seiten Mitglieder in so beachtlicher Zahl her hatten. Nun erfuhr ich es. Man trug sie einfach selbst ein! Ich erstellte so genannte weibliche Profile, bekam passende Fotos vom Großhändler und hatte irren Spaß dabei. An der Wand hing eine Landkarte von Deutschland und anhand von kleinen roten Stecknadelköpfen konnte man sehen, wo unsere Damen angeblich wohnten. Blau war für die männlichen Profile, die allerdings nur in geringer Zahl eingetragen wurden. Es musste darauf geachtet werden, dass es Damen jeden Alters und für jede Vorliebe gab. Ich erfand passende Sternzeichen und hauchte jedem bezahlten Bild ein farbenfrohes Leben ein. Von Anna zu Marion bis zu »Geile-Tante« oder »rasiert_33« bekam jede ihren eigenen Fantasienamen. Als ich damit fertig war, wurde die gesamte Software ins Spanische übersetzt. Dann ging es online.

Ralf stellte mich bald darauf als Geschäftsführerin ein. Ich war unglaublich stolz. Hatte eigene Visitenkarten und bekam das Geld, um endlich meinen Wagen auszulösen. Da mein Gehalt in den ersten Monaten noch unter 1000 Euro lag, einigten wir uns darauf, dass ich für den Betrag eine Rechnung ausstellte. So war einerseits mein Einkommen der ersten Wochen angemessen ausgeglichen und andererseits konnte ich für ihn die Insel durchqueren, um ein Haus zu suchen oder behördliche Angelegenheiten zu erledigen.

Meiner Beziehung zu Juan tat mein neuer Job keineswegs gut. Er war es gewohnt, dass ich mich um ihn kümmerte, immer für ihn da war. Aber seit meiner Abtreibung Anfang des Jahres hatte ich das Interesse an ihm verloren. Eine gemeinsame Zukunft konnte ich mir nicht mehr vorstellen. Warum ich mich nicht von ihm trennte, obwohl ich erkannt hatte, dass es nur noch eine Freundschaft auf Zeit war, wusste ich selbst nicht. Trotzdem kam er nach wie vor täglich vorbei. Meist kochte er, da ich immer erst nach ihm zu Hause war. Wir aßen zusammen, erzählten ein bisschen, fingen bald an zu streiten, bis einer von uns genervt ins Bett ging.

Lust auf Sex hatte Juan jedoch immer. Obwohl er mich nie damit bedrängt hätte. Aber einen Versuch startete er gerne und meist ließ ich mich drauf ein. Größtenteils aus schlechtem Gewissen ihm gegenüber, denn im Stillen zählte ich unsere Beziehung längst aus. Er bemühte sich um mich und stellte seine eigenen Bedürfnisse oft zurück. Aber seit wir uns so viel stritten, wurde er im Bett häufig ungeduldig und grob. Auch blieb er stumm dabei, so dass ich mir hin und wieder in alte Zeiten zurückversetzt vorkam. Unter seinem hart zustoßenden Körper, der mich mit vollem Gewicht grob aufs Bett drückte, war es manchmal, als läge ich im Puff auf einer

Pritsche. Manchmal machte ich mir einen Spaß daraus, deutsch mit ihm zu sprechen, als sei er wirklich ein Freier und ich eine Hure.

»Hör mal, wenn du nicht mal langsam abspritzt, musst du noch ein Scheinchen drauflegen!«

Da er die Worte nicht verstand, antwortete er arglos mit »Ich liebe dich auch, Lisa«.

Ja, ich konnte richtig gemein sein!

Nachdem ich ein passendes Firmenhaus gefunden hatte, reiste Ralf immer häufiger zur Insel. Selten alleine, meist brachte er den einen oder anderen Mitarbeiter aus Deutschland mit. Oftmals platzte das kleine Büro aus allen Nähten. Durch das häufige Telefonieren und die ständige Nähe hatten Ralf und ich uns sehr gut kennengelernt. Wir vertrauten uns gegenseitig alles Mögliche und Unmögliche an und lachten über die gleichen Dinge. Wir gingen zusammen essen, grillten abends bei ihm im Garten oder kauften zusammen ein.

Zu dieser Zeit wollten sich einige Firmen der Internetbranche auf Mallorca niederlassen. Immer mal wieder suchte ich für sie die Restaurants aus, und meist gingen wir alle zusammen. Es war eine schöne Zeit. Ich fühlte mich im Job bestätigt, hatte Ralf gern und wollte unbedingt alles richtig machen. Mein Chef war sehr geduldig, erklärte mir alles, was ich wissen musste, und sparte nie mit Lob. Aber immer öfter bekam ich mit, dass er keineswegs so lammfromm war, wie er tat. Ständig auf der Suche nach seinem Vorteil, manipulierte er schamlos ihm Unterlegene. Auch seine Angestellten. Fast alle hatte er ungelernt eingestellt, ihnen geholfen, ihr vorwiegend chaotisches Leben zu ordnen, um sich dann ihrer Ergebenheit ganz sicher zu sein. Alle waren ihm dankbar und er nannte uns gerne »eine große Familie«. Sex unter den Mitarbeitern oder auf einer Messe mit Konkurrenten war strikt verboten. Ralf machte auf mich einen durch und durch moralischen Eindruck. Stets hilfsbereit und zuverlässig gab er meinem Leben eine bisher unbekannte Note. Mir war, als hätte ich eine neue Identität von ihm erhalten. Sehr bald schon fühlte ich mich gleichberechtigt mit den anderen, dachte kaum noch an meine Vergangenheit. Aber

Ralf hatte so seine Methoden, mich Wichtiges nicht vergessen zu lassen.

»Sag mal, Lisa, es wäre mir lieber, du würdest eine Hose tragen.«

»Wieso? Die anderen tragen doch ähnliche Röcke. Was stört dich bei mir daran?«

»Ja, die anderen haben aber früher auch nicht angeschafft. Du weißt doch, wie die Leute sind, bei dir wirkt es gleich ganz anders!«

Manchmal betrachtete ich mich zu Hause im Spiegel oder fragte meine Freunde. Sie konnten, wie ich, nichts Anrüchiges entdecken. Ähnliche Gespräche fanden oft nach einem geselligen Essen statt. Eine der anwesenden Frauen erzählte einen schmutzigen Witz und alles lachte. Tat ich das Gleiche, lachten auch alle. Aber hinterher nahm Ralf mich beiseite.

»Lisa, das war ja mal wieder voll daneben, du weißt doch genau, was die Leute jetzt wieder über dich reden.«

»Ehrlich gesagt, weiß ich das nicht!« Ich sah ihn an und war verwirrt.

»Mensch, Lisa, ist doch klar, die fahren nach Hause und unterhalten sich darüber, was du für eine warst.«

»Also mal im Ernst, Ralf, ich weiß nicht, was ich anders gemacht habe als die anderen Tanten.«

Dass meine Vergangenheit so ein präsentes Thema war, glaubte ich ihm nie so ganz. Viele Leute, die wir trafen, wussten davon, denn immer mal wieder kam mein bald erscheinendes Buch ins Gespräch. Aber so gravierend wie Ralf empfand ich das nicht.

»Schließlich verdienen alle diese Menschen mit Sexprogrammen ihr Geld«, erwiderte ich nicht selten gekränkt.

Aber Ralf bestand darauf und irgendwann glaubte ich ihm. Natürlich wollte ich nicht unangenehm auffallen. Ich wollte akzeptiert werden.

»Weißt du, Ralf, das geht mir langsam auf den Wecker, diese Heuchelei. Die können sich demnächst selbst einen Tisch reservieren, und den nächsten Angetrunkenen, den ich mit dem Auto wegfahren sehe, den zeige ich an! Was bilden die sich eigentlich ein?«

»Siehst du, Lisa«, belehrte mich Ralf, »das ist der Unterschied zwischen dir und den anderen. Anpassung ist nötig, auch wenn es mal schwer fällt. Zumindest, wenn man die anderen Leute braucht. Schließlich sind einige davon auch unsere Partner.«

Sollte ich tatsächlich Herzlichkeit vortäuschen – Menschen gegenüber, die mich verachteten? War das wohl immer und überall im Leben so? Ich beschloss, Ralf zu vertrauen, denn eines hat er mir immer wieder eingetrichtert:

»Da dein Leben bisher armselig verlaufen ist, solltest du dich am Verhalten derjenigen orientieren, die Erfolg haben.«

»Auch wenn deren Ruhm in meinen Augen zweifelhaft ist und ich mich dabei selbst verleugnen muss?«

»Auch dann, Lisa, du musst dich jetzt entscheiden, wer du in Zukunft sein willst. Wenn du dich für meine Firma entscheidest, muss ich mich darauf verlassen können, dass du hundert Prozent hinter mir stehst.«

»Ohne Widerrede?«

»Ja, ohne Widerrede und ohne Geheimnisse vor mir zu haben.«

Es gab keine weiteren Überlegungen. Ich hielt mich für schlau genug, auf meine Weise mit der Situation fertig zu werden.

»Na klar, Ralf, ich bin dabei. Ich bin dir sehr dankbar, dass du mich eingestellt hast. Du wirst es ganz sicher nicht bereuen.«

Am Ende aber sollten wir es beide bereuen!

STEFFEN

Um den Kontakt aufzunehmen, suchte ich den alten Brief heraus, den die Adoptiveltern mir vor Jahren ins Krankenhaus geschickt hatten. Er war schon ganz zerknittert, hatte mich von Ort zu Ort begleitet und bereitete mir noch genauso viel Beklemmungen wie damals. Ich drehte ihn hin und her, bevor ich das Schreiben herausnahm. Ganz unten war ein Jugendamt genannt, an das ich mich wenden sollte, wenn ich noch einmal schreiben wollte. Seinerzeit hatte ich das nicht getan. Stattdessen sog ich die Bilder von Steffen durch meine Augen in mein Herz. Dort drinnen versteckte ich sie weitere lange Jahre. Bis zu dem Tag, von dem ich glaubte, dass er reif und erwachsen genug sein würde, mir zu begegnen. Steffen war nun fast 16 Jahre alt. Elf Jahre waren vergangen, seitdem ich ihn das letzte Mal gesehen hatte, seitdem ich ihn zum letzten Mal gehört und berührt hatte. Wie er jetzt wohl aussah? Wie er wohl seine Tage verbrachte? Darüber dachte ich nach, als ich mit verschwitzten, bebenden Fingern das Telefon zur Hand nahm.

Das Läuten des Telefons fuhr schmerzhaft in meine Gedanken. Ich stellte mir ein altes, beigefarbenes Telefon auf einem überfüllten Schreibtisch vor. Es stand in einem kleinen Büro, bewohnt von einer bebrillten, kurzhaarigen Sachbearbeiterin des Jugendamtes.

»Guten Tag, Frau Mönte am Apparat.«

»Hallo, Frau Mönte, mein Name ist Lisa Moos.«

»Hallo, Frau Moos, was kann ich für Sie tun?«

Ihre Stimme war viel ruhiger, als ich es erwartet hatte. Ich litt vor lauter Aufregung ein bisschen unter Atemnot, versuchte in kurzen Sätzen mein Anliegen zu schildern.

»Die Familie selber ist mir bekannt«, ließ sie verlauten und brachte dadurch meinen Puls vorübergehend aus dem Takt.

»Aber vor zwei Jahren hat sie den Landkreis hier verlassen und wird jetzt von einer Mitarbeiterin dort betreut. Möchten Sie die Kontaktadresse?«

Keine Frage und ob ich das wollte. Auf einem Blatt notierte ich mir die neue Rufnummer und sogar den Namen der Amtsangestellten, die jetzt zuständig sein sollte. Erneut drückte ich die Zahlentasten. Mein Herz schlug mittlerweile gegen meinen Brustkorb wie ein Squashball im Spiel. Schnell legte ich wieder auf. Ich war zu aufgeregt, versuchte mich zu beruhigen. Auf den Balkon getreten, steckte ich mir eine Zigarette an. Irgendwo hatte ich gelesen, dass es nur sieben Sekunden dauert, bis das Nikotin das Gehirn erreicht. Ich zog und begann zu zählen. Bei fünf angekommen, fühlte ich mich schon wieder besser. Mit meinen Schuhen zerrieb ich das giftige Stäbchen zu Krümeln. Jetzt oder nie! Wieder griff ich zum Hörer und wählte. Es meldete sich eine Frau. Ihre Stimme klang aufgeräumt und irgendwie jung. Mein Hals hingegen war ausgetrocknet vor Aufregung. Ich räusperte mich.

»Es geht um meinen Sohn Steffen. Er ist jetzt 16 Jahre alt. Vor elf Jahren wurde er als Fünfjähriger adoptiert und zwar von einem Ehepaar mit dem Namen Lehmann. Die Familie soll jetzt in Ihrem Landkreis wohnen.«

»Frau Moos, ich freue mich von Ihnen zu hören, ich kenne die Familie von einigen Besuchen.«

Meine Hand krampfte sich um den Hörer.

»Ich würde gern wissen, wie es ihm geht. Ob es eine Möglichkeit der Kontaktaufnahme mit ihm gibt.«

»Frau Moos, Moment bitte, ja?«

Noch vor wenigen Augenblicken war ich der festen Ansicht gewesen, dass nun der richtige Zeitpunkt gekommen war, um diesen Schritt zu tun. Aber nun kam mir das Ganze ungeheuerlich vor. Was tat ich da? Aber jetzt war es zu spät, darüber nachzudenken. Ich hatte mein Anliegen schon vorgebracht und die nette Dame am anderen Ende mit der aufgeräumten Stimme wühlte hörbar in Papieren.

Mein lärmender Squashball in der Brust hatte sich zu einem großen, drückenden Stein gemausert.

»Das liegt im Ermessen der Eltern, Frau Moos, wir vom Jugendamt haben da keine Einwände.«

»Können Sie mir sagen, wie es ihm geht?«

Meine Stimme war fast nicht mehr zu hören.

»Frau Moos, ich verstehe Sie so schlecht«, reagierte die Dame in der Leitung.

»Wie es ihm geht, meinte ich, ob Sie das wissen, was er so macht ...«

»Tja, Frau Moos, ich kann Ihnen sagen, dass er immer ein wenig schwierig war. So ganz glatt lief es nicht mit ihm. Allerdings weiß ich aktuell jetzt nichts, da ich ihn schon einige Monate nicht mehr gesehen habe.«

Wir einigten uns darauf, dass ich einen Brief in Form einer E-Mail an das Amt schicken würde. Den würde die Angestellte dann an die Lehmanns weiterleiten. Der Rest lag dann in deren Händen. Lehmann. Das war ein Name, den ich nie vergessen hatte. Sicherlich ebenso wenig wie das Ehepaar den meinen. Mir fiel ein, dass bald mein Name auf dem Titelblatt meines Buches und so auch in den Zeitungen erscheinen würde. Ob sie mich gleich erkennen würden? Der Rechner startete indes das Schreibprogramm. Wie anfangen? Wie enden? Was schreiben? Minutenlang starrte ich auf das weiße Blatt im Monitor. Jeder Satz erschien mir zu banal, kein Anfang passend.

Liebe Eltern von Steffen,
so lange schon wollte ich euch wieder schreiben und doch hab ich es nie getan. Zu schwer fiel es mir, die richtigen Worte zu finden, zu wenig fühlte ich mich dazu im Recht. Doch nun kann ich nicht mehr weiter warten. Möchte wissen, wie es euch geht, wissen, was Steffen so macht ...

Ich erwähnte, dass ich ein Buch über mein Leben geschrieben hatte. Erzählte von meinen Hunden und von Steffens großem Bruder Chrissie. Fragte, ob sie mir Bilder schicken würden, fragte, ob ich Steffen sehen, mit ihm sprechen könnte.

Ich schrieb immer von »ihrem Sohn« und davon, dass ich nichts Böses wollte. Natürlich sollte Steffen auch einverstanden sein. Am Ende versprach ich, dass ich mich dem Familienurteil der Lehmanns beugen würde. Im Anhang versandte ich noch ein digitales Bild von mir.

E-Mail-Programm starten, Text kopieren, einfügen, Adresse rein, auf Senden klicken. »Die Nachricht wird gesendet.«

Der Postausgang war leer, die E-Mail war weg. Sie war nun im Computer des Jugendamtes. Jetzt konnte ich nur noch warten. Tage, Monate oder schlimmstenfalls für immer. Es war mir nicht möglich, realistisch einzuschätzen, welche Reaktion ich zu erwarten hatte.

Glücklicherweise kamen Ralf und die andern wieder ins Büro. Sie hatten ihre Mittagszeit beendet und setzten sich vor ihre Rechner. Sahen mich erwartungsvoll an. Besonders Ralf, er wollte immer alles ganz genau wissen. Als bester Freund sozusagen. Geheimnisse sollte niemand in der Firma haben. Auch ich nicht. Die Sätze sprudelten aufgeregt aus mir heraus. Ich war froh, darüber reden zu können. Obwohl sich die Arbeit bei mir stapelte, konnte ich mich nicht konzentrieren. Immer wieder sah ich aus dem Fenster, schweiften meine Gedanken ab in die Vergangenheit. Vor mir sah ich einen kleinen, dünnen Jungen. So niedlich, doch so unruhig. Sah ihn mit der dicken Windel losstiefeln. Seine nackten Füße verursachten schmatzende Geräusche auf dem PVC-Fußboden. Ich konnte mich genau daran erinnern, hatte oft mit Stefan über das eigenartige Geräusch gelacht.

Stefan! Was er wohl dazu sagen würde? Er musste Bescheid wissen. Noch am gleichen Abend telefonierten wir.

»Was mache ich bloß, wenn die sich gar nicht melden?«, jammerte ich nun zum wiederholten Male.

Stefan beruhigte mich, so gut er konnte.

»Die werden sich schon melden, mach dir mal keine Sorgen.«

»Ja, aber was, wenn nicht?«

»Wenn nicht, Lisa, dann kannst du das nicht ändern. Du musst dich damit abfinden. Erzwingen kannst du nun mal nichts.«

»Dir ist es wohl egal, was aus Steffen geworden ist?«

Typisch ich, nur weil er den Tatsachen ins Auge sah, wurde ich wieder gemein und ungerecht zu ihm.

»Es ist mir nicht egal.« Seine Stimme wurde deutlich schärfer.

»Verzeih, Stefan, natürlich nicht, ich weiß das ja«, versuchte ich mich zu entschuldigen. So redeten wir noch eine Weile. Erinnerten uns gemeinsam an früher und hofften beide auf ein schnelles Lebenszeichen der anderen Eltern.

Drei Tage später war ich allein im Büro. Ralf war mit den anderen schon am Vorabend nach Deutschland geflogen. In einigen Wochen war Messe, wir würden uns erst dort wieder treffen. Nachdem ich meine Tasche abgelegt hatte, ging ich ins Café hinunter. Die Besitzer hatte ich sehr gerne und der Kaffee schmeckte dort einfach großartig. Ich kannte sie ja noch aus den Zeiten mit Gaspar. Nachdem ich bestellt hatte, überlegte ich es mir. »Para llevar«, ließ ich den Kellner wissen. Es war mir lieber, nach oben ins Büro umzuziehen. Falls ein Besucher kam. Oder ein Anruf. Oder ein Fax. Hektisch griff ich nach der Tasse und fuhr mit dem Aufzug nach oben. Zehn Minuten später hatte die Qual ein Ende. Uwe Lehmann hatte eine E-Mail geschickt.

Mein Blick blieb an dem Namen des Absenders hängen. Der Moment war gekommen. Was hatten sie mir zu sagen? So viele Momente hatte es gegeben, in denen ich es nicht erwarten konnte, endlich eine Antwort zu erhalten. Nun fehlte mir der Mut, das Schreiben zu öffnen.

Ich klickte zweimal in die Zeile, kniff aber die Augen zu. Die E-Mail sprang auf und beherrschte den Monitor. Meinen Drehstuhl zur anderen Seite schwingend, nahm ich mir eine Zigarette. Ich stürzte zur Balkontür und schnappte nach Luft. Tief inhalierte ich den schädlichen Rauch. Meine Güte, ich war so abhängig von den Dingern wie Mrs. Marple von ihrer Brille. Ich hasste mich dafür, so schwach zu sein, es einfach nicht aufgeben zu können. Manchmal rauchte ich so viel, dass ich befürchten musste, mich damit in absehbarer Zeit umzubringen.

Nach ein paar Minuten kam ich mir albern vor. Wie konnte man Angst vor einer E-Mail haben? Ich beschloss, egal was ich nun vorfand, die Antwort mit Fassung zu tragen. Aufgewühlt ging ich zum Schreibtisch zurück. Die nächste Fluppe schon im Mund flogen meine Augen über die Zeilen.

Liebe Frau Moos,
wir haben Ihren Brief erhalten und auch das Bild. Beides haben wir ausgedruckt und auch Steffen gegeben. Er war sehr aufgeregt und hat sich sehr gefreut. Gern können wir in Kontakt bleiben.

Wenn wir es langsam angehen lassen, steht einem späteren Treffen sicher nichts im Wege.
Viele Grüße
Uwe Lehmann

Ich weiß nicht, wie oft ich diese Zeilen las. Sicher hundertmal und mehr. Als ich wieder auf die Uhr sah, war es fast Mittag. Alarmiert machte ich mich an die Arbeit. Aber ich war zu angespannt. So begann ich an Uwe Lehmann zu schreiben. Erzählte von meinem Job als Geschäftsführerin, von Christophers Leistungen in der Schule. Erzählte einiges mehr und schickte die E-Mail auf die Reise. Diesmal an eine andere Adresse, diesmal direkt an Steffens Elternhaus. Im Anhang befand sich ein Brief an meinen Sohn. Vorsichtig erzählte ich ihm, dass ich oft an ihn gedacht hatte. Dass ich mich freute, etwas von ihm zu erfahren und dass er mir jederzeit schreiben könne.

Ab diesem Tag schrieb ich beinahe täglich an Steffens Vater Uwe. Langsam näherten wir uns einander an und wurden vertrauter. Uwe zeigte sich aufgeschlossen und modern. Er schickte mir ein Bild von sich und seiner Frau. Und endlich auch welche von Steffen. Auf Din-A4-Papier druckte ich sie aus. Steffen saß darauf auf einem blau gemusterten Sofa. Im Hintergrund konnte ich Kiefernmöbel entdecken. Er war groß geworden in den Jahren. Die Ähnlichkeit mit seinem leiblichen Vater Stefan war noch deutlicher geworden. Seine blauen Augen leuchteten wie zwei Saphire. Ich hätte ihn allein daran immer und überall wiedererkannt. Seine Haare waren ganz kurz und jetzt dunkelblond. Ich spürte seinen Wirbel an der Stirn auf und genoss jedes weitere Merkmal, keins davon hatte ich je vergessen. Ein bisschen dünn sah er auf dem Foto aus, schlaksig irgendwie. Aber ich erinnerte mich, dass Stefans Mutter meinen Ehemann als Jugendlichen eher mager noch als schlank beschrieben hatte.

Nachdem ich einige Kopien von den Bildern für Stefan und meinen Bruder samt Familie ausgedruckt hatte, brachte ich sie gleich zur Post. Ich wusste nicht, wann, und ich wusste nicht, wo. Aber ich würde meinen Sohn Steffen wiedertreffen.

Von nun an stand ich voll und ganz hinter Ralf. Oft hing ich gebannt an seinen Lippen und saugte seine Worte förmlich auf. Wenn er anrief, stellte ich alle anderen Aktionen ein. War er auf der Insel, kümmerte ich mich ausschließlich um ihn. Das ging so weit, dass ich auf einer dreitätigen Veranstaltung total vergaß, Juan anzurufen.

»Lisa, in unserem Leben sind die Beziehungen nebensächlich. Neunzig Prozent unseres Alltags verbringen wir mit den Leuten, mit denen wir arbeiten. Das ist unsere Familie!«

So und ähnlich reagierte Ralf, als ich mein nagendes Gewissen mit ihm teilte.

»Wer dich auf deinem Weg behindert und dir den Erfolg nicht gönnt, passt nicht zu dir. Der Partner muss lernen zurückzustehen.«

Ich nahm jedes Wort bitterernst und beäugte Juan misstrauisch. Gönnte er mir meinen Erfolg nicht? Er war selbst verwirrt. Er kannte mich als zurückgezogenen Menschen; oft genug hatte ich ihm gesagt, dass mir die Familie wichtiger war als alles andere. Er wusste einiges aus meinem Leben und machte sich Sorgen. Meine Verwandlung war viel zu rasant und zu ausgeprägt. Ich veränderte mein Aussehen, versuchte mich den anderen anzupassen. Redete wie eine Marionette. Wagte es jemand, Bedenken anzumelden, sortierte ich ihn sofort aus meinem Leben. Mein Tag bestand aus Arbeit. Auch abends fand ich keine Ruhe und saß stundenlang am Rechner, häufig bis tief in die Nacht. Längst waren wir mit dem Programm im Internet, aber es tat sich nichts. Wir bekamen keine Kunden oder nur diejenigen, die sich im kostenlosen Bereich aufhielten. Meldete sich ein Kunde an, erstellte er in der Regel ein Profil. Das konnte so aussehen:

»Er, 44, schlank, 193 cm und attraktiv, sucht eine Frau für erotische Stunden zu zweit. Bin gebunden, habe aber Tagesfreizeit« oder »Jürgen, 32 und geil will sie bis 35 sexuell verwöhnen. Bin beweglich und besuche dich überall« oder auch »Gebundener Geschäftsmann will endlich all seine sexuellen Träume verwirklichen. Vielleicht mit dir? Melde dich, ich warte!«

Die meistens stellten ein Bild dazu und suchten sich die Frauen aus, die sie interessierten. Da diese Frauen aber nur virtuell waren, musste jemand anders die Post an die Auserwählte beantworten. Sinn der Sache war es, den Kunden in ein Gespräch zu verwickeln, sein Interesse zu wecken, damit er sich gebührenpflichtig anmeldete, um mehr E-Mails zu bekommen und zu verschicken. Wenn er nach der Anmeldung keine Mails verschickte, so bekam er Post aus dem Programm von einer der Damen aus dem Cyberspace. Dermaßen offensiv überrascht, sendete er meist eine Antwort. Schon hatte man einen Kunden an der Angel. Geschickt wurde er dann manipuliert, sich anzumelden, um mehr Informationen über die Dame einsehen zu können. Ging es irgendwann um ein Telefonat oder ein Treffen, wurde der Kunde hingehalten oder ganz einfach verarscht.

In Deutschland lief das gut. Es arbeiteten mehrere »Animateure«, um die eingehenden E-Mails zu beantworten. Die meisten Männer begnügen sich mit der Fantasie, eine vollbusige Blonde in Stuttgart treffen zu können. Man malt ihnen aus, wie diese Treffen verlaufen könnten. Den Männern wird verbal buchstäblich die Hose vorm Rechner geöffnet. Im Grunde ist dies meist auch das Einzige, was sie sich leisten möchten. Eine kleine Wichserei vor der Tastatur. Man stelle sich mal vor:

Er, verheiratet, aus Bielefeld, Wohnwagenbesitzer und Schrebergärtner aus Leidenschaft, zwei Kinder und alleiniger Verdiener. Eine Unterhaltung mit seinem Kumpel könnte folgendermaßen aussehen:

»Du, Kalle am Wochenende bin ich unterwegs nach Kassel!«

»Ach ja, wohin denn?«

»Hab im Internet 'ne Neunzehnjährige kennengelernt, die wartet dort mit Champagner im Whirlpool eines Fünf-Sterne-Hotels auf mich.«

»Du hast doch 'ne Macke, sieh zu, dass du wieder an die Arbeit kommst.«

»Okay, ist eigentlich auch zu teuer … aber ich könnte, wenn ich wollte!«

Die Wahrscheinlichkeit, dass tatsächlich einer zum verabredeten Punkt anreiste, war mehr als gering. Meist waren es sogar die

Männer, die mit fadenscheinigen Ausreden alles absagten. Wobei ich hier anmerken muss, dass viele Männer eine merkwürdige Art haben, einer Frau ihre Wünsche zu schildern. Auf die Frage, wie so ein »Treffen« denn ablaufen könnte, kam nicht selten eine Antwort dieser Art:

»Ich klopfe leise an deine Tür und du öffnest nackt. Deine Möse ist schon feucht, weil du es nicht mehr erwarten kannst, meinen Schwanz zu fühlen. Du gehst in die Knie, um meinen Saft zu schmecken. Du leckst an meinen Eiern und zitterst vor Erregung. Als ich ihn endlich in dich reinstecke, kommst du sofort und schreist laut vor Wonne. Dann ficke ich dich die ganze Nacht durch.«

Dazu fällt mir noch Folgendes ein ... herrlich! Einmal hat mir einer geschrieben, dass die Auserwählte ihn in seiner Mittagspause auf dem Parkplatz bei einem Auto erwarten solle. Dann wollte er sie auf der Rückbank rammeln und nach dem Abspritzen wieder an die Arbeit gehen. Zu diesem Anlass sollte seine »Herzdame« mit dem Flugzeug anreisen und sich ein Taxi zur Fabrik nehmen, wo er tätig war. Auf eigene Kosten, versteht sich, denn »meine Frau würde merken, wenn ich Geld abhebe«.

Welche Frau könnte ein solches Angebot ausschlagen?

In jedem Fall war das Gros der Männer zufrieden damit, ab und an eine erotische E-Mail zu erhalten und die Animateure sackten für jeden, der ein Monats- oder gar Jahresabo abschloss, einen Teil der fällig werdenden Kosten ein.

Doch in Spanien lief es anders. Klar, es lag viel an den unterschiedlichen Möglichkeiten der beiden Länder, solchen Service anonym abzurechnen. Aber es mangelte auch an Kunden, da diese gar nicht erst die Seite besuchten. In Deutschland kann man die Kunden relativ einfach von anderen gut besuchten Seiten »einkaufen«, indem die Seite als »Partner« verpflichtet wird und man dann seine Einnahmen teilt, sobald Verträge zustande kommen. So leben im Internet viele Seiten davon, sich Gedanken darüber zu machen, wie sie mehr Leute anlocken können.

In Spanien hatte sich das noch nicht durchgesetzt. Die Spanier betrachteten das Internet im Gegensatz zu den Deutschen noch nicht als Selbstverständlichkeit. Nicht nur das Internet, auch dessen Zahlungsmodalitäten beäugten sie mit Misstrauen. Obwohl wir uns wirklich bemühten, sogar teure Werbung in den Zeitungen schalteten, blieb der schnelle Erfolg aus. Die Kosten liefen weiter und wir suchten nach Alternativen, um die Firmenkasse zu füllen!

Doch das war es nicht, was mich zum Umdenken und zu Misstrauen veranlasste. Es war Ralf selbst, der sein Götzenbild zum Schwanken brachte. Während ich versuchte, mich in eine »richtigen Geschäftsfrau« zu verwandeln, mutierte mein Chef vor meinen Augen zum Sex-Monster.

Oft schon habe ich darüber nachgedacht, welche Rolle wohl Mallorca dabei spielt, dass Menschen sich über Nacht verändern. Ich habe mittlerweile beschlossen, dass es nicht wirklich an der Insel liegt. Vielmehr ist es so, dass dieser Menschenschlag nie anders war. Sie haben sich vorher in Deutschland nur angepasst, haben dort nach der Norm gelebt. Bei dem Schritt »auszuwandern« nehmen sie sich vor, endlich all das zu tun, was ihnen vorher nicht möglich war. Endlich, der zu sein, der sie im tiefsten Inneren sind. Weit weg von ihrer Reihenhaus-Idylle, in der sie gefangen sind in ungeliebten und oft ungewollten familiären Verpflichtungen, wollen sie endlich anfangen sich zu verwirklichen. Wollen endlich sie selbst sein und sich nichts mehr vorschreiben lassen. Es wird dann »Das Leben genießen« genannt.

Sie fühlen sich unbeobachtet und strahlen dieses »Ich hab's geschafft, ich wohne dort, wo andere Urlaub machen«-Selbstbewusstsein aus. Sie mieten sich ein Haus mit Pool, sitzen den ganzen Nachmittag im In-Café. Sie tragen Markensonnenbrille, unkleidsame T-Shirts mit Sprüchen vorne drauf und abends wollen sie entweder ficken oder ins »Casino«.

Lässig schlagen sie in den Bars die Beine übereinander und diskutieren darüber, wie man auf der Insel »richtig Geld« machen kann. Da kommen dann so Fragen wie: »Gibt es hier eigentlich gute Immobilienhändler?«

Wie bitte? Mallorca ist ein durchaus erschlossenes Gebiet – in jeder Hinsicht. Alle Branchen sind vertreten und das bestens strukturiert. Sobald diese Erkenntnis auf die »Wahlmallorquiner« herabgeprasselt ist wie der Schlamm auf die Stiefschwester der Goldmarie, macht sich große Ratlosigkeit breit. Die Suche nach Möglichkeiten, doch noch ihr Leben am Mittelmeer zu gestalten, ohne dabei auf die angemietete Finca und das schnittige Leih-Cabrio zu verzichten, lässt sie unvorsichtig werden. Das ist dann der perfekte Moment für alle halbseidenen Betrüger, ihre Beute zu schlagen! Am Ende sind die frischen Auswanderer oft jeden Pfennig los, und beklagen den Rest ihres Lebens die Zeit, da sie auf Mallorca so schändlich um ihr Hab und Gut betrogen wurden. Es folgen Gespräche wie:

»Wäre mir das damals nämlich nicht passiert, hätte ich heute noch mein Reihenhaus.«

Oder »Oh, Mann, ich bin total abgezockt worden! Aber wenn mir jemand etwas Geld leihen würde, könnte ich eine Idee verwirklichen, die uns alle in ein paar Monaten richtig reich macht.«

Dabei greifen sie dann in fremde Zigarettenschachteln und entschuldigen sich dafür, dass sie grad »gar nichts bei haben«, denn das Portemonnaie liegt vergessen im Wagen, der jetzt logischerweise im weit entfernten Parkhaus steht. Bei solchen Gesprächen hab ich oft Lust, jedem ins Gesicht zu schlagen, der mit am Tisch sitzt. Da das aber wirklich sehr ungezogen wäre, und mich zudem gleich wieder als gesellschaftlich untragbar outen würde, gehe ich diesen erfolgreichen Business-Typen lieber von vornherein aus dem Weg. Es gibt da nämlich wichtige Dinge, die ich dem vorziehe! Schlafen zum Beispiel!

Was mit Ralf hingegen los war, konnte ich einfach nicht ergründen. In meinen Augen schien sein Leben perfekt zu sein. Verheiratet mit einer lieben Frau, ein süßes Kind, das immer nach dem Papa fragte. Inhaber einer erfolgreichen Firma mit Angestellten, die ihm jeden Schmutz abnahmen und ihm jeden Wunsch erfüllten. Zum eigenen Büro ging's in Ledersitzen und mit Klimaautomatik. Wo genau lag sein Problem? Ich konnte es mir nicht erklären und schob es vorerst auf den Sommer. Spärlich bekleidete Mädchen tippelten an den Caféhaustischen vorbei und hinterließen offene Münder.

»Lisa, kennst du nicht 'ne scharfe Braut von früher, die du mir mal vorstellen kannst?«

Eigentlich hatte ich beim letzten Ausrutscher gedacht, er hätte etwas gelernt. Ralf hatte in irgendeinem Sexclub in El Arenal ein Mädchen kennengelernt und obwohl er kurz darauf mit seiner Ehefrau in den Urlaub fahren wollte, telefonierte er täglich mit dem »sexy Girlie«. Eines Tages dann rief er mich aus dem Frankreichurlaub an.

»Lisa, kannst du mir bitte einen Gefallen tun?«

»Klar, jeden, weißte doch!«

Ich lauschte seinen Ausführungen ... und konnte es kaum glauben.

»Das Mädchen, das ich da kennengelernt habe, ist jetzt in Schwierigkeiten. Ihre Mutter ist krank und sie braucht dringend 2000 Euro für eine ärztliche Behandlung. Ruf sie bitte an, verabrede dich mit ihr und gib ihr das Geld.«

»Ralf, du kannst mit deinem Geld ja machen, was du willst, aber diese Story glaubst du ihr?«

»Ja, wieso sollte sie mich denn anlügen?«

Das fragte er mich allen Ernstes! Diskutieren hatte keinen Sinn, also wählte ich die Nummer und hatte auch gleich ein junges Huhn in der Leitung, das schon auf meinen Anruf gewartet hatte. In gebrochenem Englisch erklärte sie mir, wo sie zu finden sei.

Ich nahm 1000 Euro mit und fuhr in die Ballermann-Region. Verfehlen hätte ich sie aufgrund ihrer Aufmachung nicht können. Sie wirkte auf mich wie mein Spiegelbild aus vergangenen Tagen, was mir sehr unangenehm war.

Ich beschloss die Sache abzukürzen und legte ihr 500 Euro auf den Tisch.

»So hier, jetzt kannste dir neue Stiefel kaufen«, blaffte ich.

Erschrocken sah sie mich an.

»Nun ja, mich kannste nicht verarschen, ich war zu lange da, wo du jetzt bist.«

Sie grinste und nahm den Schein.

»Thank you, Lisa.«

»Ja, ja, tschüss und lösch die Nummer meines Chefs aus deinem Handy. Such dir gefälligst 'ne andere Quelle, sonst werde ich ganz ehrlich sauer!«

Ich war mir sicher, sie hatte verstanden.

»Okay« sagte sie und hatte es plötzlich sehr eilig. Entspannt trank ich einen Cappuccino. Dann nahm ich mein Handy und rief Chrissie an.

»Hallo, Schatz, hast du mir gestern nicht in den Ohren gelegen wegen neuer Schulbücher?«

»Hallo Mama, ja stimmt, ich brauche sie unbedingt bald.«

»Okay, mein Süßer, komm ins Büro. Ich geb dir 500 Euro.«

Als Ralf mir kurze Zeit später die Frage nach der »scharfen Braut« stellte, die ich ihm vorstellen sollte, musste ich schlucken. Gerade er musste doch wissen, dass er mich so wieder mit Dingen in Verbindung brachte, die in meinem Leben vorbei waren.

»Nun, ja klar habe ich Freundinnen, aber das sind keine aus dem Club«, erwiderte ich und hoffte, die Angelegenheit sei damit beendet.

»Was machen die denn so?«, fragte er mich neugierig.

Schnell ließ ich meine Freundinnen an meinem inneren Auge vorbeiziehen. Nur eine von ihnen war derzeit Single. Sie war eine meiner engsten und längsten Freundinnen. Wir kannten uns seit zehn Jahren, hatten uns zwischendurch aus den Augen verloren, wie das Leben manchmal so ist. Ein Zufall hatte uns wieder zusammengeführt und seitdem bemühten wir uns, den Kontakt nicht wieder abreißen zu lassen. Von meiner Arbeit hatte ich ihr auch schon erzählt.

»Sie ist in der Werbebranche«, beschrieb ich vage Lillis Selbstständigkeit. Wenn sie ihn kennenlernen wollte, konnte sie ihm das alles selbst erzählen.

»Hast du ein Foto von ihr?«, drängte er nach weiteren Informationen.

»Ja, schon, auf meiner Festplatte sicher irgendwo, aber ich weiß nicht ...«

Das Ende des Satzes ließ ich offen. Was machte ich da? Irgendwie war mir das nicht so recht, dass ausgerechnet mein Chef eine meiner Freundinnen angraben wollte. Und so explizit! Aber dann ließ ich mich breitschlagen und rief Lilli an. Ralf hatte mir aufgetragen, dass er ihr notfalls auch Geld für ihren Besuch geben würde – als Ausfallsentschädigung, falls sie beschäftigt sein sollte.

Ihr Bild hatte ihm gut gefallen. Lilli war Anfang 30, hübsch und bemerkenswert vollbusig. Mir war klar, dass er mehr wollte als nur ein nettes Essen! Ich teilte Lilli meine Befürchtungen mit. Die Situation war so absurd, dass ich gar nicht wusste, wie ich es ihr am besten beibringen sollte. Aber Lilli nahm es ganz gelassen auf. Tatsächlich stimmte sie dem Treffen zu. Sie war gespannt, wie das wohl wäre: Geld für Sex zu bekommen!

Am Ende fand ich es selbst lustig und so vereinbarten wir einen Treffpunkt zum Essen in einem schicken Restaurant. Ralf kam nicht alleine, er hatte auch Bastian dabei, der derzeit gerade auf der Insel weilte. Und noch eine weitere Angestellte. Die beiden waren etwas irritiert, ließen sich aber nichts anmerken. Dazu waren sie einfach zu »angepasst«, eine Eigenschaft, die mir bisweilen noch fehlte.

Nach dem Essen zogen wir weiter in eine Diskothek. Die Klimaanlage hatte die Temperatur drinnen bis auf zehn Grad runtergekühlt. Wir froren wie in einem Kühlhaus. Deswegen nennen wir den Laden auch »Pathologie«. So sahen wir alle frisch und rosig aus und jeder Gesprächspartner an diesem Abend schätzte mich glatt acht Jahre jünger. Ein günstiges Klima auch für Ralf und Lilli. Sie näherten sich einander langsam, um sich zu wärmen. Was denn sonst?

Es gibt wohl kaum noch Situationen, die mich umwerfen oder gar schockieren. Aber dieser Anblick und der Gedanke, dass ich mehr oder weniger meine Freundin für eine heiße Nummer im Hotel an meinen Chef verhökert hatte, gefielen mir immer weniger. So trank ich einfach nur mit und hoffte auf ein schnelles Ende der feurigen Nacht.

»Huhu, Lisa, guten Morgen«, strahlte Ralf mich an, als er gegen 11 Uhr im Büro auftauchte.

»Äh ja, hallo, auch guten Morgen.«

So früh hatte ich ihn gar nicht erwartet. Auch einen Anruf bei Lilli hatte ich mir verkniffen, obwohl ich schon sehr neugierig war.

»Hast du schlechte Laune?«

»Nein, nein, habe ich nicht«, versicherte ich ihm.

»Hab nur mal wieder Ärger mit Juan, weil es gestern Abend so spät war und ich mit ihm gar nicht mehr ausgehe. Sondern immer nur mit dir.«

»Lust auf einen Kaffee unten?«, fragte er mich.

Na klar hatte ich Lust!

»Ich will alles wissen«, lachte ich und gemeinsam fuhren wir mit dem Fahrstuhl nach unten. Ralf ließ sich nicht lange bitten und teilte mir das Ungeheuerliche mit:

Er hatte Lilli Geld angeboten, um als Partner in ihr Geschäft einzusteigen. Mir fiel fast die Tasse aus der Hand! Meinen fast komatösen Schreckzustand nutzend, begann Ralf auf mich einzureden. Wie toll das wäre, so eine Firma im Portfolio zu haben!

»Das wird uns eine Menge Geld sparen«, triumphierte er. »Die ganze Vermarktung wird dann darüber laufen.«

Unbekümmert und begeistert saß er vor mir. Er zählte Gründe auf, wieso er unbedingt diese Firma haben musste. Dass es bei Lilli momentan nicht so gut lief, war mir bekannt. Aber dass sie einen Partner suchte, wusste ich nicht.

»Denkst du, du kannst mit ihr zusammenarbeiten?«, riss er mich aus meinen Gedanken.

»Wie bitte? Ähem, ja, natürlich, wieso nicht?«

Ralf verabschiedete sich, um den anderen Kollegen die freudige Mitteilung zu unterbreiten. Mit einem leicht mulmigen Gefühl im Magen blieb ich zurück. Die Frage, die mich beschäftigte, stellte ich nicht laut: Was wollte er eigentlich vermarkten?

Der Tag wurde hektisch. Das Geld wurde sofort transferiert. Am Abend war alles schon in die Wege geleitet und der Notartermin für die Verträge stand auch schon fest. Erschöpft fuhr ich nach Hause. Juan erwartete mich schon.

»Hola cariño«, begrüßte er mich zärtlich.

Ich schmiegte mich an ihn und fühlte mich wohl in seinem Arm. Erzählen wollte ich ihm nichts, er würde eh nur die Hälfte verstehen. Er verstand das ganze Internet-Business nicht. Begriff überhaupt nicht, wie da ein Geldvorteil entstehen konnte. Erklärungen hatte ich mir abgewöhnt, es endete immer im Streit. Er war sich sicher, dass da etwas »Ungeheuerliches und Unerklärbares« vor sich ging. Sah mich in seiner Vorstellung mitten in einer Internetmafia, wie es ab und an im Fernsehen kam. Um weitere unangenehme Gespräche zu vermeiden, lockte ich ihn direkt ins Bett. Ein bisschen Entspannung würde mir sicherlich gut tun! Juan war überrascht, mich so willig zu sehen. Aus der Dusche kam ich gleich nass ins Bett und legte mich auf ihn. Zärtlich küsste ich ihn. Er umarmte mich und drehte sich mit Schwung auf mich. Sein dünner Karottenpinsel drückte mir gegen den Bauch wie ein kleiner Angelhaken. Tief schob er mir seine Zunge in den Hals. Ich sehnte mich nach seinen Zärtlichkeiten. Aber nach den vielen Streitereien der letzten Wochen konnte ich damit nicht wirklich rechnen. So ließ ich es zu, dass er direkt in mich eindrang. Noch während er in mir war, beschloss ich plötzlich, bei nächster Gelegenheit mit ihm Schluss zu machen. Ein schlimmes Gefühl war das! Der Gedanke, ihn zu verlassen, hatte sich urplötzlich in meinem Kopf festgesetzt. Juan ahnte davon nichts. Gleichmäßig bewegte er sich mit vollem Körpereinsatz rein und raus.

Ich sehnte mich nach einem richtigen Mann, mit dem ich über alles reden konnte. Auch über meinen Job. Aber das ging einfach nicht mit Juan. Ich dachte an seinen kaputten Zahn, die alten Shorts, die er immer trug. Die Haut an seinen Händen, die von harter Arbeit längst gerissen war. Farbe und Schmutz waren ins Gewebe eingedrungen und zeigten jedem, dass er ein Bauarbeiter war. Mitnehmen konnte ich ihn auch nie, er sprach weder englisch noch deutsch. Kam Besuch, schämte ich mich, weil er immer anfing, alle zu bedienen, als wäre er mein Butler. Zwang ich ihn, sich hinzusetzen, schlief er vor allen Anwesenden ein. Nein, das war einfach kein Mann, der zu mir passte! Jetzt nicht mehr.

Bei diesen Gedanken löste sich mein Wunsch nach Zärtlichkeiten schneller auf als ein Aspirin im Wasser. Ich kniff ihm lieblos ein wenig in den Hintern. Da stand er drauf, er kam sofort. Danach schmiss ich ihn einfach raus.

Am nächsten Tag wurde der Deal perfekt gemacht und abends gab es eine Firmengründungsfeier. Wir feierten bis tief in die Nacht. Als ich verkündete, dass meine Beziehung zu Juan vorbei war, wurde das mit allgemeiner Zustimmung und Wohlwollen kommentiert.

»Ist besser, Lisa, der hat einfach nicht zu dir gepasst.«

»Dein berufliches Leben hat sich geändert, da muss das private zwangsläufig nachziehen.«

»Der nörgelt ja nur und will dich nur zu Hause sehen.«

Ja, sie hatten alle Recht. So trank ich, lachte und fühlte mich bestätigt. Geblendet tappte ich mal wieder in die falsche Richtung. Unbeachtet war ich allmählich jemand anderes geworden. Eine oberflächliche, egoistische, abgebrühte, hochmütige und ungerechte Person. Ich passte mich endlich dem soliden Leben und seinen Gesetzen des Erfolges an! Mehr noch. Meine Persönlichkeit war im wahrsten Sinne des Wortes im Arsch. Ich war jetzt abhängig. Der Gedanke, endlich dazuzugehören, war zu meiner größten Sucht geworden.

Die Tage flossen ineinander. Lilli und Ralf wurden zu einem richtigen Liebespaar. In den Gesprächen, in denen ich Ralf nach seiner Ehe fragte, wich er mir nicht mehr aus. Er werde sich trennen, suche nur nach einer passenden Gelegenheit, es seiner Frau zu sagen. Lilli fühlte sich jedoch unwohl bei diesem Gedanken.

»Lisa, Mann, was mache ich nur? Immerhin ist Ralf verheiratet.«

»Er sagt, er verlässt seine Frau«, teilte ich ihr mit und erfuhr, dass auch Lilli schon Ähnliches von ihm gehört hatte. Doch hegte sie starke Bedenken, denn sie wollte nicht die Verantwortung für das Scheitern der Ehe tragen. Ich konnte es ihr nachfühlen, aber rein vom emotionalen Stand der Dinge würde es kaum noch einen anderen Weg geben. Ralf war wie besessen von Lilli. Wieder einmal blieb in unserem Büro alles liegen. Dauernd chatteten sie zusammen, oder er war bei ihr. Dann saß ich allein mit den Papierstapeln und wusste nicht, wo anfangen und wo aufhören. Besorgt sagte ich ihm immer wieder, dass einfach nichts richtig in Gang käme, was der Firma bei der Etablierung helfen könnte. Aber er winkte ab.

»Lisa, ich muss mich jetzt erst mal um Lillis Firma kümmern. Da geht alles drunter und drüber. Da muss alles umstrukturiert werden, wir brauchen mehr Angestellte.«

Das wunderte mich dann doch. Lilli hatte eine kleine, aber feine Agentur in bester Lage. Seit Jahren war sie dort mit einer zuverlässigen Assistentin ausgekommen. Auch bei ihr hatten sich Probleme eingeschlichen, es lief nicht wirklich rund. Gründe für neue Anstellungen sah ich deswegen aber absolut nicht. Doch Ralf war ein Geschäftsmann durch und durch und würde das Richtige tun. Ich vertraute ihm blind. Auch Bastian, mit dem ich häufig telefonierte, stand hinter diesen Entscheidungen. Es würde also alles seine Ordnung haben!

Mein Chef begann, für seine neue Freundin eine zentral gelegene Wohnung zu suchen. Bei der Gelegenheit holten sie mich eines Samstagmorgens ab und verbanden mir die Augen. So saß ich blind im Auto und lauschte etwas beunruhigt ihrem »Überraschung« und »Rate mal, was wir für dich haben«. Was hatten sie ausgeheckt? Weiterhin »blind« stieg ich aus dem Auto, lief Hand in Hand mit ihnen einen Weg entlang. Eine neue weibliche Stimme kam dazu. Sie hatten bei ihren Besichtigungen gleich eine Wohnung für mich mitgesucht. Das Piso war klasse, riesengroß, Luxus, wo man auch hinschaute, und in meinem absoluten Lieblingsviertel. Entsprechend astronomisch war der Preis. Er lag monatlich fast höher als mein Einkommen. Ich schluckte und zog Ralf zur Seite.

»Wie stellst du dir das vor? Und dann auch noch mit Makler.«

Er freute sich diebisch.

»Lisa, wenn dir die Wohnung gefällt, sollst du sie haben! Dein Gehalt ist hiermit verdoppelt.«

Mir stockte der Atem. So einfach war das, wenn man angepasst auf der Erfolgsspur der Gewinner mitfuhr!

Nachdem ich eingewilligt hatte, gab Ralf keine Ruhe mehr. Alle Beteiligten mussten Überstunden machen, damit der Umzug direkt am nächsten Tag stattfinden konnte.

Ausgerechnet jetzt war Chrissie mit seiner Freundin im Urlaub. Er würde noch tagelang weg sein. Auch meine Vermieterin wusste noch von nichts. Natürlich war unsere alte Wohnung erbärmlich. Mittlerweile wurde es kälter und es zog aus allen Ritzen und Löchern quer durch jedes Zimmer. Schimmel kroch in einigen Ecken wie Efeu über die Wände. Es war eine Übergangslösung aus der Not heraus gewesen, aber es gab einen entscheidenden Vorteil: Sie war billig!

Die Vorstellung aber, noch vor Weihnachten wieder in einem »Piso de lujo« zu wohnen, war einfach zu verlockend. So überließ ich Ralf die Planung des Ganzen. Die Nacht über packte ich meine Sachen in eiligst organisierte Kartons. Gleich morgens würde der Lastwagen kommen, denn Lillis Umzug würden wir gleich mitmachen. Als meine Vermieterin, die von meinem Auszug noch nichts wusste, vom Krach und den vielen Menschen aufgeschreckt nach oben kam, um nachzusehen, was da los war, wollte ich ihr in Ruhe die Sachlage erklären. Da sie ausreichend Kaution hatte, konnte sie damit die Kündigungsfrist locker überbrücken. Aber Ralf schnitt mir das Wort ab.

»Lisa, komm, schmeiß die Alte raus, wir müssen weitermachen! Es reicht ja, dass sie dir überhaupt diese Bruchbude angedreht hat. Außerdem hat sie gar kein Recht, sich hier aufzuhalten, noch bist du der Mieter!«

Ich nickte und packte die Alte am Arm. Dann schob ich sie unsanft ins Treppenhaus.

»Adios«, rief ich ihr hämisch zu. Dann schmiss ich die Tür scheppernd ins Schloss!

Schon abends saß ich in meinem neuen Domizil auf dem Marmorboden und konnte mein Glück kaum fassen. Chrissie würde Augen machen!

Das tat er auch, allerdings anders als erwartet.

»Du bist einfach alleine umgezogen?«

»Ja, allerdings! Wieso? Findest du die Bude etwa nicht super?«

Chrissie hatte mehr oder weniger entsetzt auf meine Mitteilung reagiert, als ich das verliebte Pärchen am Flughafen abholte.

»Aha, und was sagt Juan dazu?«

»Also ... Juan ...« Ich nestelte an meinen Haaren herum. »Mit dem habe ich Schluss gemacht!«

»Hää?« Mein Sohn machte ungläubige Augen.

»Wieso das denn?«, fragte er mit vorwurfsvollem Tonfall.

»Ach, Chrissie, ich hab erkannt, dass Juan eigentlich gar nicht zu mir passt. Wir können uns nicht richtig unterhalten, und du weißt ja, wie er immer rumläuft.«

Ich schüttelte angewidert meinen Kopf.

»Er passt einfach nicht mehr zu mir.«

Chrissie sagte zwei Minuten nichts. Das war eigentlich kein gutes Zeichen.

»Mama, ich hab da mal 'ne Frage.«

»Jede, Süßer!«, erwiderte ich erleichtert. Es war also alles wieder okay.

»Bist du eigentlich noch bei Verstand?«

Erschrocken über seinen wütenden Tonfall wich ich zurück.

»Allerdings, was denkst du dir denn?«

»Dann ist ja gut, ich begreif dich nämlich überhaupt nicht mehr«, schleuderte er mir entgegen. Dann verschwand er laut fluchend in seinem neuen Zimmer und machte sich daran, seine Sachen umzustellen.

Das hatte gesessen. Aber ich tat sein Verhalten bald als Reisestress ab und dekorierte weiterhin verzückt und verblendet mein neues Domizil.

Mein Leben verwandelte sich in einen wunderschönen Traum! Die Hunde tobten tagsüber über die 150-Quadratmeter-Terrasse, während ich mit der von Ralf geschenkten Business-Ledertasche ins Büro fuhr. Im Parkhaus nebenan bekam ich eine eigene Garage. So konnte ich der morgendlichen Sucherei nach einem guten Abstellplatz entgehen.

Sorgen bereitete mir nur immer wieder die Ineffizienz unseres jungen Unternehmens. Ohne die Aufträge aus Ralfs deutscher Firma hätten wir nicht mal eine Briefmarke kaufen können. Trotzdem begann mein Chef damit, die neu erworbene Agentur von Lilli umzustellen. Da sie in seinen Augen »nur« kreativ war, sollten alle anderen Aufgaben von Personal übernommen werden. Er stellte in wenigen Tagen vier Leute ein, die Lilli alles abnehmen sollten. Einiges wurde mir langsam unheimlich, doch Ralf konnte mich anfangs immer wieder beruhigen. Durch diese ganzen Umstellungen wurde die Sache beim Steuerbüro für mich immer komplizierter. Ich stieg so manches Mal nicht mehr durch, wer wo arbeitete, und worüber wir was abrechneten. Aber verbissen versuchte ich, alles unter Kontrolle zu halten, mich durchzubeißen. Suchte ab und an Trost bei anderen Mitarbeitern, denen ich meine Sorgen leise anvertraute. Doch Ralf wusste über jedes Gespräch bald Bescheid und knallte es mir auch jedes Mal direkt vor die Nase. Ich begriff, dass ich nur als Einzelkämpfer durchkommen würde.

Anscheinend spionierten sich hier alle gegenseitig aus. Eine Tatsache, mit der ich einfach nicht umgehen wollte. Denn bei gemeinsamen Unternehmungen waren doch alle immer ein Herz und eine Seele.

Es folgte Messe auf Messe. In Deutschland wurde ich herumgeführt und lernte, was man auf solchen Messen in der Freizeit alles tat. Die meisten Männer gingen in den nächsten Puff, die Frauen aßen Eis oder tranken Sekt an der Hotelbar.

Als eine der Veranstaltungen auf Mallorca stattfand, lud Ralf alle seine Mitarbeiter dazu ein. Er forderte mich auf, eine Art Rahmenprogramm für die weibliche Fraktion zusammenzustellen.

Einige fand er einfach »zu verklemmt« und meinte: »Die kannste mal bisschen auflockern, du weißt schon.«

Dabei zwinkerte er mir zweideutig zu.

»Männer?«, fragte ich ihn direkt.

»Männer, genau!«, stimmte er zu.

Schnell hatte ich einen Puff für Frauen gefunden. So hatte ich es verstanden. Vorher ging ich einmal rein, um mich darin umzusehen. Es gab zwölf Männer, davon war die Hälfte dunkelhäutig. Die meisten kamen aus der Dominikanischen Republik und blieben drei Monate, bis ihr Visum abgelaufen war. Der Barbesitzer zahlte Reisekosten, Unterkunft und Fixgehalt. Sie alle waren jung, sexy und äußerst charmant. Etwas irritierend empfand ich die homosexuellen Besucher. Der Gedanke, dass die Jungs Sex mit Männern und damit vielleicht gegen ihre eigene Neigung machen mussten, ängstigte mich. Vielleicht waren aber auch alle schwul und machten es mit den Frauen nur widerwillig? Konnte auch sein, das ergründete ich an diesem Abend nicht. In jedem Fall erschien mir das Lokal für eine »bunte Nacht« geeignet. Ralf stimmte zu, amüsierte sich königlich bei dem Gedanken und trug mir auf, am nächsten Tag Bericht bei ihm zu erstatten.

So saß ich eines Nachts mit drei ahnungslosen Kolleginnen im Auto und steuerte den »Bordellbetrieb« für Frauen an.

»Lisa, was kostet das denn?«, fragte mich eine Stimme von der Rückbank. Vorher hatten wir alle rumgewitzelt und ich war mir sicher, dass alle zumindest mutmaßten, wohin die Reise ging.

»35 Euro für eine halbe Stunde.«

Diesen Preis hatte mir der Besitzer genannt.

»Wie bitte? 35 Euro?«

Die Stimme zweifelte.

»Ist das nicht viel, viel zu teuer?«, fragte sie weiter.

»Hää? Das ist doch absoluter Spottpreis«, rief ich nach hinten. Endlich kam eine der Mitfahrenden auf die Idee nachzufragen, wo es eigentlich hinging. Denn hier lag augenscheinlich ein Missverständnis vor.

»Na, in den Puff«, rief ich. »Süße Jungs, lecker Sekt, halbe Stunde 35 Euro.«

Zwei der Frauen flippten aus. Sie wollten auf der Stelle aussteigen und verlangten, den Wagen sofort zu stoppen. Ich fuhr rechts ran. Einigermaßen verwirrt bekam ich ein schlechtes Gewissen. Es war mitten in der Nacht und die beiden hatten keine Ahnung, wo sie eigentlich waren. Aber sie bestanden darauf, sich zu verabschieden. Ich ließ sie gehen. Entsetzt über die heftigen Reaktionen schaute ich verwirrt auf die Verbliebene neben mir.

»Was machen wir jetzt?«

»Wir fahren weiter«, stupste sie mich an.

»Okay.«

Ich trat das Gas durch und wenig später saßen wir umringt von willigen jungen Männern an einer Theke. Bier und Cola aus Dosen für 5 Euro für die Jungs. Ich gab eine Lokalrunde. Himmel! Ich erinnerte mich an die Champagnerflaschen, die ich im Puff spendiert bekommen hatte. Da hatte sich wohl viel verändert oder es war hier schon immer so gewesen. Lust darüber nachzudenken hatte ich nicht. So spülte ich diese Gedanken mit billigem Sekt aus Plastikbechern herunter. Meine weibliche Begleitung amüsierte sich, obwohl sie mit niemandem sprechen konnte. Keiner hier sprach deutsch oder englisch. So unterhielt sie der Barmann in gebrochenem Englisch. An schnellem Sex in einem schmuddligen Hinterzimmer hatte sie keinerlei Interesse. Ich auch nicht! Zuerst nicht. Aber ich trank zu viel, wurde übermütig und neugierig. So viele Jahre hatte ich auf der anderen Seite verbracht. Nun hatte ich die Gelegenheit, endlich einmal zu sehen, wie es dem zahlenden Kunden dabei erging. Der Entschluss, es mal durchzuziehen, erheiterte mich. Das Mädchen, das mich begleitet hatte, versprach mir, auf mich zu warten. Damit war es abgemacht! Nun musste ich mir nur noch einen der Knaben aussuchen.

Im umgekehrten Fall lassen sich Männer ja gern ausreichend Zeit dazu. Am liebsten halten sie mit möglichst jedem Mädchen ein Schwätzchen und versuchen, die Preise runterzuhandeln. Die Hure wird oft vorher genau begutachtet und muss Rede und Antwort stehen.

»Bist du rasiert?«

»Ja, schon.«

»Wirst du auch feucht, wenn ich dir an der Fotze spiele?«

»Sicher.«

»Bist 'ne Schwanzgeile, oder?«

»Klar!«

»Machst du auch andere Sachen?«

»Ja, sicher, alles!«

»Sind die Titten auch fest? Kann ich mal anfassen?«

»Greif zu!«

»Mhmhm, gut, sind aber echt, oder?«

»Alles Natur.«

»Zeig mal deinen Popo, darf ich da auch mal rein?«

»Oh, das kommt drauf an und wenn, wird's teuer!«

»Aha, na gut, da weiß ich Bescheid! Schickst du mir bitte mal die nette Kollegin von da hinten her?«

»Wie jetzt, ich dachte wir gehen ficken! Hast doch schon alles angefasst!«

»Hmhm, nicht so schnell, ich muss noch überlegen, ich sage dir dann Bescheid!«

Mir hingegen war die Vorstellung, eine derartige Verhandlung zu führen, ausgesprochen unangenehm. Nachdem allen klar war, dass ich »aufs Zimmer« wollte, lächelten und zwinkerten sie mir aufmunternd zu. Schnell entschied ich mich für einen, der mir am ältesten erschien.

Schätzungsweise zweiundzwanzig oder dreiundzwanzig Jahre alt, trug er ein schwarzes Seidenhemd, welches bis zum Gürtel aufgeknöpft lässig auf seiner dunkelbraunen Haut lag. Sein knackiger Hintern war in eine eng sitzende, schwarze Jeans verpackt. Er war hübsch, gefiel mir. Seine dunklen Augen waren umrahmt von einem dichten Kranz langer, schwarzer Wimpern und seine Zähne waren gepflegt, ganz weiß. Er roch gut und war an dem Abend noch unbenutzt, wie er mir versicherte. Und hetero. Das aber war mir längst nicht mehr so wichtig, ich wollte jetzt aufs Ganze gehen. Im Hinterzimmer, dessen Tür direkt von der Bar abging, erwartete uns ein schmieriges, völlig unerotisches Ambiente.

Das Bett, kitschig mit rotem Plüsch bezogen, war rund. Manuel schnappte sich ein Laken vom Stapel und deckte damit nicht einmal ein Drittel der Rammelfläche ab. Unschlüssig stand ich im Raum. Über dem Bett gab es einen riesigen Spiegel. Daneben flimmerten lautlos drei kleine Fernseher, auf denen Schwulenpornos liefen. Da hatte mein Gastgeber wohl nicht aufgepasst.

Manuel drückte den Knopf eines kleinen verstaubten Radios unter dem Bett und leise ertönte spanische Discomusik. In die Ecke war eine sehr moderne Dusche eingebaut mit Massagekopf und einem endlosen Schlauch.

Obwohl ich meinen Kopf nicht abschalten konnte, wollte ich es noch immer versuchen. Manuel antwortete nur sehr einsilbig auf meine Smalltalk-Versuche. Es dauerte einen Moment, bis ich begriff, dass er auch die spanische Sprache kaum verstand! Das konnte ja heiter werden! Immerhin lächelte er mich die ganze Zeit freundlich an. Etwas unsicher entledigte ich mich langsam meiner Kleidung.

Der Bengel könnte mein Sohn sein, schoss es mir durch den Kopf. Dieser Gedanke war ein absoluter Erotikkiller. Hektisch machte ich Manuel klar, dass ich noch mehr zu trinken haben wollte. Er wiegelte ab. Stattdessen stellte er die Brause an und entkleidete sich. Er konnte sich sehen lassen. Glatte, braune Haut über ausgeprägten Muskeln. Das ließ ihn anziehend und erwachsener wirken. Um seinen Hals ein schmales Silberkettchen. Am Arm den passenden Armring. Bestimmt von seiner kleinen Freundin zu Hause! Von dieser Vorstellung wurde ich schon wieder etwas gebremst. Trotz der fiesen Überlegungen duschte ich mit ihm. Ohne meine Schuhe überragte er mich körperlich. Gut gelaunt seifte er uns überall ein. So ähnlich mussten sich meine Hunde fühlen, wenn ich sie abduschte!

Dann lagen wir auf dem Bett. Wieder versuchte ich ein Gespräch in Gang zu bringen, wollte ihn überzeugen, dass wir eigentlich gar nichts machen mussten. Es erschien mir unvorstellbar, von diesem netten Jungen Sex zu verlangen. Mir würde das gar nichts bringen, ich war sicher.

Meine Möse fühlte sich geradezu vertrocknet an. Hoffentlich sah sie nicht auch genauso aus! Idiotischerweise hatte ich gleich 70 Euro auf den Tisch gelegt. Nun musste ich noch weitere 45 Minuten hier verbringen. Einfach rausgehen wollte ich nicht. Er verhielt sich die ganze Zeit so, als wäre es ihm eine Ehre. Auf sein Drängen hin versuchte ich mich zu entspannen und ließ es nach einer Weile zu, dass er meinen Körper küsste. Meine Hände führte er wiederholt an seine Hüften und schließlich auch an sein Ding. Er war riesig.

Wenigstens kam es mir nach Juans kleinem Finger-Dipper so vor. Dass er so hart war, erstaunte mich. Schon lange wollte ich wissen, wie solche Männer das eigentlich machten! Ich hatte mich gefragt, ob sie jedes Mal abspritzten? Bekamen sie ihn überhaupt immer steif genug? Diese Fragen konnte er mir aufgrund der Sprachbarriere leider nicht beantworten. Dafür ließ er Taten sprechen. Geschickt küsste und streichelte er an meinem Körper herum und schaffte es tatsächlich, mich in Wallung zu bringen. Mit geschlossenen Augen auf dem Rondell liegend, ließ ich mir sogar die Möse von dem gekauften Liebhaber lecken!

Bevor Manuel seinen Schwanz in mich schob, zog ich ihm gleich drei Gummis auf einmal über. Er lachte, ließ mich aber gewähren. Auf mir liegend, drückte er sich vorsichtig und zärtlich in mich rein. Eine eigenartige Situation, um Lust auf Liebe und Gefühle zu bekommen. Aber genau das geschah. Die rhythmischen Bewegungen Manuels genießend, bekam ich Sehnsucht nach Nähe und beschloss, mir wieder einen Freund zu suchen. Aber diesmal einen, der auch zu mir passte.

Der Abend hatte ein kleines Nachspiel. Die beiden vor mir geflohenen Damen sahen mich plötzlich in einem anderen Licht. Sie verhielten sich mir gegenüber merklich abgekühlt. Ich sprach mit Ralf darüber, wie peinlich die ganze Aktion gelaufen war.

»Was die jetzt wohl von mir denken?«

Er lachte einfach nur. »Ach, nimm die Hühner doch nicht ernst, Lisa. Die kriegen sich schon wieder ein.«

Das taten sie dann auch, allerdings erst, nachdem Ralf ein Machtwort gesprochen hatte. Ohne es zu bemerken, hatte mein Chef mich wieder eine Stufe runtergestoßen. Denn wer kommt schon auf so eine ekelhafte Idee? Nur eine Ex-Hure! So viel war den Mitarbeiterinnen schon klar.

Die Ereignisse der nächsten Wochen kann man nur noch mit einem Drama vergleichen. Die nächste gemeinsame Messe war Anlass dafür, dass Ralf und Lilli sich gänzlich in die Haare bekamen. Seitdem er ihr beruflich das Zepter aus der Hand genommen hatte, bemühte er sich, genauso viel Einfluss auf ihr Leben zu bekommen, wie er über meines und das aller anderen in der Firma hatte. Als er sie bei einem Alleingang in Sachen Business überraschte, ging der Ärger los. Lilli war es gewohnt, ihre Kunden alleine zu suchen und hatte nicht mit solch einer herrischen Reaktion gerechnet. Am nächsten Morgen rief er mich in meinem Hotelzimmer an und bestellte mich nach unten. Verschlafen zog ich mir was über und betrat den Frühstücksraum. Er sah schlecht aus, bleich und müde. Der Aschenbecher war voller Kippen, Anzeichen, dass er was gegessen hatte, gab es nicht.

»Es ist aus zwischen Lilli und mir, Lisa!«

»Ich verstehe jetzt nicht ganz, Ralf, was ist los?«

Ralf erklärte er mir kurz, was vorgefallen war. Daran konnte ich nicht direkt festmachen, was ihn so erregt hatte. Trotzdem gab ich vor, ihn zu verstehen. Den Firmenzusammenschluss wollte er sofort wieder auflösen.

»Nun ja, wenn das so sein soll, müssen wir eben alles rückgängig machen«, nuschelte ich lahm vor mich hin.

»Ja, und mein Geld?«, zischte es aus seiner Richtung.

»Nun ja, das wird sie halt zurückzahlen, was weiß ich. Ich kenne mich doch mit solchen Sachen nicht aus!«, erwiderte ich nun schon etwas wacher.

»Ich rufe Bastian an, er soll auch runterkommen«, befand er. Die Zeit nutzte ich, um eine große Kanne Kaffee zu ordern und meinen Teller mit Brötchen und Marmelade vollzuhäufen.

»Dass du immer essen musst«, fuhr er mich schlecht gelaunt an. Entschuldigend lächelnd ließ ich mich von meinem Snack nicht abbringen. Dann kam Bastian runter. Nachdem er Platz genommen hatte, verkündete er die wahre Hiobsbotschaft.

Einem Geständnis gleich, weihte er uns in die Tatsache ein, dass er Lilli eine weitere hohe Geldsumme zur Verfügung gestellt hatte. Von seinem privaten Konto diesmal. Beinahe wäre ich an meinem Brötchen erstickt.

»Du hast Recht, man sollte wirklich nicht immer essen«, witzelte ich hustend. Den Ernst der Lage hatte ich noch nicht begriffen. Bevor wir aber weiter diskutieren konnten, kam Lilli dazu. Ralf gab uns Handzeichen. Wir waren verabschiedet und gingen jeder in Gedanken versunken zurück auf die Zimmer.

Von diesem Tag an ging alles ganz schnell. Die romantische große Liebe der beiden endete von einem auf den anderen Tag. Geschäftlich mussten sie vorübergehend wieder zusammenfinden. Ralfs Forderung, sofort sein Geld zurückzuerhalten, konnte so nicht erfüllt werden. Nun sah er seine Aufgabe darin, Lilli vorzuschreiben, was sie beruflich zu tun und zu lassen hatte. Ihre Angestellten weihte er in die finanziellen Transaktionen ein und stellte sie in ihrer eigenen Firma als Versager und Schmarotzer hin. Des Weiteren forderte er eine der Bürotippsen auf, hinter ihrer Chefin herzuspionieren. Jeden Tag tanzte er dort an und ließ sich jeden Kassenbeleg und alle Kontoauszüge zeigen. Er wollte jeden von Lillis Schritten überwachen und machte mich ganz verrückt mit dem Gedanken, dass Lilli ihn geschäftlich betrogen haben könnte. Auch ich wurde als Spitzel eingesetzt. Brav überbrachte ich ihm jede Information, die ich bekommen konnte. Meine langjährige Freundin horchte ich aufs Übelste aus und heuchelte Anteilnahme. Denn Lilli litt. Nicht nur unter dem beruflichen Stress, auch ein eiligst herbeigeführter Schwangerschaftsabbruch setzte ihr zu. Ralf beschwor mich, ihr jeden Gedanken daran, das Kind eventuell behalten zu wollen, auszureden. Seine Frau hätte von all dem noch nichts mitbekommen und er wolle nun lieber seine Ehe retten.

Jedem Angestellten aus der nun verhassten Agentur versprach er eine leitende Position in unserem kleinen Büro, wenn sie zu ihm hielten. Das versetzte mich erneut in Aufregung, denn in unserer Firma tat sich so gut wie gar nichts mehr. Ralf verlangte immerfort, ich solle mir mal einen Kopf machen, wie Geld reinkommen könnte, schließlich sei ich Geschäftsführerin.

»Da sind auch eigene Ideen gefragt, wie der Begriff ja schon aussagt.«

Meine Versuche, ihm zu erklären, dass das so nicht funktionieren könne, blockte er ab. Umgeben von Streit und Stress, hilflos überfordert im Job, kämpfte ich mehr und mehr gegen wieder aufsteigende Angstzustände und Gewissensbisse an.

Lillis Leben wurde ebenfalls schwer und schwerer. Sie konnte niemandem mehr vertrauen, wurde depressiv und unberechenbar, und spürte schließlich die Verräter in den eigenen Reihen auf. Hochkant schmiss sie alle raus, nahm sich einen guten Anwalt und setzte Ralf finanziell vorläufig aufs Trockene. Er schäumte vor Wut. Auch hinsichtlich der Einnahmen lief bei uns weiterhin gar nichts! Es folgten immer öfter hässliche Szenen, in denen ich tränenüberströmt seine Litaneien über das Leben, den Erfolg und die Arbeit über mich ergehen ließ. Noch immer schaufelte er die Beträge mit beiden Händen zum Fenster raus. Immer höhere Rechnungen schickte ich nach Deutschland und hatte nun auch noch Ärger mit Bastian, dem das Ganze langsam »spanisch« vorkam. Ich war und blieb ratlos. Der monatliche Geldbedarf hatte sich in wenigen Monaten verfünffacht!

Die Tage vergingen. Die Arbeit fiel mir immer schwerer, jeden Morgen hatte Ralf eine neue Idee. Mal sollte ich das Schulaufsichtsamt anschreiben, weil er Schulen Internetzugänge und Webspace sponsern wollte, dann wieder war es ein Anti-Drogen-Wettbewerb für die Schüler. Seine neueste Idee war es, ein Grundstück zu pachten, auf dem Touristen und Einheimische Gotcha spielen konnten. Das sind kleine Farbkugeln, auch Paintballs genannt, die man in verschiedenen Teams aus Luftdruckpistolen aufeinander abfeuert. Als das nicht wirklich voranging, begannen wir mit der Konzeptionierung einer spanischen Internetzeitung. Mit meinem Konterfei als Chefredakteurin vorne drauf. Als das auch nicht gelang, fand er es besser, Webseiten für Tauchschulen zu entwerfen.

Täglich sollte ich die Kontopositionen überwachen, aber mit der Zeit wurde ich unter dem Stress fahrig und nervös. Manchmal vergaß ich es einfach und hatte plötzlich gesperrte Handys oder Mahnungen auf dem Tisch. Ralf drehte regelmäßig durch, wenn so etwas passierte. Ich begann Termine zu vergessen, verschrieb mich bei Rechnungen oder versäumte andere wichtige Sachen. Immer wieder versuchte ich, Ralf klar zu machen, dass ich mit den unzähligen verschiedenen Sachen auf meinem Schreibtisch überfordert war. Die zu bearbeitenden E-Mails und Briefe stapelten sich höher und höher. Jeden Tag ging ich mit einem schlechten Gewissen ins Bett und wachte mit demselben auf. Ich rauchte zu viel, verlor an Gewicht, fühlte mich kraftlos, war blass und müde. Aber während mein Chef immer mehr außer Kontrolle geriet, bekam ich eine Einladung. Eine Einladung ins Haus von Steffens Eltern. Die Erlaubnis, meinen jüngsten Sohn zu treffen. Diese Nachricht ließ mich versöhnlich und weich werden. Das Gespräch suchend wandte ich mich an Ralf und wir beredeten die Probleme. Alles würde wieder besser werden und auch eine Hilfskraft sollte eingestellt werden. Wir waren beide frustriert, weil nichts so funktionierte, wie es sollte.

WIEDERSEHEN UND ABSCHIED

Die nächste Veranstaltung, auf der unsere Firma vertreten war, fand in Deutschland statt. Ganz in der Nähe meiner Familie, die ich bei dieser Gelegenheit besuchen wollte. Direkt im Anschluss wollte ich zu Steffen fahren. Die folgenden Tage verbrachte ich in einer Art Trance. Ich bemühte mich, auf der Arbeit durchzusteigen, und plante akribisch meinen Besuch bei Steffen. Ich hatte mir großzügig Geld zur Seite gelegt, damit ich alles bezahlen konnte. Die Familie Lehmann wollte ich zum gemeinsamen Abendessen ins Restaurant einladen und natürlich würde ich im Hotel schlafen müssen. Dazu kamen noch die Flug- und Fahrtkosten und Chrissies DVD-Wunschzettel, den er mir jedes Mal, wenn ich verreiste, in die Tasche schob. Kurz bevor es so weit war, benötigte ich Geld für eine uneingeplante Rechnung. Ralf bat mich, das Geld vorzustrecken, und versprach, es mir zur Messe mitzubringen. In der Nacht vor dem Abflug schlief ich keine Sekunde. Mein Bruder holte mich vom Flughafen ab und wollte mich abends zum Messehotel bringen. Vor Nervosität und Aufregung redete ich ununterbrochen auf ihn ein. Überglücklich rief ich Stefan an, der sich ebenfalls sehr freute.

Als ich schließlich im Hotel ankam, war ich von der ganzen Aufregung schon müde und erschöpft. Es gab etwas zu essen und eine vorbereitende Gesprächsrunde. Danach, beim geselligen Beisammensein, konnte ich meine Augen kaum noch offen halten. Aber Ralf bestand darauf, dass ich dabeiblieb. Wieso er das wollte, wurde mir schnell klar, als ich an seiner Seite eine vollbusige Blondine erblickte. Alle starrten auf ihr Dekolletee, sie hätte sich gar nicht solche Mühe mit ihrem Make-up geben müssen. Ralf, ins Gespräch mit ihr vertieft, wollte mich dennoch nicht gehen lassen. Als ich endlich ins Bett kam, war es nach 3 Uhr. Ich hatte meinen Chef noch an das Geld erinnert, er wollte es mir beim Frühstück geben. Schon früh morgens ging seine Maschine, während der Zug, der mich zu Steffen bringen sollte, erst am Nachmittag fuhr. Ich stellte mir im Handy meinen Wecker, ohne daran zu denken, dass ich den Signalton wegen der Diskussionsrunden am Nachmittag abgestellt hatte. Als ich erwachte, war es fast 12 Uhr. Ralf war längst weg und hatte das Geld einfach mitgenommen.

Eilig wählte ich sein Handy an. Mein Arbeitgeber teilte mir mit, dass ich ja selbst schuld wäre, da ich nicht wie verabredet zum Frühstück erschienen sei:

»Ich wollte dir mal eine Lektion erteilen, damit du siehst, dass ich auch anders kann.«

»Wie bitte?«

Ich glaubte meinen Ohren nicht zu trauen. Dann traute ich plötzlich auch meinen Augen nicht mehr. Die üppige Blondine stand unerwartet in meinem Zimmer, ein Hotelangestellter hatte sie auf Wunsch hineingelassen. Fröhlich grinste sie mich an. Da telefonisch nichts mehr zu ändern war, beendete ich das Gespräch. Es war das erste Mal, dass mir deutlich wurde, dass ich unter diesem Mann nicht mehr lange würde arbeiten können. Seine Erziehungsmethoden raubten mir die letzten Nerven.

Missmutig betrachtete ich den Neuankömmling.

»Kann ich Ihnen helfen?«

»Nein, aber ich kann Ihnen helfen!«, strahlte sie.

Sie erklärte mir, dass sie am vorigen Abend mitbekommen hätte, wie ich Ralf um Geld bat. Als sie ihn morgens zum Flughafen brachte, nutzte sie die Gelegenheit, ihn danach zu fragen. Leider erfolglos, auch ihr hatte er es nicht für mich ausgehändigt.

»Ich könnte ihn erwürgen, und ich glaube, ich tue es auch, wenn ich ihn treffe«, maulte ich.

»Sie stehen jetzt besser erst mal auf und nehmen eine Dusche. Anschließend gibt es unten frischen Kaffee. Und um das Geld brauchen Sie sich nicht zu sorgen, das bekommen Sie von mir.«

Ich war sprachlos! Schnell hüpfte ich aus den Federn und saß nur wenig später mit Sybille am Tisch. Es gab dampfenden Kaffee in großen grünen Bechern und belegte Brote. Sybille erzählte mir von der letzten Nacht, es war nichts passiert. Aber sie fand Ralf recht attraktiv und hatte den Flirt mit ihm genossen.

»Ehrlich gesagt, so genau wollte ich es gar nicht wissen«, grinste ich sie an. »Warum sind Sie eigentlich noch mal hergekommen? Meinetwegen?«

»Nein, nein, ich musste sowieso noch einmal hierher.«

Sie kramte in ihrer riesigen Tasche und legte mir 500 Euro auf den Tisch. Ich war verblüfft, das war eine wirklich nette und hilfsbereite Geste. Durch ihre Freundlichkeit war mir die Situation gar nicht peinlich und nach einer weiteren Stunde duzten wir uns. Langsam musste ich los. Ich bedankte mich überschwänglich und versprach, das Geld direkt zurückzuschicken. Sie lachte und winkte mir zum Abschied.

Erwartungsvoll und ungeduldig stieg ich kurze Zeit später in den Zug, der mich zu Steffen bringen sollte. Als ich ausstieg, kam es mir vor, als sei ich in einer stehen gebliebenen Welt. Der Miniaturbahnhof befand sich gerade im Umbau. Jugendliche lungerten vor dem Gebäude herum und spuckten auf die Straßen. Erleichtert erspähte ich den Taxistand. Schnell stieg ich ein und gab dem Fahrer die Adresse des Hotels. Es sollte nach Uwe Lehmanns Angaben direkt in der Nachbarschaft zu ihrem Haus liegen. Der Fahrer setzte mich vor einem sauberen, kleinen Hotel ab. Erschöpft fiel ich ins Bett. Ein bisschen Zeit blieb noch, um auszuruhen. Doch obwohl ich todmüde war, kam ich einfach nicht zur Ruhe. Ich rief Chrissie an und erzählte ihm alles, was passiert war.

Es war auch für Christoph nicht einfach, er zeigte zarte Eifersucht und wusste nicht so recht, wie er das mit Steffen nun einordnen sollte. Natürlich hatte er seinen Bruder nicht vergessen, aber er war als verwöhntes Einzelkind groß geworden. Er hatte wohl Bedenken, seinen Platz bei mir verteidigen zu müssen. Mehr als einmal erklärte er scherzhaft:

»Denk dran, Mama, der Erstgeborene ist der Königssohn.«

Ich musste lachen.

»Du bist etwas ganz Besonderes für mich und wirst immer der wichtigste Mensch für mich bleiben, Chrissie.«

»Wenn das so ist, ist es ja gut«, war seine Standardantwort darauf und im Anschluss setzten wir uns oft zusammen in ein Café, um uns zu verwöhnen.

Endlich war der Abend da. Ich sah aus dem Fenster auf den kleinen Hinterhof, als mir ein Spruch in den Sinn kam, den ich einmal auf einer Hauswand gelesen hatte:

»Fahl scheint auf die Stadt ganz blass der Mond, wie gut, dass man woanders wohnt.« Grinsend ging ich nach unten und betrat das rustikale Restaurant des Hotels.

Als Uwe und Ruth auf mich zukamen, erkannte ich sie sofort. Nur kleiner kamen sie mir vor, und älter waren sie geworden.

Wir begrüßten uns herzlich. Uwe wirkte ruhig und ausgeglichen. Ein kleiner Bauch wölbte sich über den Gürtel seiner legeren Jeans. Seine Frau hingegen wirkte angespannt und nervös, gab mir dadurch aber meine Selbstsicherheit zurück. Bald schon saßen wir gemütlich beim Essen zusammen. Wir alle erzählten viel und auch Ruth ging dann und wann aus sich heraus. Nach wie vor blieb sie aber misstrauisch und ängstlich.

Während des Essens rief Steffen einmal an. Er war zu Hause und hibbelte nervös umher. Mit ihm sprechen durfte ich jedoch nicht. Wir vereinbarten, dass mich das Ehepaar am nächsten Tag abholen würde, um bei ihnen zu Mittag zu essen. Endlich war es so weit, morgen würde ich meinen Sohn wiedersehen.

Nach der Veröffentlichung meines ersten Buches bekam ich besonders viele E-Mails und Briefe, die sich um meinen Sohn Steffen drehten. Insbesondere weibliche Leser machten sich viele Gedanken über ihn. Einige konnten nachvollziehen, was da passiert war, andere bewunderten die Kraft, die ich hatte aufbringen müssen, um mich so endgültig von dem Jungen zu trennen. Wieder andere überhäuften mich mit bitterbösen Vorwürfen.

Natürlich kann eine Mutter, die sorgenlos und partnerschaftlich gut behütet ist, nur schwer verstehen, wie man sich als Frau von seinem eigenen Kind trennen kann. Man warf mir vor, nicht alles versucht und die Ehe mit Stefan vorsätzlich ruiniert zu haben. Man verachtete mich dafür, dass ich unser gemeinsames Kind – so schien es ihnen – dafür zahlen ließ. Man beschimpfte mich als schlechte Mutter, die es nicht verdiente, Kinder zu haben. Wenn ich solche Briefe bekam, fand ich anschließend nur sehr schlecht in den Schlaf. Wieder und wieder überlegte ich, ob sie Recht hatten, ob ich zu früh aufgegeben hatte, ob ich etwas hätte verändern können. Doch ich kam immer zu demselben Schluss! Nein, jede Alternative wäre halbherzig und gegen das Wohl meines Kindes gewesen.

Stefan und ich haben uns geliebt, sehr sogar. Aber wir waren einfach zu unreif und zu dumm, um die Situation ruhig und überlegt in den Griff zu bekommen. Stattdessen gab es immer wieder Schläge und Alkohol. Keine guten Voraussetzungen, um gemeinsam Kinder großzuziehen. Eine Ehe unter Gewalt und ohne Vertrauen kann nicht bis zur Silberhochzeit halten. Am Ende wären wir alle unglücklich und aggressiv geworden. Am meisten jedoch Steffen. Er war von Anfang an ein hibbeliger Sturkopf. Die Welt sollte sich nur um ihn drehen, um ihn ganz allein. Ein schöner Gedanke, und so sollte es ja auch bei allen Kindern dieser Welt sein. Aber dieses Gefühl konnte ich ihm einfach nicht vermitteln. Zu sehr war ich in mein eigenes, stets aufs Neue eskalierendes Dasein verheddert. Stefan war ebenfalls überfordert. Selbst noch so jung und die Verantwortung für seine kleine Familie, der Stress im Elternhaus, das gegen unsere Beziehung war, seine Eifersucht, sein Wunsch, mich ganz zu beherrschen, machten ihn kaputt. Uns blieb nur die Trennung. Und der Gedanke, Steffen all das zu geben, was ein Kind verdient hat. Ein stabiles Zuhause, in dem es geliebt wird, wo es immer die Nummer eins ist!

Ich hatte Steffen kein schönes, geborgenes Leben vorenthalten wollen, nicht aus Egoismus und falsch verstandener Mutterliebe. Ich hatte ihn in die Hände von Ruth und Uwe gegeben und nun würde ich sehen, was ich mir so sehr wünschte: dass es Steffen gut ergangen war. Ich würde einen glücklichen Teenager treffen, davon war ich überzeugt.

Uwe und Ruth holten mich vom Hotel ab. Mein Gepäck nahm ich gleich mit, denn am Abend ging meine Maschine zurück nach Palma. Aufgeregt setzte ich mich in ihren Personenbus. Es war bitterkalt und ich hatte eine dicke Jacke an. Während der Fahrt griffelte ich von innen Löcher in die Taschen. Endlich parkte der Wagen, wir waren da.

Mit angehaltenem Atem stand ich vor dem Eckreihenhaus und schaute nach oben. Die Gardine bewegte sich und Steffen sah hinaus.

Uwe schloss die Tür auf und wir standen in einem kleinen Flur, in dem es eine Treppe nach oben und eine nach unten gab.

»Die Kinder sind oben«, sagte Uwe zu mir und rief die Treppen hoch: »Steffen, Michael, kommt mal runter, wir haben Besuch.«

Mein Herz raste. Endlich kam er runter. Auf Strümpfen, in Jeans. Schüchtern, aufgeregt, langsam und doch zu schnell. Er stand vor mir und ich nahm seine Hand.

»Hallo, Steffen, ich bin Lisa, deine leibliche Mutter.«

Neugierig sah er mich an und lächelte.

»Komm mal mit, ich will dir meinen Hund zeigen«, er zog mich hinter sich her ins Wohnzimmer. Von dort führte eine Balkontür in einen kleinen Garten. Es war kaum Platz für Tisch und Stühle. Trotzdem gab es ein Gartenhäuschen, ganz aus Metall, als Heimat für Rasenmäher und anderes Werkzeug.

Akkurat geschnittene Büsche und glatt rasiertes Grün. Dazwischen ein kleiner, verspielter Hund mit einem gelben Tennisball im Maul. Aber ich sah nur Steffen. Versuchte die Situation zu begreifen. Der Junge, der vor meinen Augen mit seinem Haustier spielte, war mein Sohn Steffen. Ganz anders als damals sah er aus und dennoch genauso. Mir fröstelte.

»Ist dir nicht kalt, so in dem T-Shirt?«, fragte ich ihn.

»Nööö, ich friere nie«, ließ er mich wissen.

Wieder stumm geworden, sah ich ihm ins Gesicht. Wie gerne hätte ich es berührt. So wie früher »Seifen-sauber-Kontrolle« gemacht. Dabei schnuffelte ich ihm immer das Gesicht ab und er lief kreischend und lachend vor mir weg.

»Hast du Kippen?« Auffordernd sah Steffen mich an.

»Natürlich, aber rauchst du denn schon?«

Ich war nun doch etwas verwirrt, damit hatte ich nicht gerechnet.

»Klar, so 'ne Bigbox am Tag zieh ich schon durch.«

Ungläubig schaute ich ihn an.

»Hast du jetzt Kippen?«

Schnell zog ich meine Schachtel aus der Tasche und hielt sie ihm einladend hin.

»Ich finde, du solltest noch nicht rauchen«, bemerkte ich besorgt.

»Das lasse ich mir nicht verbieten«, konterte er und zog hektisch am erbetenen Glimmstängel.

Nie hatte ich ihn so gesehen. In den Bildern, die ich schon so lange im Herzen und im Kopf trug, sah er immer noch ganz klein und zierlich aus. Zum ersten Mal kam in mir der Gedanke auf, dass dies eigentlich ein völlig fremder Junge für mich war. Diese Überlegung entsetzte mich.

Ich bat ihn, mir sein Zimmer zu zeigen. Wir gingen die Treppe hinauf und standen bald darauf in seinem Reich. Die Wände waren kahl, keine Bilder, keine Poster, keine Tapete.

»Haben wir hier ausgebaut für mich«, bemerkte er stolz und zeigte auf mein Bild, das er über seinen Schreibtisch gehängt hatte. Als er all meine Briefe ausgedruckt aus einer Schublade holte, kämpfte ich mit den Tränen.

»Hier, das ist mein Computer, den habe ich mir selber zusammengespart.«

Er zeigte auf ein altes Ding, das auf der einen Seite seines Tisches stand. Auf meine Frage nach Internet bestätigte er mir, dass er in den nächsten Tagen einen eigenen Anschluss bekommen und so öfter online sein würde. Wir verabredeten, dass er dann mal mit seinem Bruder Christopher chatten könne, was er sehr spannend fand. Außer ein paar DVDs und einigen Computerspielen konnte ich nichts weiter entdecken.

»Wo hast du denn dein Spielzeug?«

»Spielzeug?«, entrüstet drehte er sich um. »Mensch, ich bin 16 Jahre alt, ich spiele doch nicht mehr. Nur ab und an hiermit.« Er hielt mir ein Schachbrett unter die Nase.

»Ja, aber hast du keine Spielsachen mehr von früher da, als du noch klein warst?«

Ich war irritiert. Aber Steffen überging die Frage einfach.

»Hab ich dir schon erzählt, dass wir oft campen fahren?«

»Campen? Wie schön!« Ich lächelte ihn an.

»Ja, wir sind auch oft auf einem Bauernhof gewesen«, plapperte er weiter.

In Gedanken sah ich Chrissies Gesicht vor mir, wenn ich ihn fragen würde, ob er Lust hätte, auf einem Bauernhof zu campen. Da waren die Jungs dann doch sehr verschieden.

»Hatte Chrissie denn noch viel Spielzeug?«

Vor meinen inneren Augen türmte sich Spielzeug jeder Art zu einem großen Berg zusammen. Bücher, Gesellschaftsspiele, Spielkonsolen und Unmengen DVDs fielen mir ein.

»Nein, gar nicht, eigentlich hatte er auch nicht sehr viel.«

Zum Essen gab es Lachs. Für die Lehmanns eine besonders leckere Mahlzeit. Nur leider mag ich Fisch nicht so sehr. Ruth häufte mir Kartoffeln auf den Teller, als wäre ich ein Hamster kurz vor dem Winter. Dazu gab es Salat, der aus riesigen grünen Blättern bestand. Aufgekratzt saßen wir alle am Tisch, der neben der Sitzgarnitur im Wohnzimmer ebenfalls seinen Platz hatte. Die Einrichtung bestand zum größten Teil aus hellen Möbeln.

Die Gespräche drehten sich um Urlaub, Schule und den ständigen Widerspruch des Jüngsten. Später zeigten sie mir Fotoalben aus Steffens Kinderzeit. Wir spielten ein bisschen Schach und beschlossen danach, in die Stadt zu gehen. Wir hatten Lust auf Kaffee und Kuchen. Bei der Gelegenheit sollte ich auch gleich Steffens Schule ansehen, die auf dem Weg lag.

Ich fand die Schule schon etwas ungewöhnlich. In den Klassen gab es nur bis zu acht Schüler und alle hatten Lernschwierigkeiten oder soziale Probleme. Mädchen wurden dort anscheinend überhaupt nicht aufgenommen.

Die Räumlichkeiten machten auf mich einen nicht gerade gepflegten Eindruck, die Möbel waren lieblos zusammengewürfelt. Einen Schulhof gab es nicht, nur einen Hinterhof, auf dem aber »Ballspielen verboten« war, da er gleichzeitig als Parkplatz einer großen Spedition diente. Steffen vertraute mir das Schülerprinzip an:

»Hier musste dich durchsetzen, kneifen gilt hier nicht. Hier ist der Boss, wer am meisten Stunk macht.«

Mir gefiel das alles nicht besonders und ein ungutes Gefühl machte sich immer mehr in mir breit. Abends beim gemeinsamen Essen in einer Pizzeria wurde es nicht besser.

Kaum eine der Diskussionen über das Leben im Allgemeinen, die Steffen an diesem Abend mit seinen Eltern führte, konnte ich nachvollziehen. Vieles, was ich hörte, wirkte auf mich sinnlos oder unnötig verletzend. Wir prosteten uns zu, wir lächelten uns an.

Aber in mir loderten starke Gefühlswallungen und ich fragte mich, ob es uns allen so erging.

Ein falsches Wort und ich musste befürchten, Steffen nicht wiedersehen zu dürfen. Also machte ich buchstäblich gute Miene zum bösen Spiel und hoffte, dass bei dieser Theatervorstellung bald der Vorhang fallen würde. Sonst würde ich tatsächlich noch den Verstand verlieren, hier mitten im Restaurant!

Nach dem Essen verabschiedeten wir uns am Bahnhof. Ich musste noch ein paar Stationen mit dem Zug fahren, um zum Flughafen zu kommen. Steffen begann zu weinen und ich heulte mit. Als der Zug endlich losfuhr, sackte ich zusammen und fühlte mich, als hätte ich mein Kind ein zweites Mal verloren.

Auf Mallorca angekommen, erwartete mich eine Überraschung. Die gesamte deutsche Firma war im Firmenhaus versammelt. Vor kurzem hatten sie ihr Serviceprogramm erweitern müssen und drei auf Mallorca lebende Deutsche dazu eingestellt. Hier sollte nun die Einweisung stattfinden sowie das eine oder andere Meeting. Wir waren alle anwesend, Ralf verlangte es so. Deswegen trat ich meinen freien Tag in die Tonne und machte mich auf den Weg. Es gab zu essen und zu trinken. Ich redete ausgiebig mit Bastian, den ich nach wie vor sehr gern hatte.

Die drei Neuen erschienen. Unter ihnen mein alter Freund Peter, den ich eigenhändig ausgesucht und eingestellt hatte. Eine der neuen Mitarbeiterinnen fiel mir direkt ins Auge. Sie hatte lange, schwarz gefärbte Haare und eine Haut, die aussah wie Pausenbrotpapier, so weiß, fast durchsichtig erschien sie mir. In ihrem schmalen, zarten Gesicht dominierten jedoch nicht ihre glänzenden, enorm ausdrucksstarken Katzenaugen, sondern zwei Piercings. Das eine steckte in ihrer Nase, das andere durchstach ihre Augenbraue. Nachdem sie mich begrüßt hatte, entdeckte ich ein drittes in ihrer Zunge. Sie war sehr höflich, zurückhaltend, was so gar nicht zu ihrer Erscheinung passte. Sah man ihr direkt ins Gesicht, konnte man erkennen, dass ihre Brauen abrasiert waren und statt der Härchen auf beiden Seiten ein schwungvoller Strich tätowiert war. Ihren fülligen Busen hatte sie gut sichtbar in eine durchsichtige Bluse verpackt und wedelte damit unverkennbar vor Ralfs Nase herum. Das brachte ihr gleich einen Vorschuss in bar ein, obwohl sie noch keinen Stich gearbeitet hatte. Sie ging dann als Erste, mit dem Hinweis, dass sie noch arbeiten müsse – in einem Striplokal als Tänzerin. Da sie eine sehr gute Figur hatte, brachte sie das wohl hin und wieder über die Runden. Aber nur 30 Minuten später winkte Ralf mich zu sich heran. Er deutete auf seinen PC und ich sah »Mrs. Gogo« in seinem Chatprogramm.

»Wirklich, dir gehört die Firma? Das habe ich gar nicht gewusst«, schrieb sie gerade. Ralfs Augen glänzten. Mir war sofort klar, dass wieder Gelder fließen und Ralf sie mit vollen Händen in ein Fass ohne Boden stopfen würde.

Gleich am nächsten Tag bekam die Dame die Belohnung für ihre volle Bluse. Wir fuhren zu ihr nach Hause. Beißender Gestank schlug uns entgegen, sie hatte mehrere unkastrierte Kater dort. Außerdem gab es keinen Ofen und keine Möbel, außer einem schäbigen, alten Sofa. Die Wohnung hatte sie mit einem Freund zusammen, der aber zurzeit unterwegs war. Sie sagte uns, sie müsse die Wohnung sofort verlassen. Ralf machte ihr das Angebot, sie fest in unserer spanischen Firma einzustellen.

»Lisa, du brauchst doch eh Hilfe?«

Aufmunternd sah er mich an.

»Ja, ja stimmt schon«, erwiderte ich etwas gereizt, denn so eine Hilfe hatte ich mir nicht vorgestellt. Eher etwas qualifizierter! Schon in wenigen Tagen sollte sie anfangen. Der Termin verschob sich dann aber um drei Wochen, da sie sich erkältet hatte. In der Zwischenzeit beauftragte Ralf mich damit, eine Maklerin aufzusuchen. Die »prallen Melonen« wollte er direkt in Palma gelagert wissen und so machte ich mich an die Arbeit. Schon bald fanden wir eine schöne, große Wohnung mit Garten für ihre Tiere. Diese wurden aus Ralfs Geldsack auch gleich kastriert, damit es nicht wieder unnötig zu üblen Gerüchen kam. Gleich am nächsten Tag wurde ausgerechnet, in welcher Höhe ihr Bedarf lag. Schließlich fehlten Möbel und andere Kleinigkeiten. In Raten sollte sie den Betrag an die Firma monatlich zurückerstatten. Dabei kam es zu einer kleinen Auseinandersetzung, denn die neue Herzensdame meines Chefs hatte gleich ein Auto mit auf die Liste gesetzt. Das erschien selbst ihm ein bisschen übertrieben und so einigte man sich auf ein paar Tausend Euro weniger.

Endlich erschien sie den ersten Tag im Büro. Ich war erleichtert, denn bis jetzt war sie keine wirkliche Hilfe gewesen, im Gegenteil, sie hatte mir nur noch mehr Arbeit gemacht. Bald kamen wir ins Gespräch. Doch noch bevor sie den Rechner starten konnte, wurde ihr übel. Sie erklärte mir, dass sie an Angstzuständen und Panikattacken litt. Ich verstand sie nur zu gut. Trotzdem war ich in Sorge, wie das alles funktionieren sollte. An der Tatsache, dass die Firma noch kein wirkliches Geld verdiente, hatte sich nichts geändert, stattdessen war ein sehr hungriges Maul dazugekommen. Aber Ralf beruhigte mich und empfahl mir, sie zu einem Arzt zu fahren. Das tat ich und im Auto dorthin tat sie mir fast leid. Sie bekam Tabletten, auf die sie sich einstellen sollte. Deswegen fiel sie auch weitere vierzehn Tage aus. Sie war krankgeschrieben. Währenddessen hatte Ralf eine neue Idee. Er wollte nun selbst eine Messe veranstalten, für alle Webmaster aus dem spanischen Internet. Schließlich hatte er Erfahrung im Business und so schwer konnte das ja nicht sein. Ich begann zu telefonieren, suchte Sponsoren, suchte nach Möglichkeiten für Werbeflächen, suchte das passende Ambiente und die passende Rahmenunterhaltung. Sprach in Hotels vor, checkte die Flugverbindungen zum Festland und begann an einer offiziellen Webseite für das Treffen zu arbeiten. Ralf half mir, wo er konnte, aber es war einfach viel zu viel. Niemand wusste, mit wie vielen Besuchern man zu rechnen hatte und wo die alle herkommen sollten. Es blieb nur die Möglichkeit, sie aus dem Internet rauszusuchen und sie anzuschreiben. Dazu brauchte man einen Text und viel mehr Informationen, die wir einfach nicht hatten. Wir wussten nicht einmal den Preis für eine einfache Plastiktüte in der Herstellung. Nebenbei erledigte ich laufend Anwaltsbesuche, denn mittlerweile stritt Ralf sich hier und da auf der Insel herum. Als Geschäftsführerin oblag alles mir, ebenso die Besuche beim Steuerbüro und die Buchhaltung. Zudem benötigte seine »Tanzende Graziella« ein Firmenhandy. Die Anmeldungen, die nötig waren für den Arbeitsplatz, erledigte ich ebenfalls. Noch einmal flog ich mit Ralf aufs Festland zu einer spanischen Bank. Er hatte nebenbei Ideen zu den unzureichenden Zahlungssystemen in Spanien entwickelt. Dazu brauchte er eine große Bank als Partner. Wochenlang hatte ich um einen Termin gekämpft, am Ende sogar Wein gesendet. Schließlich lud man uns zum Gespräch.

Die Reise verbesserte das Klima zwischen uns, wir unterhielten uns ausführlich. Ralf versuchte mich zu motivieren und ich versprach ihm, mich zu bessern. So war es nach jedem Gespräch, obwohl ich mich nicht schuldig fühlte, schaffte er es, mir ein schlechtes Gewissen einzureden. Der Besuch bei der Bank entpuppte sich schnell als Sackgasse. Die Bank sah keinen Handlungsbedarf, so stürzten wir uns wieder auf die Messe. Mit der neuen Kraft im Büro sollte nun alles koordinierter laufen. Leider saß unsere »Stangenfee« doch öfters ratlos im Büro herum, so dass Ralf sich ihrer persönlich annehmen musste.

Ich war mir sicher, dass zwischen den beiden noch immer was lief. Kam man ins Zimmer, fuhren sie schnell auseinander. Es war mir peinlich, das mitzuerleben, denn Ralf hatte eine sehr nette Frau mit Kind zu Hause. Zudem fühlte ich mich immer beobachtet, wenn meine Hilfskraft anwesend war, schließlich wusste ich, wie Ralf seine Mitarbeiter aufeinander ansetzte.

Mein Leben war wieder kompliziert geworden. Meine Freundschaft mit Lilli war so gut wie vorbei. Sie zu treffen, wäre Verrat gegenüber Ralf gewesen, jedenfalls in seinen Augen. Meine brüderliche Liebe zu Peter wurde misstrauisch beäugt. Immer wieder bekam ich mit, dass Ralf versuchte, ihn genauso unter seine Fittiche zu nehmen wie all die andern. Obwohl er wusste, dass uns eine langjährige Freundschaft verband und Peter kein Mensch war, den man kaufen konnte.

Die Lage spitzte sich endgültig zu, als Bastian auf die Insel kam und wir gemeinsam Lilli aufsuchen sollten. Vorangegangen war ein Termin bei Lillis Anwalt. Da die gemeinsame Firma keine Zukunft mehr hatte und Lilli nervlich nicht mehr in der Lage war, mit Ralf zusammenzutreffen, sollten die Verträge gelöst werden. Dazwischen stand nur die Kleinigkeit von 80.000 Euro, die Ralf an Lilli ausbezahlt hatte. Natürlich forderte er den Betrag zurück. Aber es war kein Geld mehr da, und so versuchten die Anwälte, irgendwie eine Einigung zu erzielen. Da mir die rechtlichen Belange zu kompliziert waren, bekam ich am Ende nur mit, wie unser Firmenanwalt erbost aufstand.

»Ich bin Rechtsanwalt und kein Rechtsverdreher. Meine Rechnung schicke ich Ihnen zu.«

Damit verließ er wütend den Raum. Lilli und ihre Anwältin, die sich bereits seit Jahren kannten, waren zufrieden. Ralf kochte vor Wut. Auf dem Weg zurück ins Büro fluchte er unflätig über den Anwalt.

»Der hat sie ja nicht mehr alle, wir nehmen sofort einen anderen Rechtsbeistand, was fällt dem denn ein!« So und viel schlimmer kommentierte er die Situation. Ich nahm das nicht so ernst, Ähnliches hatte er schon über unseren ersten Anwalt geäußert.

Im Büro angekommen, lag ein Fax im Gerät. Das besserte Ralfs Laune in keiner Weise. Die Mitteilung lautete, dass unser Anwalt aufgrund der Differenzen das Mandat niederlegte.

Der letzte Satz lautete:

»Liebe Frau Moos, Ihnen persönlich wünsche ich viel Erfolg und werde mit meiner Kanzlei im Streitfall gerne für Sie da sein.«

Oh Mann, ich liebte diesen verknautschten Typen!

Nach diesem Zwischenfall sandte Ralf Bastian und mich also aus, um ein persönliches Gespräch mit Lilli zu führen. Ralf war nach wie vor an einer gütlichen Einigung gelegen, wahrscheinlich weil er wusste, wie aussichtslos es sonst war, auch nur einen Cent von dem Geld wieder zu sehen.

Lilli begrüßte uns herzlich und bat uns zum Kaffee nach unten in ihren Stammimbiss.

»Na, Lilli, wie sieht es aus?«, begann Bastian das unangenehme Gespräch. Lilli begann zu erzählen, welche Projekte sie gerade bearbeitete, welche Gelder dabei reinkommen würden und wie sie gedachte, das Geld zu erstatten.

Es hörte sich alles ziemlich vernünftig an. Ob es so zu realisieren war, konnte ich nicht sagen, das würde allein die Zeit zeigen. Nachdem sich Bastian die Auskünfte notiert hatte, unterhielten wir uns noch eine Weile.

»Ralf ist echt ein Arschloch«, ließ Lilli verlauten und sah dabei traurig und erniedrigt aus. Sie hatte mitbekommen, dass es »eine Neue« in seinem Leben gab und begriff immer noch nicht, wieso von ihrer ganz großen Liebe letztlich nur eine billige kleine Affäre geblieben war, die sie zudem noch ihre Agentur gekostet hatte. Diese Frage konnte ich ihr auch nicht beantworten.

Wir zahlten, verabschiedeten uns mit »beso rechts und beso links« und fuhren zurück ins Büro.

»Na, das hört sich ja ganz gut an, findest du nicht?« Fragend sah ich Bastian an.

»Ja, finde ich auch«, meinte er und damit war das Thema erledigt. Dachte ich.

Ein paar Tage später war wieder große Versammlung im Firmenhaus und alle waren anwesend. Ralf hatte mich zum Frühstück eingeladen. Wie schon so oft vorher waren einige aus der deutschen Firma dabei. Das war kein Problem, denn sie konnten bequem vom Laptop im Haus aus arbeiten. Ich spürte, dass die Stimmung angespannt war, wusste jedoch nicht, wieso. Doch noch bevor ich in ein Brötchen beißen konnte, hielt Ralf meinen Arm fest.

»Warte mal, Lisa.«

Ein Blick in die Runde der gesenkten, ausdruckslosen Gesichter ließ mich innerlich zusammenschrumpfen.

»Ja? Alles okay?«, fragte ich ihn, eine Katastrophe witternd.

»Ja, ja«, er lächelte mich an. »Ich wollte eigentlich nur wissen, wie das Gespräch mit Lilli gelaufen ist.«

Verständnislos blickte ich ihn an.

»Das habe ich dir doch schon gesagt.«

»Sag es mir eben noch mal«, beharrte er.

Ich wiederholte ausführlich das Gespräch mit seiner ehemaligen Freundin.

»Ob das Geld aber tatsächlich so zurückfließen kann, wage ich zu bezweifeln. Es ist eine Riesensumme! Aber immerhin schien sie Ideen und den Willen dazu zu haben«, setzte ich hinzu.

»Das war alles?« Er sah mich mit durchdringenden Augen an.

»Überleg dir bitte genau, was du jetzt sagst.«

»He, Ralf, mach mir keine Angst.« Ich versuchte ein Lächeln. »Es war genauso, wie ich es dir sage, frag doch Bastian!«

»Den habe ich gefragt, und er sagte mir was ganz anderes!«

Die anderen sprachen kein Wort, spielten mit ihrem Besteck oder kneteten am Tischtuch rum. Ratlos und verdutzt sah ich in die Runde. Dass Bastian falsche Auskünfte gab, erschien mir unvorstellbar!

»Es war genau so, wie ich es sage!«, beharrte ich.

»Tja.« Ralf seufzte. »Lilli hat mich ein Arschloch genannt! Sie respektiert mich also keineswegs mehr, nachdem sie mein Geld genommen hat, und du findest es nicht wichtig, mir das zu sagen.«

»Ehrlich gesagt, ging es mir rein um den geschäftlichen Aspekt. Dass sie dich für einen Arsch hält, ist ja kein Geheimnis. Ich habe das als eine private Bemerkung aufgefasst, die sich auf eure beendete Beziehung bezog und es deshalb auch nicht erwähnt.«

Ralf ließ sich nicht überzeugen. Am Ende warf er mir vor, ich sei ja immer noch Lillis Freundin und würde hinter seinem Rücken mit ihr vielleicht über ihn lachen. Er stellte meine Loyalität ihm und der Firma gegenüber in Frage. Er machte mich richtig runter. Meine Einwände, dass ich seit dem »Business-off« der beiden kaum noch Kontakt zu ihr hatte, ließ er nicht gelten. Erst als ich tränenüberströmt vor ihm saß, ließ er von mir ab. Das war so seine persönliche Art, eine Auseinandersetzung zu regeln. Alle in der Firma kannten das und hatten es auch schon mitmachen müssen. Ralfs Einstellung war, dass man sein Gegenüber zerstören muss, um es dann in die richtige Richtung wiederaufzubauen. Lange genug hatte es ja selbst bei mir geklappt. Aber während meine Serviette unter der Nässe in meinem Gesicht versagte und sich langsam in Fetzen auflöste, beschloss ich, diese Firma so schnell wie möglich zu verlassen. Dieser Gedanke beruhigte mich etwas.

Die Arbeit geriet sowieso aus allen Fugen, und eine erfolgreiche Zusammenarbeit konnte ich mir schon lange nicht mehr vorstellen. Ralf war ein guter Geschäftsmann in Deutschland, aber hier auf der Insel war er viel zu nervös und zu streitsüchtig. Die Ideen sprudelten aus ihm heraus, aber er ließ uns keine Zeit, um eine Effizienz zu prüfen oder um etwas richtig vorzubereiten. Täglich flatterten mir andere Sachen auf den Schreibtisch und immer öfter kam ich mir vor wie ein Bauchladen. Er war erst seit wenigen Monaten hier, sprach kein Wort spanisch, hatte jede Woche eine andere Geliebte, in deren Dekolletee er sein Geld steckte und wollte es mit der ganzen Insel aufnehmen. Wenn ich mich erinnere, wie ich ihn mal kennengelernt hatte, war mir diese Verwandlung unbegreiflich. Obwohl ich Ralf immer noch sehr schätzte, stand mein Entschluss in diesen Minuten felsenfest. Sobald ich eine Alternative gefunden hatte, würde ich kündigen.

Früher hatte Juan mir immer gesagt, dass ein einfacher Job ohne Verantwortung auch ausreichen würde, um glücklich zu sein.

Manchmal war ich drauf und dran, ihm Recht zu geben. Aber ich kannte mich zu gut. Der Phase des Kummers und der Kraftlosigkeit würde auch wieder eine andere folgen. So eine Arbeit war sicher ganz bequem. Man konnte den Verstand bis auf ein Minimum herunterdrehen und nur tun, was einem gesagt wurde. Nach wenigen Wochen schon konnte man sich fallen lassen in einen geregelten Tagesablauf mit immer gleichen Handgriffen. Es bestand keine große Gefahr, Fehler zu begehen, sich falsch zu entscheiden oder zu eigenmächtig zu handeln, anstatt kommentarlos mitzulaufen. Ja, das war verlockend. Aber noch wollte ich nicht aufgeben und ging die nächsten Tage wie gewohnt ins Büro.

Ich versuchte heiter wie immer zu wirken, aber das klappte nicht. Meine Abneigung gegen Ralfs »neue Stute im Stall« konnte ich längst nicht mehr verbergen. Er hatte sich ihren Essgewohnheiten angepasst, aß kein Fleisch mehr und verlor an Gewicht. Er ging nicht mehr zum Friseur und ließ seine Haare lang wachsen.

Immer öfter dachte ich an seine Frau. Wir hatten das letzte Silvester zusammen verbracht, Ralf hatte mich überredet, mit ihm nach Deutschland zu fliegen. Da Juan bei seiner Familie auf dem Festland weilte und Chrissie eine eigene Party besuchen wollte, ließ ich mich überreden. Zusammen gingen wir auf eine Fete, die Freunde von Ralf veranstalteten. Es waren außer mir nur Pärchen dort und wir alle blieben auch über Nacht. Ralf ging seiner Frau aus dem Weg, wo er nur konnte. Vergeblich suchte ich nach meiner Schlafgelegenheit, um meine Sachen abzulegen. Dann fand ich sie, am Fußende des Bettes, in dem Ralf und seine Frau schliefen, auf einer Matratze am Boden. Ich erklärte der mir fremden Gastgeberin, dass dies undenkbar sei. Schließlich sei Ralf nicht nur ein Freund, er sei in erster Linie mein Chef. Sie gab mir Recht und gemeinsam hievten wir die Unterlage in ihr kleines Büro.

Der Abend erinnerte mich mehr an ein Casting zum Film »Tanz der Toten« als an eine ausgelassene Silvesterfeier. Tapfer hielt ich durch und versuchte mich zu amüsieren. Da es Kinder im Haus gab, wurde nur draußen geraucht. So standen Ralf und ich als Raucher wie zwei Junkies fast den ganzen Abend im Schnee. Er hatte mir aus dem Wagen einen dicken Mantel geholt, den ich dankbar anzog. Beim Feuerwerk wurde ich melancholisch und hatte starkes Heimweh. Ich schwor mir, nie wieder ein Silvester fern von meinen Lieben zu verbringen. Als ich Chrissie am Telefon hatte, weinte ich ein bisschen und er versprach mir, mich am nächsten Tag direkt vom Flughafen abzuholen.

»Mama, es ist alles in Ordnung, du sollst doch nur mal ein bisschen feiern«, redete er mir zu. Ein bisschen schämte ich mich für meinen Gefühlsausbruch, schob es aber auch auf die Müdigkeit und die Kälte.

In der Nacht hörte ich Ralfs Frau furchtbar weinen. Den ganzen Abend über hatte sie schon sehr unglücklich ausgesehen. Auf meine Nachfrage am nächsten Tag erklärte mir Ralf, dass sie eben sauer sei, weil er so oft auf Mallorca wäre. Ganz glauben konnte ich das nicht, aber ich gab mich zufrieden. Es war nicht meine Ehe und ich wollte mich nicht noch mehr einmischen. Schlimm genug, dass ich Ralf am Anfang so häufig die Frauen besorgt hatte, nun war ich auch noch ständiger Augenzeuge seiner Fremdgeherei. Viel später erst habe ich erfahren, worum es in dieser Nacht wirklich gegangen war.

Ralf hatte diverse Geschenke seiner Freundinnen als welche von mir ausgegeben! Als wenn ich meinem Chef als Angestellte zu Weihnachten sündhaft teure Parfüms schenken könnte. Aus diesem Grund war seine Frau der Meinung, er würde sie mit mir betrügen! Immerhin hatte er mich auch an Silvester mitgebracht und weilte dauernd auf der Insel. War er in Deutschland, saß er bis nachts im Büro und telefonierte bis zu zehn Mal am Tag mit mir. Für ihn war das ein geschickter Schachzug. So konnte er ihr immer fest in die Augen blicken, wenn er ihr antwortete:

»Nein, ich habe nichts mit Lisa.«

Das wirkte natürlich sehr überzeugend, da es der Wahrheit entsprach. Er warf ihr vor, unter Hirngespinsten zu leiden und ihn zu nerven, weil er sich in Spanien engagierte, um für ein zweites Standbein vorzubauen. Ralf erklärte ihr immer wieder, dass er für alle sorgen müsse und wenn mal was mit der Firma wäre, hätte man noch Möglichkeiten, die Angestellten in Spanien zu übernehmen. Am Ende dieser Diskussion war sie meist völlig aufgelöst. Sie fühlte sich schlecht, weil sie so wenig mitgedacht hatte und ihm nicht vertraute. Aber das alles habe ich an dem Tag nicht gewusst. Und so verabschiedete ich mich herzlich von ihr und bedankte mich für das tolle Geschenk. Sie hatte mir den Film »Bridget Jones – Schokolade zum Frühstück« eingepackt und dazu ein Tagebuch mit Schlüssel. Ein bisschen verwundert fragte ich sie nach dem Tagebuch.

»Das verstehst du erst, wenn du den Film gesehen hast.«

»Worum geht es denn da?«, fragte ich neugierig.

»Nun ja, in Kurzform erzählt, es geht um eine Frau namens Bridget. Ihr Liebesleben ist chaotisch, sie raucht, trinkt viel und redet, wie ihr der Schnabel gewachsen ist. Am Ende beginnt sie eine Affäre mit ihrem Chef, der sie aber bald sitzen lässt.«

»Aha.« Mehr fiel mir dazu nicht ein, aber dank dieser Worte dämmerte mir langsam, was hier wirklich los war.

Die letzte Auseinandersetzung mit Ralf hatte mir deutlich gemacht, dass wir zu unterschiedlich waren, um weiterhin Seite an Seite arbeiten zu können. Ich hatte keine Lust mehr, mich von ihm geißeln zu lassen. Meine Meinung zu verschweigen, alles hinzunehmen, und ich konnte sein Verhalten nicht mehr kommentarlos tolerieren. Auch der Firma gab ich keine Chance mehr. Zu viel hatten wir schon halbherzig versucht, zu viel hatte ich mich in sinnlose Projekte reingehängt. Ich verwickelte mich da in Sachen, von denen ich eigentlich nichts verstand. Viele Aufgaben, die er mir stellte, schienen mir unlösbar und oft kannte ich aus »Insel-Erfahrung« schon vorher den Ausgang der Geschichte.

Trotzdem wollte ich durchhalten, bis ich einen anderen Job gefunden hatte, um Chrissies und mein Leben nicht wieder zu verkomplizieren. Doch die Situation spitzte sich immer mehr zu. Ralf ging zwischendurch noch mit der Frau seines Vermieters ins Bett. Diese hatte nach eigenen Angaben während der Schwangerschaft »Titten groß wie Mühlräder«. Das erste Date musste ich natürlich telefonisch eintüten. Langsam kam ich mir vor wie die Puffmutter der Insel. Wenn das irgendwann herauskam, würde ich wieder die Dumme sein, so viel stand fest!

Wenig später lud mein Chef unter einem Vorwand eine alte Bekannte zu sich ein. Am nächsten Morgen brachte er sie ins Büro und überließ es mir, sie wieder loszuwerden.

»Wieso hast du sie überhaupt eingeladen?«, wollte ich wissen.

»Lisa, diese Titten! Wie die in dem Whirlpool so wunderbar auf dem Wasser lagen«, schwärmte er mit bereits wieder wässrigem Mund.

»Und wieso muss ausgerechnet ich sie jetzt entsorgen?«

»Also ehrlich, Lisa, das musste verstehen. Ich stehe immer noch unter Schock! Als sie aufstand ... Ich sage nur Kniealarm! Hilfe!«

Am selben Tag noch war Lilli bei mir im Chat. Wir hatten schon länger nicht mehr miteinander gesprochen. Vorsichtig begrüßten wir uns und unterhielten uns über Oberflächlichkeiten. Keine von uns wollte ein falsches Wort sagen. Ralf betrat gut gelaunt das Büro.

»Hi, na, alles klar?«

»Ja, hi, klar, alles klar.«

»Mit wem chattest du denn da?«, fragte er neugierig und kam auf mich zu.

»Mit Lilli«, antwortete ich schnell und wollte das Fenster schließen.

»Nee, lass mal offen, ich hab da eine Idee.«

Seine Idee war es, Bastian von Deutschland aus ebenfalls in den Chat zu bestellen. Dann sollten wir Lilli dazu bringen, irgendetwas zu schreiben, was ihr schaden könnte. Ganz verstand ich die Sache nicht. Erst als auch Bastian loslegte und mir gemeinsam mit Ralf übermütig vorgab, was ich schreiben sollte, platzte mir der Kragen. Das wollte ich nicht! Ich schloss den Chat.

»Ralf, komm mal her, wir rauchen eine«, forderte ich ihn auf den Balkon. »Ich möchte aufhören, möchte kündigen.« Setzte ich nach und sah ihm ins Gesicht.

»Ja, also, wenn du das wirklich möchtest, werde ich dich nicht halten.« Ich war erstaunt! »Ich habe mir das auch schon überlegt, wollte aber noch sechs Monate warten, wie sich alles entwickelt«, sprach Ralf weiter.

»Oh, wie nett, dass ich das auch mal erfahre.« Ich war empört. Es ging noch ein bisschen hin und her und wir einigten uns auf

28 Tage Kündigungsfrist. Er brauchte erst einen neuen Geschäftsführer. Ralf selbst wollte das nicht machen, er schob Sprachprobleme vor. Er leitete zwar alles, blieb aber immer unsichtbar im Hintergrund. Mir war klar, wer nun neue Geschäftsführerin werden würde, aber das war mir egal. Ich wollte nur weg, und das schnell. Dem Go-Go-Girl würde das sicher gefallen, so ein Posten!

Wirklich böse war ich ihr nicht. Sie tat, was wohl fast jedes junge Mädchen aus dem Milieu an ihrer Stelle getan hätte. Sie nahm Ralf nach Strich und Faden aus. Zur Arbeit kam sie nur stundenweise und wohnte schon mehr oder weniger mit ihm zusammen. Ein neues Auto war auch schon bestellt, so dass sie letztendlich doch eines kriegen würde.

Es war fast allen klar, wieso er sie eingestellt hatte, und das machte es in der Öffentlichkeit nicht besser.

Als mein Arbeitgeber fort war, rief ich Chrissie an. Ich erzählte ihm alles und erklärte ihm, dass ich einfach nicht mehr konnte. Der fingierte Chat hatte mir den Rest gegeben.

Die Veränderung meiner Persönlichkeit nagte schwer an mir. Ich wollte wieder ich selbst sein. Sobald als möglich wollte ich auch zu Lilli fahren und sie um Verzeihung bitten. Ob mir das gelingen würde? Ich zweifelte sehr.

Chrissie hatte volles Verständnis.

»Ich habe mich schon lange gefragt, wieso du das alles mitmachst«, sagte er mir.

»Wieso? Na, weil wir davon leben und weil ich nicht wollte, dass wieder alles durcheinander kommt in unserem Leben.«

»Ach Mama, so schlimm ist das auch nicht. Komm nach Hause, dann macht der Lieblingssohn seiner Lieblingsmama einen leckeren Kakao und du erzählst mir alles.« Ich lachte, da kam doch noch was.

»Und wenn wir fertig sind, können wir, wenn du willst, in die Videothek, die haben da nämlich einen neuen Film, den wir uns anschauen können.«

»Aha, daher die ganzen ›Lieblinge‹, okay, ich komme nach Hause, bis gleich.«

Schnell löschte ich noch einige private Daten vom PC und fuhr erleichtert und gut gelaunt nach Hause.

Aber noch war der Monat nicht um und das Drama nicht zu Ende. Zwei Tage später reiste Ralfs Frau an. Er bat mich, mich einen Tag um sie zu kümmern. Das machte ich gerne, zumal sie ihre kleine Tochter mitgebracht hatte. Wir verabredeten uns zu einem Zoobesuch und fuhren schon früh am Morgen los. Auf dem Hinweg unterhielten wir uns über dies und das. Ich bemerkte, dass sie stark abgenommen hatte, es stand ihr sehr gut. Ich fand sie überhaupt sehr hübsch. Simone war eine sehr natürliche, nette Frau. Sie brauchte kein Make-up, um zu wirken. Sie tat das durch ihre Liebenswürdigkeit und die Aufrichtigkeit, die sie den Menschen entgegenbrachte. Sie war in ihrem Leben aktiv und auch beruflich sehr erfolgreich gewesen. Während der Schwangerschaft hatte sie jedoch ihren Job hintangestellt und war, nachdem ihre Tochter auf der Welt war, noch nicht wieder eingestiegen. So verbrachte sie ihre Tage als Hausfrau, kümmert sich um die Kleine und war ansonsten von Ralf abhängig. Wie sehr, wurde mir klar, als wir beim Zoo ankamen. Plötzlich blieb sie stehen und sah mich an.

»Du Lisa, ich habe gar kein Geld.«

»Ach, das macht doch nichts, ich habe etwas eingesteckt, so teuer ist es hier ja auch wieder nicht«, beruhigte ich sie.

»Nein, das meine ich nicht«, sie sah auf den Boden.

»Was meintest du denn?«, fragend schaute ich sie an.

Endlich brach es aus ihr heraus. Ralf überwies ihr nur einen höchst bescheidenen Betrag monatlich. Ich konnte das gar nicht glauben, so wie er hier Unsummen mit allen möglichen Mädchen verprasste. Natürlich war ich immer davon ausgegangen, dass Simone finanziell gut versorgt war. Das war in meinen Augen das Mindeste, wenn sie schon so von ihm verarscht wurde. Nachdem sie einmal ihre Scheu überwunden hatte, fragte sie mich weiter aus. Wer alles bei uns im Büro arbeitete und in welchen Positionen. Warum meine Beziehung zu Juan kaputt gegangen war und mehr solcher Sachen. Wir machten uns einen schönen Tag im Zoo und fuhren dann langsam zurück. Bald schlief die kleine Puppe im Kindersitz und wir nahmen das Gespräch wieder auf. Simone erzählte mir von langen schwarzen Haaren, die sie im Haus gefunden hatte. Und einige Dinge mehr. Auch von ihrem anfänglichen Verdacht, dass ich etwas mit ihrem Mann hätte. Entrüstet wies ich das weit von mir.

»Das konnte ich mir eigentlich auch gar nicht vorstellen, dass du so bist«, sagte sie mir.

Als wir bei ihr zu Hause angekommen waren, sah sie immer noch so traurig aus. Resigniert irgendwie, enttäuscht und verzweifelt. Liebevoll nahm sie ihr Kind aus dem Wagen. Es wirkte so zerbrechlich auf mich. Ich wollte nicht, dass sie weiterhin so litt.

»Simone, wenn du Lust hast, gehen wir heut Abend zusammen aus, ja? Und wenn du gute Nerven mitbringst, erzähl ich dir alles, was du wissen solltest!«

Erstaunt sah sie mich an.

»Und dein Job? Ralf wird dich feuern!«, warnte sie mich.

»Ach, das ist nicht so schlimm, wir haben eh schon darüber gesprochen, dass ich aufhöre, ist nur noch eine Sache von Wochen.«

Jetzt sah sie mich erschrocken an.

»Echt? Was ist denn passiert, davon weiß ich ja gar nichts!«

»Erzähl ich dir heut Abend, nun bring dein Mäuschen rein, wir sehen uns«, rief ich ihr noch zu, bevor ich in meinen Wagen stieg.

Als wir am Abend gemütlich beim Wein in einer Bar saßen, erzählte ich ihr alles, was ich wusste, und ließ keine Frau aus, mit der ihr Ehemann sie betrogen hatte. Auch seine finanziellen Transaktionen verheimlichte ich ihr nicht. Was sie mir erzählte, schockierte mich. Die ganze Zeit hatte sie nur das allernötigste Geld erhalten, um die monatlichen Kosten decken zu können. Ralf gab hier allein das Dreifache an Miete aus. Immer wieder hatte er ihr erklärt, wie dünn die Finanzdecke wäre. Wir sprachen und quatschten die halbe Nacht. Ich weiß nicht, wer von uns beiden am Ende entsetzter war. Nach allem, was wir uns gegenseitig anvertraut hatten, war es allerhöchste Zeit, dass einiges auf den Tisch kam. Zumindest auf ihren! Ralf würde ausflippen, wenn er dahinter kam, da war ich mir sicher. Simone hatte mir zwar versprochen, nichts zu erwähnen, aber darauf verließ ich mich besser nicht. Leicht konnte in einer hitzigen Diskussion ein unbedachtes Wort fallen. Solange ich noch

Geschäftsführerin war, konnte er vielleicht irgendwas drehen, was mich in Schwierigkeiten bringen würde. Ich konnte mir das nicht wirklich vorstellen. Auf der anderen Seite hatte ich schon viel erlebt im Leben und traute in Stresssituationen jedem Menschen alles zu.

Schon ein paar Tage später reiste Simone wieder ab. Sie hatte zwar noch nichts gesagt, aber es gab trotzdem immer wieder Streitereien und sie bekam Ralf kaum noch zu Gesicht. Dieser versuchte mich ständig auszufragen, bis ich ihm schließlich erzählte, dass Simone Bescheid wusste. Über alles. Jedes Detail. Am selben Tag noch ging ich zu unserem ehemaligen Firmenanwalt. Der wunderte sich nicht, mich zu sehen.

»Das war mir klar, Frau Moos, dass Sie bei mir vorbeikommen würden! Solche Typen wie Ihren Chef habe ich in den Jahren hier zur Genüge kennengelernt.«

»Na, ich eigentlich auch! Nun ja, was soll ich sagen? Alles ist furchtbar. Bitte helfen Sie mir, damit ich nie wieder in dieses Büro muss!«

Ein paar Stunden später war ich krankgeschrieben und blieb es, bis der Geschäftsführerposten offiziell an die Frau mit dem Stahl im Gesicht ging.

Den Ärger der nächsten Wochen mit Anwalt, Geschrei, Drohungen, schlimmsten Beschimpfungen und Wutausbrüchen wünsche ich keinem Menschen. Am Ende geriet dann alles außer Kontrolle. Meinen aufgestauten Aggressionen und den unterdrückten Emotionen ließ ich freien Lauf. Die anderen standen mir jedoch in nichts nach. Es gipfelte in einer ekelhaften Schlammschlacht!

Am Ende wurde ich als Verräterin, Lügnerin und ein Mensch, der Vertrauen missbraucht hatte, beschimpft. Ich war eine Ehe-Zerstörerin, eine Betrügerin, absolut verkommen und durchtrieben. Ich hatte die Firma blockiert, handlungsunfähig gemacht und mich als egoistisch und unfähig erwiesen. Immer neue Beleidigungen gingen per E-Mail bei mir ein und schlugen mir wie Ohrfeigen ins Gesicht. Mir war, als würden die Menschen, für die ich etwas tun wollte, die Menschen, denen ich vertraute, mich, wenn etwas nicht funktionierte, doch wieder nur zu einer Hure machen. Daran verzweifelte ich und war unfähig klar zu denken.

Nun war ich zwar keine Hure mehr, die sich auf den Rücken legt, um Männer zu befriedigen. Dafür war aus mir eine Schlampe geworden, die keinen Wert mehr auf Aufrichtigkeit, Ehrlichkeit und Menschlichkeit legte. Die ihre Freunde verriet und verachtete.

Ich glich derzeit einem empfindungslosen Monster, torkelte durch die »ehrbare« Gesellschaft und fand keinen Platz, an den ich gehörte. Gefühle, an die ich geglaubt hatte, lagen zertrümmert auf dem Grund meiner Seele. Ich dachte an Juan, der mich geliebt hatte, für mich da gewesen war. Er war von mir bösartig vertrieben und ungemein verletzt worden.

Ich hatte so gerne zu ihnen gehören wollen, ein Teil der »geachteten« Gesellschaft sein. Aber nicht für diesen Preis! War es meine Schuld? Vielleicht war ich wirklich dumm und unfähig. Oder hatte ich einfach nur wieder einmal versagt? Egal! Es ging mir nur noch um eins. Ich wollte einfach wieder Lisa Moos sein!

Frei! Frei! Frei! Dieses Wort schoss mir in den Wochen danach immer wieder durch den Kopf. Stundenlang konnte ich mich daran berauschen.

Ralf konnte von nun an nach Selbstbestätigung lechzen, bis er sich sein Pimmelchen zwischen all den »dicke Titten« auf den Umfang von Zahnseide runtergenudelt hatte. Er hatte die Ängste, die mich gequält hatten, einfach übergangen. Es war mir unverständlich, wie er meine Furcht vor ihm mit Achtung vor seiner Person verwechseln konnte. In meinen Augen war sein Verlangen nach Anerkennung mittlerweile zu einer krankhaften und unstillbaren Besessenheit geworden.

Ich hatte unter dem Gedanken gelitten, meinen großzügigen Mentor zu enttäuschen. Die Angst zu versagen, ihn zu enttäuschen, seiner Gnade nicht gerecht zu werden, hatte lange in meinem Bauch gewütet.

So verständnisvoll er anfangs auch auf mich gewirkt hatte, er ließ mich nie vergessen, wie einfach es für ihn war, mich dahin zurückzustoßen, wo ich hergekommen war. Nun aber hatte ich mich endlich von diesem Druck befreit. Noch verfügte ich auch über ausreichend gespartes Geld, plus Urlaubsgeld, welches ich mir im letzten offiziellen Handlungsakt als Geschäftsführerin selbst ausgezahlt hatte. Aber was kam danach? Beunruhigt versuchte ich erst mal, jeden Gedanken daran zu verbannen.

Nervlich musste ich wieder sehr angeschlagen auf meinen Sohn gewirkt haben, denn er fand die Idee, nach Deutschland zu fliegen, so gut, dass er mich drängte, endlich einen Flug zu buchen. Ich wollte meinen Bruder und auch Stefan besuchen. Sie fehlten mir so und ich wollte ihnen gerne persönlich erklären, wieso ich diesen lukrativen Job hingeschmissen hatte.

»Chrissie, ich kann doch so gar nicht abfliegen!«

»Wieso? Um die Hunde kümmere ich mich schon, mach dir mal keine Sorgen.« Mein Sohn zog eines unserer Minihündchen liebevoll auf seinen Schoß.

»Das weiß ich doch, auch wenn du Moe wieder runtersetzt. Aber trotzdem ...« Ich sprach nicht weiter. Der Blick in die Zukunft verhieß nichts Gutes.

»Mama, was ist denn los mit dir? So kenne ich dich ja gar nicht! Bisher ging es immer weiter. Also los, pack die Koffer«, feuerte er mich an. Bewegungslos und mit gesenktem Blick saß ich weiterhin wie verwachsen auf dem Küchenstuhl. Chrissie seufzte und setzte den Hund auf den Boden. Er stand auf und kramte eine grüne Mülltüte aus einer Schublade.

»Hier!«

Fragend sah ich auf das Plastik in seiner Hand.

»Alles reintun!«, verlangte er.

Ich verstand kein Wort.

»Was meinst du denn? Meine Sachen?«, verwirrt versuchte ich den Sinn darin zu finden, statt eines Koffers eine Tüte zu packen. Chrissie sah mich an und zog dabei die Augenbrauen hoch. Ich musste lachen.

»Du siehst aus wie ein Lehrer«, witzelte ich.

»Los jetzt, alle Sorgen rein hier.« Er raschelte mit dem Plastiksack vor meiner Nase, bis ich endlich verstand, was er wollte.

»Ach so!«, rief ich aus. »Chrissie, du bist so was von süß, einmalig.«

Mein Sohn lächelte mich gewinnend an, so dass ich nicht anders konnte, als eine imaginäre Masse aus meinen Händen in die offene Tüte zu befördern. Sofort verschloss er sie und stopfte sie unter den Herd. Ich grinste ihn an.

»Und wenn ich wieder da bin, ist die Tüte doppelt so groß, wie?«, spielte ich auf die Tatsache an, dass liegen gelassene Probleme sich stets vermehrten.

»Ach wo, Mama sieh mal her!« Den Beutel wieder herauszerrend, faltete er ihn nun klein zusammen und steckte ihn in seine Hosentasche. Er klopfte vielsagend auf den Stoff, als wäre etwas Wertvolles darin verborgen.

»Ich passe schon auf, dass hier kein unkontrollierter Wildwuchs stattfindet.«

So liebevoll überredet, saß ich schon kurz darauf im Flieger, um mich sicher übers Meer bringen zu lassen. Mit einem Becher Kakao in der Hand betrachtete ich zufrieden die Wolken von oben. Deren Schönheit verwandelte alles andere in Nichtigkeiten. Sie sahen aus wie flauschige, schneeweiße Betten aus Watte. Der Anblick ließ mich ruhig und zufrieden werden.

Mein Bruder holte mich vom Flughafen ab und brachte eine schlimme Nachricht mit. Seine rothaarige, stets in Panik aufgelöste Freundin aus vergangenen Tagen war verstorben. Ich wurde sehr traurig. Wir hatten in der ehemaligen Disko meines Bruders oft zusammen gearbeitet. Viel gelacht und uns auch mal gestritten. In meinen Augen war sie nicht die richtige Frau für meinen Bruder gewesen. Er aber hatte sie geliebt. Es hatte eine Weile gedauert, bis er über die Trennung hinweg war, obgleich sie von ihm ausgegangen war. Irgendwann verwandelte sich ihre Beziehung mehr und mehr in ein schreckliches Drama. Er sah ein, dass es besser war, sie gehen zu lassen.

Bevor sie wenig später in eine andere Stadt zog und wir uns aus den Augen verloren, kam sie noch einmal mit ihrer besten Freundin bei mir vorbei. Die beiden liebten sich innig wie »Hanni und Nanni« und unterschieden sich rein äußerlich so gut wie gar nicht voneinander. Es war wenige Tage bevor ich meinen Versuch, mit Chrissie wieder in Deutschland zu leben, abbrach, um zurück auf die Insel zu ziehen. Da wir nur wenig mitnehmen konnten, hatte ich den beiden angeboten, sich in meiner Wohnung zu bedienen, mitzunehmen, was immer sie wollten. Damals saß Monica mit großen Augen an meinem Esstisch und bewunderte mich für meinen Mut, erneut so weit wegzugehen.

»Das würde ich mir nicht trauen«, sagte sie. »So weit weg!«

Es war ein Traum von ihr, mit ihrer süßen Tochter in Griechenland zu leben. Sie hatte ihn nie verwirklicht. Sie hatte so viele Träume!

Meist erlebte ich sie jedoch völlig überdreht. Sie tanzte dann schnell wie ein Kreisel durch ihr Leben, das ihr oft eintönig und viel zu langweilig erschien. Sie wirbelte in diesem Zustand alles so durcheinander, dass es ihr mit der Zeit immer schwerer fiel, einen sicheren Weg für sich zurück in den Alltag zu finden. Die unsichtbaren »Wunden«, die sie sich dabei zuzog, müssen ihre Seele gänzlich zerbrochen haben. Am Ende wurden ihre Träume weniger, genau wie ihre Kraft, sich gegen die Dinge zu wehren, die ihr, wenn auch nur für ein paar Stunden, Trost und Halt vortäuschen konnten.

*

Liebe Monica,
obwohl du selbst so bunt und so wunderschön wie ein Pfau warst, hast du immer alles nur »pechschwarz« oder »grellrot« gesehen.

Als ich von deinem Tod erfahren habe, bedauerte ich es sehr, nicht genug Zeit mit dir verbracht zu haben. Zeit, die nötig gewesen wäre, um zu erkennen, wie sehr dich dein Leben wirklich quält. Natürlich hast du dich mir nicht anvertraut, warum auch! Da waren ja »beste Freunde« in deinem Leben, die immer bei dir waren. Sie müssen doch gewusst und gesehen haben, wohin du einmal »flattern« würdest! Sie konnten dir nicht helfen, wie hätte ich es da tun können?

Deine Ruhestätte noch immer nicht gefunden, möchte ich dir zum Abschied dennoch etwas geben: als freundschaftliche Geste meine Hand! Um dich sicher in den Himmel zu bringen, als wärst du eine unbeschwerte Alice auf ihrem Weg ins Wunderland.

Schlaf gut!

BUCHPARTY

»Ich muss anfangen, die Buchparty zu planen«, teilte ich beim Abendessen meinem Bruder und seiner Freundin mit.

»Wie jetzt, ist es schon so weit? Kommt das Buch jetzt raus?«

Meine Schwägerin in spe hibbelte aufgeregt auf ihrem Stuhl.

»Ja!«

Stolz verkündete ich den geplanten Erscheinungstermin meiner Hurenbiographie »Das erste Mal und immer wieder«.

»Und«, fragte mein Bruder, »wie fühlst du dich dabei, dass bald fremde Menschen dein Buch lesen werden? Genau wissen, wann, mit wem und wie?«

Er hasste sexuelle Aussagen in Verbindung mit mir, seiner Schwester. So umschrieb er den Inhalt des Buches nur vorsichtig. Natürlich kannte er das Manuskript. Er war stolz auf mich, dass ich einen Agenten und einen Verlag dafür gefunden hatte. Obwohl ihm ein anderer Inhalt sicherlich lieber gewesen wäre. Aber das war schon lange kein negatives Thema mehr zwischen uns. Unsere Geschwisterbeziehung war in den letzten Jahren stark gereift. Wir hingen jetzt sehr aneinander und kümmerten uns, wann immer der eine den anderen brauchte. Auch ich war stolz auf ihn. Er hatte der Gastronomie endgültig den Rücken gekehrt und arbeitet jetzt regulär tagsüber. Sein Leben hatte sich dadurch beruhigt. Seine Beziehung verlief viel harmonischer, das freute mich besonders. Jung, blond und aktiv verkörperte meine Schwägerin einen echten Männertraum. Ihre Art, mit anderen Menschen umzugehen und sie für sich zu gewinnen, war einzigartig, höflich und verständnisvoll. Sie jonglierte ihre unterschiedlichen beruflichen Aufgaben spielend, erzog ihren Sohn liebevoll und war dazu noch eine gute Hausfrau. Neben all dem hatte sie immer Zeit, mit mir am Telefon über »Weißte schon das Neuste« zu quatschen. Besuchte ich die beiden, verwöhnte sie mich freundschaftlich und fand, egal mit welchen Problemen ich kam, immer die passenden Worte. Sie freute sich riesig auf die angekündigte Party zu Ehren meines Buches und diskutierte eifrig mit mir die Möglichkeiten.

Stefan besuchte ich ebenfalls. Traurig klagte ich ihm mein Leid und meine verzweifelten Ahnungen, niemals den passenden Job für mich zu finden.

»Lisa, wieso machst du eigentlich nicht das, was du am besten kannst?«

»Du meinst Anschaffen?«

Betroffen sah ich ihn an.

»Mann, Lisa!«, er lachte. »Doch nicht Anschaffen, das habe ich doch gar nicht gemeint.«

Er nahm freundschaftlich meine Hand, die grade damit beschäftigt war, dem flüssigen Kerzenwachs einen Weg zu bauen, um sich ungehemmt auf der weißen Tischdecke des griechischen Restaurants verbreiten zu können.

»Sieht aus wie eine Möwe«, antwortete ich versunken.

»Hörst du mir überhaupt zu, Lisa?«

»Wie? Ja, ja«, versicherte ich und versuchte wenigstens, aufmerksam auszusehen.

»Ich denke nur nicht, dass dieser Rat des Teufels nächsten Weg blockiert, Stefan!«

»Och Lisa, du wirst ja wieder depressiv! Willst du denn gar nicht wissen, was ich eigentlich meinte?«

Er sah mir dabei so intensiv in die Augen, dass ich unwillkürlich an den blauen »Blinker« denken musste, den ich mir im Sommer bei einem Straßenhändler gekauft hatte. Ich trug ihn eine Zeit lang an meinem Handy. Bei jedem Anruf blinkte es blau, anstatt zu klingeln. Genauso blau wie Stefans Augenfarbe.

»Natürlich will ich das wissen! Habe bloß keine Ahnung, was das außer »bin selbstständig – er steht ständig« bedeuten soll!«

Stefan grinste über meinen früheren Standardspruch. Dann erklärte er mir, was er meinte.

»Mach doch selbst eine Internetfirma auf. Ich meine, so wie du darüber Bescheid weißt, müsstest du das doch schaffen!«

»Eine eigene Internetfirma?«

Ich überlegte. Das war eine gute Idee. Tatsächlich hatte ich in den letzten Jahren viel darüber gelernt und der aufstrebende Markt lag ja auch gleich nebenan. Spanien!

Lange saßen wir an diesem Abend nicht mehr im Restaurant. Ich hatte Lust auf ihn. Lust, mit meinem Mann zu schlafen, denn noch immer waren wir nicht geschieden. Stefan wusste genau, was ich von ihm wollte. Geborgenheit und Wärme, die ich so oft schon unter seinem Körper gefunden hatte. Zärtlichkeiten, die mich spüren ließen, dass ich nicht alleine war. Zärtlichkeiten von einem Menschen, der zärtlich war, weil ich es war, den er berührte. Zuflucht im Sex? Nein! Zuflucht bei ihm? Ja!

Stefan war mir so vertraut wie mein zehn Jahre alter, ausgewaschener Lieblingspullover, den ich immer mit mir rumschleppte und in dem ich gerne schlief. Es gab so viele spektakuläre Nächte in meinem Leben. Diese aber unterschied sich von den meisten. Stefan liebte mich, während meine Tränen das Kopfkissen tränkten. Es störte ihn nicht. Er wusste, dass dies keine Sache war, die mit Schmerzen oder Unwohlsein zu tun hatte. Tröstende Worte von ihm würden jetzt nicht durchdringen. Es waren all die aufgestauten Ängste der letzten Monate, die Aufregung und die Probleme, die ich in meinem Inneren verschnürt mitgebracht hatte. Auch wenn sie durch Chrissies Tüte viel erträglicher geworden waren.

Hier bei Stefan, einem Menschen, mit dem mich so viel verband, den ich früher so stark und intensiv geliebt hatte, fühlte ich mich sicher. Er war älter geworden. Vielleicht war er schwerer als früher, etwas ruhiger und etwas überlegter. Um seine Augen hatte die Zeit, wie auch bei mir schon, zu früh gut sichtbare Linien in die Haut gezogen. Es sah aus, als sei das Leben mit seinen »für Falten zuständigen Stiften« immer wieder abgerutscht. So unregelmäßig waren sie in seinem Gesicht verteilt. Aber er war dennoch derselbe Mann, den ich vor fast 14 Jahren geheiratet hatte. Seine Augen sahen müde aus in dieser Nacht, aber für mich leuchteten sie wie die Bewegungsmelder vor meiner Eingangstür. Ich war für kurze Zeit wieder zu Hause.

Zurück auf der Insel machte ich mich parallel an die Planungen für die Internet-Firma auf Mallorca und meine Buchpräsentation in Berlin. Bei der Finanzierung der Firmengründung half Stefans Geld, das er mir beim Abschied in die Tasche geschoben hatte. Er hatte so eine rote Kasse zum Abschließen und behauptete frech, dass die Scharniere ausleiern würden, wenn ich nicht endlich mal kontinuierlich Geld verdienen würde. So konnte er eben auch sein, lustig! Bei der Party sah es schon schwieriger aus, bei der langen Einladungsliste musste ich Sponsoren finden. Es sollte ein richtig tolles, bunt glitzerndes Ereignis werden!

Die Idee mit der eigenen Firma schritt zügig voran. Mein Rechtsanwalt half mir bei den Formalitäten und ich erstellte ein Profil. Erste Überlegungen, jemand weiteres mit in die Firma zu nehmen, verwarf ich schnell wieder. Stefan hatte mir eingeschärft, es ganz alleine anzugehen. So würde ich immer tun können, was ich für richtig hielt und wäre logischerweise auch die Einzige, die etwas »an die Wand fahren« konnte. Schnell wusste ich, dass ich ausschließlich mit spanischen Webmastern zusammenarbeiten wollte. Ich distanzierte mich völlig von der deutschen Branche und passte mich den Gepflogenheiten und Bedürfnissen des spanischen Internets an. Ich legte mir einen feschen Laptop zu und saß fortan den ganzen Tag am Schreibtisch. Nach vier Wochen schon hatte ich ein winziges Netzwerk aufgebaut und »vermittelte« mir vertraute, für die Spanier aber oftmals neue Möglichkeiten, um ihre Seiten kommerziell nutzbar zu machen.

Nach und nach kamen auch andere Sachen hinzu. Ohne schlechtes Gewissen nutzte ich jeden Kontakt, den ich als Geschäftsführerin auf den Messen oder bei anderen Gelegenheiten in Spanien geknüpft hatte. Da ich mich umgänglich und ehrlich zeigte, festigten sich schnell die Bekanntschaften. So saß ich auch bald mit Leuten aus den Führungsetagen großer spanischer Kommunikationsfirmen oder größerer Plattformbetreiber zusammen. Jedes Treffen war nützlich, die Leute waren nett und wenn die großen Chefs richtig »loshobelten«, fielen immer auch Späne für meine kleine Firma ab. Ich war über die Entwicklung sehr zufrieden. Es würde noch Zeit brauchen, bis ich völlig eigenständig davon leben konnte, aber die ersten zarten Knospen machten mir Mut auf mehr.

Meine Zeit war zudem mit den Vorbereitungen der Premierenparty und dem steigenden Interesse der Medien vollkommen ausgelastet. Ich wurde zu Interviews eingeladen und immer öfter war mein Bild in der Zeitung.

»Muss die Party in Berlin denn unbedingt sein?«, fragte mich ein guter Freund. Ich lächelte Tobias verschmitzt an.

»Tobias, ich bitte dich!«

»Ja, bitte mich mal«, er lachte mich an.

»Mit der Veröffentlichung dieses Buches ziehe ich mir quasi meine Hose samt Slip vor ganz Deutschland runter. Ich finde es mehr als angemessen, dabei betrunken zu sein.«

»Und dazu brauchst du einen so großen Rahmen?«

Tobias lachte und bespritzte mich mit Wasser aus seinem Pool. Ich nickte bestimmt.

»Ganz genau, dazu brauche ich einen so großen Rahmen.«

»Wenn das so ist, dann mache ich dir doch glatt den Sponsor«, bot er sich an und zog mich fröhlich an den Füßen ins Wasser.

Die Party sollte in Berlin stattfinden. Viele Dinge mussten geplant und überlegt werden. Wo sollte die Fete steigen? Wo schliefen die Gäste? Die meisten kamen aus anderen deutschen Städten, Freunde von mir reisten per Flugzeug aus Palma an. Eine Bekannte von mir, die derzeit in Berlin wohnte, kümmerte sich schließlich um die Räumlichkeiten. Bald schon stellte sie mir den Berliner »Juppy« vor.

Juppy beeindruckte mich vom ersten Moment an durch die enorme Bandbreite seiner Eigenschaften. Er war liebenswert und witzig. Mir kam er sehr klug vor. War er ein Unternehmer, ein Alternativer oder ein Zirkusclown? Vorgestellt wurde er mir in erster Linie als geistiger Vater der ehemaligen Ufa-Film-Fabrik. Ich mochte ihn auf den ersten Blick. Da gerade auch sein Buch veröffentlicht wurde, freute er sich über den Grund meiner Veranstaltung besonders. Wir hatten was Gemeinsames und verquatschten fast den ganzen Tag.

Das Ufa-Gelände faszinierte mich als Filmfan enorm. Auf den Spuren von großen Schauspielern wanderte ich ergriffen über das riesige Grundstück. Für mein geplantes Fest, das sich langsam zum richtigen Event mauserte, entschied ich mich für einen ehemaligen Filmvorführraum mit rotem Teppich-Aufgang für die Stars und Sternchen vergangener Zeiten.

»Es gibt so kleinere Vorräume mit Theken und es finden locker 400 Leute Platz!«

Meine Begeisterung am Telefon im Gespräch mit meinen Freunden kannte kaum Grenzen.

»So viele Leute willst du einladen?«, staunten sie.

»Nein, natürlich nicht.«

Es wurden jedenfalls eine Menge Leute eingeladen, auch wenn bis zum Schluss nie ganz klar war, wer denn nun eigentlich erscheinen würde. Mir ging es um mein Buch, mein Leben und meine Freunde. Das war mir wichtig!

Vierzehn Tage vor dem für mich »größten Ereignis in der Geschichte der Lisa Moos« reiste ich wieder in die pulsierende Hauptstadt.

Eine Mitarbeiterin aus dem Verlag unterstützte mich, half mir überall, wo es nötig war. Durch sie lernte ich die Begriffe Disziplin, Pünktlichkeit, Verantwortung in einem anderen Licht zu sehen. Erschlagen von dem, was sie in erster Linie nur für mich leistete, trabte ich oft nur noch staunend hinter ihr her. Wir erstellten Listen mit Hotels, stellten Zug- und Flugverbindungen zusammen. Medien wurden kontaktiert, informiert und eingeladen. So füllten sich die Stunden und Tage vor der Party mit richtig viel Arbeit. Auch Chrissie sollte mit seiner Freundin aus Palma kommen. Darauf freute ich mich am meisten. Mein Bruder und seine Freundin natürlich. Auch Stefan würde da sein. Viele Freunde von mir hatten weite Strecken zurückzulegen, um in diesem Moment bei mir zu sein. Einmal alle wichtigen Menschen meines Lebens auf einem Fest zusammen. Mein Glück war perfekt!

Die Zeit raste und ich sprang von einem Interview zum nächsten. Die Medien reagierten durchweg positiv, ich wurde überall herzlich begrüßt und behandelt. Sie hatten mein Buch gelesen und waren begeistert, bis auf zwei Ausnahmen. Aber ich fühlte mich dadurch nicht persönlich angegriffen. Ich gestand es jedem zu, sich eigene Gedanken zu machen, zu berichten wie von eigenen Augen und Ohren aufgenommen. Diese beiden Berichte habe ich mit gleichem Stolz aufbewahrt wie alle anderen.

Es war sehr aufregend und spannend, die Fernsehstudios von innen zu sehen, Gesprächspartner bekannter Moderatoren auf dem Sofa zu sein, oder hundert Mal in der Minute für nur ein Bild geknipst zu werden. Ich genoss die Gespräche, Diskussionen und Treffen mit den redegewandten Journalisten, die das Leben kannten und hinterfragten.

Als der »große Tag« da war, konnte ich meinen Sohn nach den vielen Aufregungen endlich wieder in die Arme schließen. Er brachte mir Kleidung einer bekannten Modedesignerin mit, die mir kostenlos alles zur Verfügung stellte. Ich fühlte mich mehr als geehrt. Wer hat schon einen eigenen Klamottensponsor! So zog ich mich begeistert um und fühlte mich anschließend cool, sexy und zu allem bereit.

Der Abend übertraf schließlich die Erwartungen aller. Der Raum war gefüllt, alle waren gekommen. Es gab ein leckeres Buffet, Getränke aller Art und Musik, dass die Boxen fast platzten. Zum ersten Mal saß ich auf einer Bühne und las Fremden und Freunden, meiner Familie und allen Medien-Mitarbeitern, die gekommen waren, aus meinem Buch vor. Ich hatte es zwei Tage vorher zum ersten Mal gesehen. Mein Verleger war so nett, es mir persönlich mit einer Mitarbeiterin ins Hotel zu bringen. Wir tranken ein bisschen Sekt. Auf der ersten Seite fand ich eine Widmung. Das war extrem nett, und für einen Verleger eigentlich unüblich.

An diesem Abend sausten meine Augen über die Reihen der Anwesenden. Ich konnte Stefan sehen, er lächelte mir zu. Mein Sohn saß mit seiner Freundin und dem Rest meiner kleinen Familie in der ersten Reihe und winkte. Meine Busenfreundin Hanna saß daneben und hatte wie viele andere meiner langjährigen Freunde und Freundinnen die weite Reise nicht gescheut, um mit mir zu feiern. Molly Luft konnte ich sehen, sozusagen eine alte Kollegin von mir, die ich schon ewig kenne. Menschen mit prominenten Gesichtern erkannte ich, andere Autoren, dazwischen meinen Literaturagenten, der den Daumen nach oben hielt. Dazu unerwartet viele Journalisten und Journalistinnen mit Fotos und Filmkameras, die erwartungsvoll auf mich gerichtet waren. Obwohl die Situation durch die Menschenmassen dafür prädestiniert war, meine Reizleitungsorgane komplett auszuknipsen und mich in Angst und Panik erstarren – oder noch schlimmer – fliehen zu lassen, passierte nichts dergleichen. Entspannt und selbstsicher schlug ich mein

Buch auf und begann laut ins Mikrofon zu lesen. Vielleicht waren einige der Menschen hier, weil das Bier nichts kostete. Vielleicht wollten andere einfach mal »der größten Schlampe Deutschlands« gegenüberstehen. Eventuell hatten sich manche nur als Alternative zum langweiligen Fernsehabend hierher bemüht. Das wusste ich nicht, es war mir auch egal. Für mich war die Überzahl der Anwesenden gekommen, um mir zu zeigen, dass sie mein Leben akzeptierten. Für sie war ich keine »dümmliche Nymphomanin«, die aus Geilheit zwanzig Jahre auf den Strich gegangen war. Für sie war ich Freundin, Schwester, Mutter, Geliebte und vor allem Mensch. Ein Mensch aus ihrer Mitte, den sie so liebten, dass es ihren Gesichtern anzusehen war. Deswegen waren sie von überallher gekommen und deswegen hielten meine Nerven an diesem Abend durch, als handle es sich um Stahlseile in extra gesicherten Verankerungen!

Diese Nacht bot mir so viele unvergessene Momente.

»Darf ich mich vorstellen? Mein Name ist Werner, ich bin als Sklave zum geilen Lecker ausgebildet worden. Darf ich mich zu Ihnen setzen, Mistress Lisa?«

Bemerkenswerte Interviews, die mein Sohn vor laufender Kamera gab, und mich damit zur stolzesten Mutter der Nation machte.

Mein Agent, dessen Gesichtszüge mich sogleich an den attraktiven Schauspieler Marshall Thompson aus »Daktari« erinnerten.

Lilli und Simone, die Ehefrau von Ralf, als gute Freundinnen und Leidensgenossinnen innig vereint.

Mein »Edelmann«, der mich umarmte und beglückwünschte, als hätte ich eine Bombe entschärft und nicht »nur« ein Buch geschrieben.

Stefan, der mir einen Glückskuss gab, und den ganzen Abend über hoffte, von niemandem erkannt zu werden.

Die junge Frau, die ich nach der Veranstaltung weinend, mit kaputtem Gesicht vor dem Eingang fand. Sie hatte sich nicht hineingetraut. Geflohen vor ihrem brutalen Zuhälter bat sie um Rat und Hilfe.

Michael, mein Klassenkamerad aus ganz frühen Tagen, sofort erkannt, weil er immer noch genauso aussah.

Zwei Freundinnen, die zufällig meinen Vater kannten und ihm ein Buch »mit Widmung« mitnahmen.

Um es kurz zu machen, es war ein rauschendes Fest, für das ich mich bei unzähligen Leuten bedanken muss!

Erst im Morgengrauen kam ich zurück ins Hotel und verbrachte den nächsten Vormittag noch mit meinem Sohn und seiner nur spanisch sprechenden Freundin in der Stadt, bevor sie wieder abflogen. Es folgten Interviews, Radio- und Fernseh-Talkshows in vielen schönen deutschen Städten. In den meisten war ich zum ersten Mal, erfreute mich daran, herumzuwandern und so viel Neues zu sehen. Als ich Wochen später mit einem Flugzeug auf meiner Insel landete, fühlte ich mich erschlagen, als hätte ich alleine eine ganze Stadt geplant und erbaut. So müde war ich! Aber auch genauso zufrieden!

ESKALATION

Wann immer ich in den letzten Jahrzehnten das Bedürfnis hatte, irgendjemanden anzurufen und »Hurra! Endlich ist so weit, ich werde wahnsinnig« ins Telefon zu brüllen, schaltete ich den Fernseher ein. Man braucht nicht viel Glück, um in der Flimmerkiste auf Menschen zu stoßen, denen es garantiert noch schlechter geht als einem selbst.

Das machte mir Mut und verleitete mich oft genug zum Weitergucken. Nach ruhelosem Hin-und-Her-Geschalte traf ich immer öfter auf unbekannte Sofa-Gäste, die auf der Suche waren. Es waren Kinder, die ihre Eltern suchten, Mütter, die ihre Söhne wieder umarmen wollten und Väter, die mögliche Setzlinge aus ihrer Sturm-und-Drang-Zeit aufspüren wollten. Nach ein paar Minuten Sendung, in denen die Talk-Show-Gäste ihre Geschichten erzählten und erklärten, auf welche Weise sie jemanden verloren, verraten oder verletzt hatten oder selbst verloren, verraten oder verletzt worden waren, ging der Vorhang hoch. Der lang ersehnte Moment war gekommen, Angehörige fielen sich in die Arme, weinten und flüsterten »Jetzt wird alles gut« ins Mikro. Anwesende im Aufnahmeraum wischten sich verschämt ein paar Tränen aus den Augenwinkeln und sahen den glücklich Strahlenden bewegt beim Verlassen des Studios zu.

Im Fernsehen sieht das alles sehr einfach aus. Es wird ein bisschen geredet, viel geweint und dann umarmt man sich unter den Klatschtiraden der Zuschauer. Aber was ist danach? Gehen diese Leute tatsächlich einem glücklicheren Leben entgegen? Sind ihre Sehnsüchte, die sie so lange gequält haben, gestillt? Erfüllen sich nun ihre Wünsche nach einer intakten Familie? Sind sie in ein paar Tagen noch immer voller Hoffnung, wie an dem Tag, als sie dankbar und demütig, Arm in Arm mit dem lang vermissten Angehörigen das Studio verließen?

Wohin der Weg der Menschen, die ich im Fernsehen sah, anschließend wirklich führte, weiß ich nicht. Ich hatte »nur« eine Stunde mit ihnen gelitten, war gespannt ihren emotionalen Erklärungen gefolgt, wieso sie sich einmal verloren hatten, warum der eine einst den anderen aufgab und »sich nicht anders entscheiden konnte«.

Ich hoffte immer, dass ihre Träume wahr werden. Im Gegensatz zu meinen. Jeder Traum, der sich in meinem Leben um meinen Sohn Steffen gedreht hatte, war ausgeträumt. Übrig geblieben war nur ein Schmerz, der unaufhaltsam an mir nagte und sich nicht verdrängen ließ.

Früher hatten meine Augen oft minutenlang auf dem Foto verweilt, auf dem er so klein und zerbrechlich aussah. Mit einem schelmischen Lächeln im Gesicht, wie es nur Fünfjährige haben. Seine kleinen Finger weit gespreizt auf den Fels unter sich gepresst, als wäre er beim Bockspringen versehentlich hängen geblieben. Die blauen Augen begeistert auf die Kamera gerichtet, als wollte er gerade rufen: »Mach ein Foto, mach ein Foto!«

Wie oft hatte ich mir gewünscht, dass ich dieses Bild selbst geknipst hätte. Dass sein Lächeln darauf allein mir galt, auf einem gemeinsamen Ausflug, an einem schönen Sommertag vielleicht. Nicht einem mir unbekannten, unsichtbaren Gegenüber. Wie oft hatte ich mich gefragt, wie es ihm ging. Hatte die Zweifel und Ängste auf unterschiedliche Weise bekämpft. Manchmal durch Alkohol, manchmal durch Intimitäten, ungerichtet und getrieben. Später mit alten Spielfilmen, heißem Kakao und vielen Tränen im Bett. Aber oft half mir gar nichts. Dann hielt mich der Schmerz nächtelang wach.

Als Mutter hatte ich einen Schwur geleistet. Einen Eid, den keine Mutter laut aussprechen muss, um ihm Gültigkeit zu verleihen:

»Ich werde immer für dich da sein. In meinem Leben wird sich alles um dein Leben drehen. Wenn nötig, werde ich ohne zu zögern mein Leben für das deine geben.«

Ich hatte mein Mutter-Gelübde gebrochen, hatte nicht Wort gehalten! Mutlos nur noch nach einem Ausweg gesucht. Irgendwann den einzigen eingeschlagen, den ich damals sehen konnte. Die Menschen um mich herum hatten dazu geschwiegen, sind mit mir geflohen. Aber sie hatten auch keinen Schwur geleistet. Das hatte nur ich.

Erst wenn es morgens hell wurde, erlangte ich langsam das Gefühl, wieder Boden unter den Füßen zu haben. Ich lebte weiter, liebte weiter, atmete weiter und lief auch weiter.

Aber nun hatten sich die Dinge geändert. Sah ich nun über meine Schulter, war Steffen kein Kind mehr in einem starren Bild aus frühen Tagen. Jetzt sah ich einen Teenager, der winkend am Bahnhof einem Zug hinterhersah. Sah einen schlaksigen, großen Jungen, der trotzdem immer noch »mein kleiner Prinz« war. Leider wusste ich da noch nicht, dass unser Treffen unser letztes sein sollte. Sonst hätte ich ihn noch öfter angeschaut, ihn öfter berührt und noch mehr zu ihm gesagt.

Traurig fuhr ich nach diesem Treffen in meinen Alltag zurück. Aber mit der trügerischen Gewissheit, nun am Anfang einer neuen Straße in meinem Leben zu stehen. An ihrem Ende wartete auf mich ein ungeheuerlicher Lohn. Mein kleiner, verloren gegangener Sohn!

Zurück zu Hause führte mich mein Weg bald zu Jenni. Wir hatten uns in einem Café verabredet, welches direkt neben ihrem Büro lag. Ich musste mit jemandem reden und mit meinen verworrenen Gedanken und Gefühlen fühlte ich mich bei meiner Freundin momentan am besten aufgehoben. So viel ging mir durch den Kopf. Immer und immer wieder kreisten meine Gedanken um den Besuch bei Steffen. Ich hatte meinen Sohn getroffen und konnte ihm E-Mails schicken, wann immer ich wollte. Zwar landeten sie vorerst in der Mailbox seines Adoptivvaters, aber das war unwichtig. Meine erste Mail an ihn war abgeschickt und ich erwartete Steffens Antwort stündlich und mit klopfendem Herzen.

Jenni ließ auf sich warten. So nahm ich drinnen allein am einzigen Fenstertisch in dem kleinen Raum Platz. Draußen in der Sonne saßen nur wenige Leute.

Meine Augen konnten nur Spanier entdecken, die ihre Zeitung lasen oder gemütlich einen Zigarillo schmökten. Das gefiel mir. Ich war erleichtert, kein langweiliges deutsches Urlaubsgerede anhören zu müssen, über Hotelzimmer, Essen und die besten Strände. Mallorcaurlauber wirkten auf mich oft viel zu aufgeräumt und übermütig. Mir war nach Ruhe und einem gutem Gespräch mit einer Freundin. Mein Blick nach draußen blieb an einem der Maler hängen, die überall in der Stadt ihre Staffeleien aufstellten. Sie suchten gern friedliche Ecken auf, um in aller Ruhe Gebäude auf postkartengroße Pappen zu pinseln. So gab ich dem »Camarero« ein Zeichen und schlenderte hinaus zu dem Mann mit den Farben in der Hand. Interessiert blätterte ich die in einem Karton aufgestellten Bildchen durch. Der Kellner kam und brachte den »Cortado«, einen spanischen Espresso. Ich nahm ihm das winzige Tässchen ab und reichte es dem Maler.

»Muchisimas gracias Señora!«

Aus überraschten Augen nickte er mir freundlich zu.

»De nada.«

Er musste sich nicht bedanken, sein Lächeln erinnerte mich einfach daran, wie glücklich ich selbst an diesem Tag war. Fast hätte ich ihm davon erzählt. Aber das würde ihn wohl kaum interessieren. Stattdessen tat ich etwas, was man wohl als typisch weiblich bezeichnen könnte. Ich erwarb mit einem Fünf-Euro-Schein zwei der Postkarten mit den feinen Ölfarben. Etwas zu kaufen riss mich einige Momente aus meiner inneren Aufregung. Gerade als ich sie einstecken wollte, kam Jenni endlich die Straße rauf. Sie sah klasse aus in ihrem weißen Top und den passenden Shorts dazu. Doch trotz des warmen Sonnenscheins in ihrem Gesicht wirkte sie eigenartig verkrampft.

»Hi, du«, begrüßte sie mich flüchtig mit den landestypischen Besitos. Fahrig schob sie ihre Sonnenbrille wie ein Haarband auf den Kopf.

»Na? Du siehst aber sehr abgespannt aus, Jenni.«

Ich nahm ihren Arm und wollte sie zum Lokal schieben.

»Oder magst du lieber draußen sitzen?«

»Nein, nein! Ich habe keine Lust, draußen zu sitzen. Die Hitze ist doch zum Kotzen!«

Verstört über diesen für sie eher ungewöhnlichen Ausbruch ging ich hinter ihr her nach drinnen. Wir nahmen Platz und bestellten Café und Té.

Bevor ich Jenni darauf ansprechen konnte, schockierte sie mich erneut.

»Malte hat 'ne andere!«

Mein Gesicht verzog sich erstaunt, als hätte ich gerade den Räuber Hotzenplotz am Fenster vorbeilaufen gesehen.

»Wie bitte?«

Jenni sah traurig zur Seite. Die durchs Fenster hereinfallenden Sonnenstrahlen streichelten leicht über ihren Rücken. Genervt ruckte sie den Stuhl nach vorne in den Schatten. Meine Gedanken begannen zu rasen. Ausgerechnet die beiden! Ein Traumpaar! Meine besten Freunde. Malte mit einer anderen? Eigentlich undenkbar, Jenni musste irgendetwas falsch interpretiert haben.

Aber ihr Zustand sprach Bände. Genauer nachzufragen wagte ich nicht. Sie brauchte noch Zeit. Schweigend saßen wir uns gegenüber und hingen unseren Gedanken nach. Mein Blick fiel wieder auf den Maler. Er wirkte so ausgeglichen, still und zufrieden, wie er da in der von Sonne durchtränkten Luft saß und malte. Wie konnte es sein, dass sich gleichzeitig meine besten Freunde trennten?

»Er hat sich verliebt. Letztes Wochenende auf einer Party.«

Meine Augen glitten wieder zu Jenni.

»Woher weißt du das denn so genau?«

Dies war ein Angriff auf meine Überzeugung, dass die beiden das perfekte Paar waren. Eine Beziehung, zu der ich aufsah, die mir imponierte, mir Mut machte, selbst nach Mr. Right zu suchen.

»Malte hat es mir selbst gesagt! Er ist auch direkt in unser Gästehaus gezogen.«

Unruhe und Fassungslosigkeit machten sich in mir breit.

»Auf welcher Party war er denn?«

»Eine Jahrgangsparty von seiner Schule.«

»Also in Deutschland und sie ist Deutsche?«

»Ja, er ist am Freitagabend geflogen und kam am Sonntagabend zurück, um mir sofort zu eröffnen, dass er die Liebe seines Lebens gefunden habe.«

Ich bestellte neue Getränke.

»Möchtest du was essen?«, fragte ich Jenni, obwohl ich die Antwort schon kannte.

»Nee, bloß nicht, mir ist hundeelend«, reagierte sie auch prompt. Der Kellner kam und ich schob ihr den Tee vor die Nase.

»Dann trink wenigstens noch was.«

»Hmhm.«

Desinteressiert und phlegmatisch rührte sie in ihrer Tasse. Sie tat mir so leid. Mir erschien das alles unglaublich und unerklärlich! So gut ich konnte, tröstete ich Jenni. Aber ich hörte selbst, wie hohl meine nutzlosen Worte und Floskeln klangen.

Kurz darauf brachte ich sie zum Auto. Sie wollte alleine sein und ich ließ sie gehen. Kaum war sie um die Ecke verschwunden, zückte ich mein Handy und klingelte bei Malte durch. Er wirkte fröhlich und aufgedreht und versprach, mich am Abend zum Essen abzuholen. Jenni würde ich davon besser nichts sagen. Mir fiel auf, dass nun alles komplizierter werden würde. Jenni nicht sagen, was Malte erzählt, Malte gegenüber nichts davon erwähnen, wie es Jenni ging. Und gemeinsame Unternehmungen waren wohl auch fürs erste tabu.

Würde ich beiden gerecht werden können? Ich wollte mich nicht zwischen ihnen entscheiden müssen. Musste ich nun eine neutrale Position einnehmen, wenn Jenni sich zukünftig negativ über Malte als ihren »Ex« äußerte? Doch erst mal wollte ich von Malte hören, was vorgefallen war. Vielleicht sah Jenni auch nur alles zu schwarz. Meine Ansprüche an meine Freunde, sich um mich zu kümmern, rückten dadurch vorerst natürlich in den Hintergrund. Jetzt brauchten sie mich.

Trotz allem rief ich zu Hause zuallererst die Mailbox ab. Noch immer war keine Antwort von Steffen eingetroffen. Bevor ich zum Essen ging, schrieb ich noch einmal an ihn. Wie es ihm ging, was die Schule machte. Dass ich auf Antwort hoffte. Als es klingelte, war ich gerade mit dem Schreiben fertig geworden.

Aufgekratzt wartete ich vorm Fahrstuhl und nahm dann doch die Stufen. Am liebsten wäre ich gleich mit Vorwürfen über Malte hergefallen. Aber als ich ihn so hinterm Steuer sitzen sah, breit grinsend und einladend die Tür seines Autos für die »schöne Frau« aufschlagend, verkniff ich es mir. Wir einigten uns auf ein italienisches Restaurant in der Calle Joan Mirò.

Malte kam gleich zum Thema. Die Frau, die er getroffen hatte, war es gar nicht allein. Er wollte sein Leben noch mal verändern, hatte das Gefühl, schon länger in einer Sackgasse zu stecken. Seit Jahren gab es keine Veränderung. Mir wurde klar, dass ich vieles, was die beiden betraf, nicht wirklich gesehen hatte.

»Kommt deine neue Freundin jetzt hierher?«

»Quatsch, Lisa, da ist doch noch gar nicht viel gewesen! Ich kenne sie eben von früher und am Wochenende hat es zwischen uns geknallt. Aber letztendlich wird das keine langfristige Sache werden. Kann es ja gar nicht.«

Malte wusste, dass er Jenni nicht einfach übergangslos durch eine andere Frau würde austauschen können. Doch beharrte er darauf, dass er und Jenni eine Pause brauchten, ließ aber offen, ob es nicht doch noch eine Versöhnung geben könnte. Etwas beruhigter ließ ich mich später wieder nach Hause bringen.

Chrissie schlief schon. Leise schlich ich durch die Wohnung und ging noch mit dem Haustürschlüssel in der Hand online. Mein Herz machte einen heftigen Sprung! Die Mail, auf die ich so sehnsüchtig gewartet hatte, war endlich da. Steffen hatte zurückgeschrieben. Aber nicht aus der Mailbox seines Vaters, sondern aus der eines Freundes. Er bedankte sich für meinen Besuch, erzählte ein bisschen von Hobbys, denen er früher nachgegangen war. Zu einer Zeit, als er Sport noch nicht »ätzend« gefunden hatte. Alles Hobbys, bei denen es Einzelkämpfer wie ihn gab, Tischtennis oder Schwimmen. Mein Sohn beschrieb mir ausführlich seine Lieblingstiere, die er auch gerne als Haustiere gehalten hätte. Behaarte Spinnen, die mindestens handtellergroß sein mussten. Es las sich wie eine wissenschaftliche Abhandlung aus einem Biologiebuch. Der Rest seines Schreibens machte deutlich, wie jung er eigentlich noch war. In der nächsten E-Mail würde ich meine Worte dieser Tatsache anpassen müssen. Ich beantwortete seine Frage, welche »PC-Ballerspiele« ich kannte, und kündigte eine E-Mail von Chrissie an. Zufrieden lag ich danach im Bett. Aber es wollte sich kein Schlaf einstellen. Immer wieder dachte ich darüber nach, wie großartig es war, dass ich nun mit Steffen kommunizieren konnte. Er hatte ein Handy, das hatte ich gesehen. Bei unserem Treffen hatte sich keine Gelegenheit ergeben, nach der Nummer zu fragen. Auch meine hatte er nicht! Ich stand wieder auf und ging zurück an den

Rechner. Zwei Minuten später war eine weitere E-Mail mit meiner Handynummer an Steffen unterwegs. Ich schlich zurück ins Bett.

Meine kleinen, katastrophal verwöhnten Hunde saßen mit vorwurfsvollen Blicken auf meinem Bett. Ihre Augen waren nur noch müde Schlitze. Schnell schlüpfte ich unter die Decke und sofort kuschelten sie sich rechts und links an mich, noch bevor ich mich bequem hinlegen konnte. Ich seufzte laut. Das würde ich ihnen kaum noch abgewöhnen können.

Mein Angebot an Malte, statt des Gästehäuschens in seinem Garten auf mein Gästezimmer zurückzugreifen, lehnte er dankend ab. Ihm war klar, dass Jenni in naher Zukunft oft bei mir sein würde, um den ersten Schreck zu verdauen. Darauf wollte er Rücksicht nehmen. Er wusste sehr wohl, wie schlecht es Jenni momentan mit seiner Entscheidung ging.

Die nächsten Tage zeigten, dass ich mich unnötig gesorgt hatte. Beide hatten sich nach wie vor sehr lieb und gingen mit dem anderen stets achtsam und vorsichtig um. Malte traf »die andere« auch nur noch einmal. Aber ein Zurück gab es erst mal dennoch nicht.

Malte akzeptierte, dass ich auf Jennis Wut und ihre Verletztheit nicht einfach neutral und diplomatisch antworten konnte. In meinen Augen hatte sie das Recht, von mir als Freundin neben Mitleid auch Sätze wie »Malte hat sich echt wie ein Kotzbrocken benommen« und »Männer sind manchmal echte Schwanzdenker« zu hören. Doch meine Freunde gaben mir das Gefühl, nicht ständig aufpassen zu müssen, was ich von Gesprächen dem anderen gegenüber erwähnte. Und so landete auch keiner von uns zwischen den Fronten und wir schafften es am Ende, beste Freunde zu bleiben.

HAARSPALTEREIEN

Trotz der Trennung meiner Freunde und der Warterei auf Nachrichten von Steffen waren die Wochen nach der Buchparty ganz entspannt. Mittlerweile waren Artikel über mich in Mallorcas Zeitungen erschienen. Auch dort gab ich Interviews im Radio. Inzwischen hatte sich ein Tourmanager gemeldet, der eine Lesereise für mich organisieren wollte. Ich stimmte zu und freute mich riesig darüber, im Winter in Deutschland umherzureisen und meine Leser kennenzulernen. Hatte ich anfangs an die zehn E-Mails täglich mit Kommentaren oder Fragen erhalten, war die Zahl inzwischen auf fünfzig angewachsen. Ich kam mit Beantworten kaum mehr nach. Immer wieder waren auch Bilder von Männern dabei, die glaubten, sich in mich verliebt zu haben. Ich fühlte mich geehrt, ging aber nicht darauf ein. Die Suche nach meinem Traummann hatte ich natürlich noch nicht aufgegeben, aber auf weitere Experimente mit nahezu Unbekannten war mir nach den letzten Ausflügen die Lust vergangen. Dennoch hatte ich bereits ein Auge auf jemanden geworfen. Gesehen hatte ich ihn zum ersten Mal, als ich mit Peter in unserem Stammlokal frühstückte. Gegenüber war ein Fitnessstudio, welches das Objekt meiner Begierde manchmal aufsuchte. Er vertrat eine Firma, die Aufbaumittel und Sportgeräte anbot und reiste monatlich an. So kam es, dass ich ihn immer dann wieder sah, wenn ich ihn eigentlich gerade vergessen hatte.

Manchmal kam er über die Straße und bestellte mit starkem Akzent ein belegtes Baguette in unserem Stammlokal. Während ich eines Morgens auf Peter wartete, setzte er sich auf den freien Stuhl an meinem Tisch. Ohne etwas zu sagen, begann er ein Brötchen in sich reinzuschieben. Es machte den Eindruck, als wäre er halb verhungert, so schlang er alles fast ohne Kauen hinunter. Obwohl ich die schnaufenden Geräusche, die er dabei von sich gab, recht eklig fand, faszinierte mich sein abstoßender Essstil so sehr, dass ich ihn permanent anstarrte. Er schob sich den letzten Bissen zwischen die Lippen, zog hektisch eine Serviette über seinen Mund und streckte mir unerwartet seine Rechte hin.

»Hallo, ich bin Frank« stellte er sich vor, während er schon im Begriff war, wieder aufzustehen. Nur mühsam ein Grinsen unterdrückend, betonte ich seinen Namen genau so, wie er es getan hatte.

»Hello Fräänk, schön dich kennenzulernen. Ich heiße Lisa.«

Zum Händeschütteln musste ich aufstehen, weil er sich schon zwei Schritte vom Tisch entfernt hatte.

»Dein Name is ja komisch! Don't you fucking look at me!«, zwinkerte ich ihn an, bemerkte aber sofort, dass ich die Einzige war, die das komisch fand.

»Was?«

Er sah mich verständnislos, fast böse an. Peinlich berührt versuchte ich es dummerweise noch mal und legte dabei ein schiefes Grinsen auf mein Gesicht

»Naja, kennst du nicht Frank Booth aus ›Blue Velvet‹? Fuck you, äh, you fucking fuck?«, stolperten die Worte aus mir raus. In diesem Moment kam Peter auf uns zu.

»Na, habt ihr euch kennengelernt? Hi, ich bin Peter«, streckte er nun seinerseits die Hand in Richtung des verstört aussehenden Fremden aus.

»Okay, bis dann wieder«, empfahl sich Frank in unsere Richtung und verließ die Bar.

»Was ist denn nun los? Hab ich ihn dir vertrieben?«, lachte Peter mich etwas verlegen an.

»Nein!«, ich schüttelte energisch den Kopf. »Im Gegenteil, gut, dass du gekommen bist, ich hab mich mal wieder ziemlich verheddert.«

»Wieso, was war denn?«

»Eigentlich nichts, er kennt nur den Film ›Blue Velvet‹ nicht«, bedauerte ich.

»Hm? Wie kommst du denn jetzt auf den Film?«

»Na, wegen seines Namens. Er sagte, er heißt Frääänk. Da hab ich 'nen Witz machen wollen, weil mich der Name dazu animiert hat. Genauso betont ihn auch der Frank in ›Blue Velvet‹, der zu allem ›Fuck, fucking Fuck‹ sagt. Ist wohl nicht angekommen als Scherz, und nun ist die Beute fort.«

Peter lachte.

»Die Beute? So, so.«

Vielsagend sah er mich an. Ich zuckte mit den Schultern und fummelte mir eine Kippe aus seiner Schachtel.

»Wolltest du nicht aufhören damit?«

Ich blies den Qualm in seine Richtung.

»Ja, ja, mache ich bald, ganz sicher.«

Später erzählte ich Chrissie von Fräänk. Er fand das mal wieder typisch.

»Mama, entweder du sagst gar nichts oder du redest Blödsinn. Oder du sagst was Gutes, dann aber zu den falschen Typen. So wird das nie was mit 'nem neuem Mann!«

»Neuer Mann? Aber nein, in keinem Fall! Du hättest ihn mal essen sehen sollen. Widerlich! Animalisch, sage ich dir. Das kann man sich nicht jeden Tag anschauen!«

Ich lachte meinen Sohn an.

»Und wieso willst du den dann überhaupt kennenlernen?«

Natürlich hatte ich keine Lust, ausgerechnet meinem Sohn zu erklären, warum ich das wollte. Frank hatte mir anfangs gefallen. Er war zwar nicht außergewöhnlich gut aussehend oder schick, aber er wirkte zielstrebig und war als Anzugträger ein Exot für mich. Als Partner kam er nun nicht mehr in Frage, seine Essmanieren hatten mich wirklich abgeschreckt, genau wie seine kurzfristig bösen Augen! Allerdings nur in Bezug auf eine ernste Beziehung! Denn genau damit hatte er mir erst Lust auf einen One-Night-Stand gemacht.

»Ach weißt du, Chrissie, nennen wir es mal so: verdrehter Frauenkopf.«

»Wohl eher verdrehte Lisa«, lachte er und lief schnell aus dem Zimmer. Kopfschüttelnd setzte ich mich an den Rechner. Steffen hatte geschrieben. Jetzt aus einer eigenen Mailbox. Sein Vater hatte sie ihm wohl eingerichtet. Auch wir schrieben uns nach wie vor. Steffens Adoptiveltern hatten das Treffen als »so weit okay« empfunden und sogar einem zweiten Besuch zugestimmt. Steffen fragte in der Mail viel über seinen Bruder Chrissie. Ich beantwortete alle seine Fragen und bat schließlich meinen Sohn, eine Mail an Steffen zu schicken. Das tat er dann auch. Es fiel ihm nicht schwer, über die für seinen kleinen Bruder so interessanten Computerspiele zu erzählen, er hatte sie früher selbst alle rauf- und runtergespielt. Wir schickten die Mail ab.

»Ich will Steffen auch mal wiedersehen«, ließ Christopher mich wissen. Das verstand ich und sagte zu, den nächsten Besuch anzusprechen und Chrissie dann auch mitzunehmen. Er war begeistert. Gleich am nächsten Tag rief ich Steffens Adoptivvater an und es wurde ein neuer Besuchstermin festgelegt. Ich war außer mir vor Freude, tanzte mit den Hunden auf dem Arm durch die Wohnung und rief alle Freunde an. Es sollte ein ganz toller Tag werden, das nahm ich mir fest vor.

In der Zwischenzeit bastelte ich die Internetseite für meine kleine spanische Firma um. Langsam wuchs die Seite zu einem Mini-Informationscenter für spanische Webmaster heran. In einer Business-Page hatte ich ein Forum eingerichtet und hoffte auf rege Diskussionen der neuen Internetgeneration. Leider vergeblich. Zwar kamen immer mal wieder neue Mitglieder dazu, ins Gespräch kamen sie aber nicht wirklich. So dachte ich mir einen beschreibenden Namen aus und registrierte eine extra Domain in Spanien. Hier würde ich es erneut mit einem Forum versuchen. Ich richtete alles ein und stellte es online. Mittlerweile hatte ich neun Kunden in meiner Datei und einige stockten den Werbe-Etat für meine Firma kurzfristig auf. Es vergingen einige Tage, bis die Banner erstellt und an hoffentlich ergiebigen Orten platziert waren. Noch wurden die Einnahmen vom monatlich fällig werdenden Steuersatz und anderen Nebenkosten gänzlich aufgefressen. Aber das störte mich nicht. Immerhin arbeitete mein Produkt nach wenigen Monaten schon fast kostendeckend für die Firma. Mehr konnte ich zu dem Zeitpunkt nicht verlangen. Es war noch immer etwas Geld von Stefan da. Auch einen bescheidenen Vorschuss von meinem Verlag hatte ich noch auf der Bank.

Ich besorgte eine Flasche Prosecco und fuhr zu Jennis Haus. Ich fand, das alles war ein ausreichender Grund, um ein bisschen zu feiern. Obwohl Malte mittlerweile eine Wohnung in der Stadt hatte, war er auch da. Er hatte sich um den gemeinsamen Hund gekümmert und war gerade im Begriff, ihn wieder zu Hause abzusetzen. Wir überzeugten ihn, dass es ein guter Tag zum Grillen war.

Er erklärte sich bereit, noch einmal zum Supermarkt zu fahren. Als er weg war, erzählte ich Jenni von dem Morgen. Sie fand die Sache mit dem »Blue-Velvet«-Spruch genauso witzig wie ich, hatte aber Verständnis dafür, dass nicht jeder den Film kannte oder direkt dran dachte. Sie hatte Recht! Bei der nächsten Begegnung würde ich versuchen, das geradezubiegen. Viele Chancen rechnete ich mir allerdings nicht aus. Manchmal waren Dinge einfach aussichtslos. Diese Sache aber entwickelte sich am Ende doch noch, allerdings zu einer sehr haarigen Angelegenheit. Aber davon wusste ich in dem Moment noch nichts und genoss entspannt den Abend mit Blick aufs Meer unter Freunden.

Einstweilen zählte ich die Tage, bis ich mit Chrissie nach Deutschland zu Steffen fliegen konnte. Unerfreulicherweise erreichte mich vorher ein Anruf seines Vaters. Steffen hatte Schwierigkeiten mit der Polizei gehabt. Es ging um ein kleineres Delikt. Ich war schockiert, aber nicht unvorbereitet. Dass mein Junge etwas neben der Spur stand, hatte ich schon gewusst. Zur Strafe hatte man ihm das Treffen mit uns verboten. Steffens Adoptivvater teilte mir mit, dass Steffen wohl mehr Ruhe brauchte und die ganze Familie gemeinsam für drei Wochen in den Urlaub fahren würde. Die Kinder wären schon beim Packen. Sprechen durfte ich vorher nicht mehr mit ihm. Man schob den Zwischenfall der Aufregung unseres Treffens zu.

Hätte der Mann am Telefon mir gesagt, dass ich gleich mit einer Axt enthauptet würde, hätte dies ähnliche Gefühle ausgelöst. Die Art, wie er seine Entscheidung ganz beiläufig mitteilte, sollte mich wohl an seine Autorität in dieser Angelegenheit erinnern. Es schien ihm gleichzeitig eine Art Unterhaltung zu sein. Man würde es eben verschieben, basta.

Ich stimmte zu, was blieb mir auch anderes übrig? Doch meine Enttäuschung war grenzenlos. Warum wollte Steffen nicht mit mir sprechen? Ob er sich schämte? Ich verstand die Welt nicht mehr, schrieb eine E-Mail an ihn. Ob er sie bekommen würde, wusste ich nicht. Den Rest des Tages verbrachte ich traurig am Laptop und bastelte an der Homepage über mein Buch herum, welche schon lange im Netz sein sollte. Als ich mir die fertige Seite ansah, konnte ich meine traurigen Gedanken im Design wiederfinden. Trotzdem gefielen mir die dunklen Farbtöne, das Bild mit den Wolken und der Straße darauf. Hinten am Wegesrand konnte man ein kleines Haus erkennen. Es sollte mein Ziel symbolisieren, eines Tages irgendwo anzukommen. Aber ich war mir nicht sicher, ob ich dieses Häuschen jemals erreichen würde. Mir erschien es logisch, dass mein Leben ohne Steffen immer irgendwo kaputt wäre. Eine hundertprozentige Instandsetzung hielt ich selbst für ausgeschlossen.

Meine Freunde machten mir Mut: »Aufgeschoben ist ja nicht aufgehoben.«

Am nächsten Morgen fuhr ich schon gegen 8 Uhr zu Peter. Er kam täglich direkt nach dem Aufstehen runter ins Café. So bestellte ich mir Frühstück und wartete auf ihn. Carlos, der Besitzer des Fitnessstudios, kam herüber. Nachdem wir uns begrüßt hatten, fragte er mich, ob ich eigentlich Peters »Novia« sei.

»Ich bin eine Freundin von Peter, aber nicht seine Freundin«, erklärte ich.

»Porque?«, fragte ich, obwohl ich mir die Antwort schon denken konnte. Ich war nicht überrascht, als er mir nach ein paar Sätzen die Telefonnummer von Frank zuschob. Carlos zwinkerte mir zu, bestellte Grüße an Peter und eilte zurück in seinen Laden. Gleich kamen die Speck-weg-Damen zum allmorgendlichen Spinning. Immer wenn ich die schwatzenden Frauen schon so früh zur Gymnastik gehen sah, bekam ich ein schlechtes Gewissen. Ich schaffte es selten zum Bäcker ohne Auto. Wie jedes Mal nahm ich mir vor, weniger zu rauchen, mehr Wasser zu trinken, endlich mit Sport anzufangen und keine Schokodrinks mehr zum Frühstück aufzusaugen. Nachdem ich das beschlossen hatte, fühlte ich mich gleich besser und konnte beruhigt in mein Schokoladen-Croissant beißen. Peter orderte nur Kaffee.

»Peter, weißt du, was ich gerade überlege?«

»Nein, was denn?« Er schaute mich müde an.

»Ich will mir unbedingt ein Fahrrad anschaffen!«

»Ein Fahrrad?«

»Ja, ein Fahrrad. So eines mit einer Halterung für Wasserflaschen an der Stange. Und ’nem Not-Pack für Reifenreparaturen unterm Sattel. Immer mit dem Auto zu fahren ist doch ungesund!«

»Hast du wieder beim Spinning zugeschaut?«

»Ja, war zu früh hier!«

Wir grinsten uns an.

»Okay, Lisa, kaufen wir ein Fahrrad.«

»Aber nicht jetzt!«

»Nein, jetzt nicht, Lisa, heute fahren wir noch Auto.«

Am Abend rief ich Frank an. Chrissie würde bei seiner Freundin übernachten. Das war eine gute Gelegenheit. Obwohl es mich etwas störte, dass er nicht nach meiner Nummer gefragt, sondern seine dagelassen hatte. Das versetzte mich irgendwie in eine Bittsteller-Position.

»Hast du Lust irgendwo ’nen Drink zu nehmen, Fräänk?«

»Jupp!«

»Jupp?«

»Ja!«

»Ähem, ja also gut, Fräänk, wo denn?«

»K. A.«

»Soll das keine Ahnung heißen?«

»Jupp!«

»Jupp! Schon klar. Ich schicke dir nachher eine SMS, wo ich bin.«

Wenn Frank so einsilbig fickte, wie er sprach, wäre ich wenigstens zeitig wieder zu Hause.

Wir trafen uns um 21 Uhr in einer spanischen Bodega. Die Bar gehört zu meinen Lieblingslokalen. Durch das antike Mobiliar und die abgenutzte Theke war der Schuppen eine richtige Altstadtkneipe. Die niedrige Decke hing voller geräucherter Würste und der Fernseher brummelte im Dauerbetrieb, obwohl niemand hinsah. Typisch spanisch. Ich setzte mich an meinen Lieblingstisch. Die Kneipe war für Urlauber nicht allzu spannend, was den Vorteil hatte, dass die Preise mehr als günstig waren. Frank war noch nicht da, obwohl ich extra später gekommen war. Ich bestellte mir eine »copa de vino tinto« und beobachtete die Tür. Als Frank endlich hereinkam, war ich schon beim zweiten Glas.

»Oh Mann, sorry!«, murmelte er beim Jackeausziehen.

»Ich hatte noch Besuch!« Lächelnd setzte er sich und suchte den Tisch ab.

»Was suchst du denn?«

»Na, die Karte! Mann, hier ist es ja echt grauenhaft«, bemerkte er pikiert.

»Es gibt nur Bier mit Wurst und Brot oder Brot mit Wurst und Wein hier!«, klärte ich ihn auf.

»Dann nehme ich Bier.«

Nachdem er bestellt hatte, brachte er mich mit seiner nächsten Frage etwas aus der Fassung.

»Wieso wolltest du mich eigentlich treffen?«

»Entschuldige bitte, Fräänk, ich muss mal eben aufs Klo.«

Meine Handtasche schnappend wanderte ich eilig in Richtung Toiletten. Die Tür schnappte hinter mir ein und ich schaute entgeistert auf mein Spiegelbild.

Aufgebracht riss ich meine Handtasche auf und kramte einen Lippenstift heraus. Grob schmierte ich mir damit über die Lippen und flüsterte danach mein Spiegelbild an: »You understand, fuck? I'll send you straight to hell, fucker!«

Auch ein Zitat aus dem Gangsterfilm »Blue Velvet« und ich fand ihn mehr als passend. Wieder zurück am Tisch umging ich jedes Geschwätz und so fuhren wir nach dem nächsten Drink schon in meine Wohnung. Nachdem er minutenlang mit offenem Mund und vielen »Ohs« und »Ahs« durch mein Domizil gewandert war, konnte ich ihn endlich ins Schlafzimmer bugsieren. Wir knutschten ein bisschen und schon bald hatte ich Lust auf ihn. Aber schon als er sich das T-Shirt auszog, ebbte meine Erregung etwas ab. Seine Achselhaare ragten aus der Höhle hervor wie ein Strauß Blumen aus einer Vase.

»Bindest du dir da öfter einen Pferdeschwanz?«

Frank bedachte mich erneut nur mit stumpfem, fragendem Blick.

»Ich meine deine Achselhaare, die sind ja schrecklich lang.«

»Na, denkst du, ich rasier mich da? Ich bin doch keine Tunte!«, empörte er sich.

Mehr als ein »Ahaa« konnte ich darauf nicht erwidern. Während ich überlegte, das Date doch noch abzubrechen, stieg Frank schon aus seiner Hose. Mir fiel seine schöne, muskulöse Figur auf.

Er küsste und berührte mich, hielt mich auf erregende Art fest umschlungen. Ich entschied mich für die Nacht mit ihm. Es konnte ja nur noch besser werden.

Als wir schließlich in meinem Bett lagen, war ich froh, dass ich ihn nicht weggeschickt hatte. Mir war nach körperlicher Nähe. Dass Frank eigentlich schon seit Beginn des Abends aus der Traummann-Favoritenliste herausgefallen war, machte mir nichts mehr aus. Für diese Nacht war er perfekt.

Erfahren küsste er meinen Körper und brachte mich zum Höhepunkt. Danach mixte ich uns ein paar Bier mit Cola und wir setzten uns auf die Terrasse.

»Schön hast du es hier«, schwärmte er über meinen Ausblick.

»Hmhm«, ich nuckelte aufs Neue erregt an meinem Glas.

»Komm, wir gehen wieder rein, mir wird kalt, und ich will ficken«, flüsterte ich ihm zu.

Wir kuschelten uns aneinander und begannen uns wieder zu küssen. Mit meiner Hand fuhr ich erregt an seinem Körper rauf und runter. Schließlich schob ich sie in seine Unterhose.

»Ach du Schreck, mein Hund!«, rief ich aus und drückte im gleichen Moment den Lichtschalter über dem Kopfende. Frank setzte sich erschrocken in einem Ruck auf.

»Was ist denn jetzt los?«

Er starrte mich an. Ich sah an ihm herunter.

»Oh, nichts, nichts, ich dachte nur ... Schon gut!«, versuchte ich ihn zu beruhigen.

Frank hatte eine dermaßen ausgeprägte Behaarung zwischen den Beinen, dass ich im ersten Moment gedacht hatte, einer meiner Hunde hätte sich unbemerkt dazwischengedrängelt. Um mein gemütliches Bums-Rendezvous nicht weiterhin sinnlos zu unterbrechen, verkniff ich mir die Bemerkung, dass seine Nüsse jede Haarwuchsmittelwerbung zum Renner gemacht hätten.

»Was ist denn jetzt mit dem Hund? War er hier?« Frank gab nicht nach.

»Nein, das war er nicht, sah nur so aus im Halbdunkeln«, wand ich mich heraus und begann ihn mit der Zunge zu liebkosen, in der Hoffnung, dass ihn das vom Thema ablenken würde. Entspannt ließ er bald zu, dass ich ihn überall küsste. Allerdings wagte ich mich nicht weiter als bis zum Bauchnabel hinunter. Sein Floh-Ferienparadies in Fünf-Sterne-Ausführung durchforstete ich lieber mit der Hand. Dabei gab ich mir alle Mühe, nicht mit meinem im Laufe des Abends eingerissenen Fingernagel im Urwald hängen zu bleiben.

Doch Frank hatte den passenden Penis zu seinem Körper und schon bald sah ich über alle Haarspaltereien hinweg. Die ganze Nacht hindurch vögelten wir und ich fühlte mich sehr wohl dabei.

Schwieriger war es dann am nächsten Morgen. Frääänk fühlte sich äußerst behaglich und lief in meinem Gästebademantel durch die Flure.

Während sich meine Zunge noch immer so anfühlte, als wäre ich mit offenem Mund in den Abfallsack eines Friseursalons gefallen, presste er sich Orangen aus, kochte Kaffee und bereitete sich Rührei zum Frühstück. Dass ich behauptete, Haare zwischen den Zähnen zu haben, tat er als albern ab.

»Wahrscheinlich hast du nur lange keinen richtigen Mann mehr gehabt. Echte Männer lassen sprießen, was kommt«, klärte er mich auf. Den weiteren Vormittag verbrachte er damit, sich faul die Sonne ins Gesicht scheinen zu lassen, während ich im Bad einen Meter Zahnseide aufbrauchte. Erst als ich ihn darauf aufmerksam machte, dass mein Sohn bald heimkäme und ich eine Begegnung gern vermeiden wollte, zog er sich an.

»Sehen wir uns wieder?«, er zog mich zärtlich an sich.

»Hm, ich weiß nicht. Glaub eher nicht«, antwortete ich leise, aber ehrlich.

»Okay, verstehe«, meinte er. »Kannst aber jederzeit anrufen, wenn was ist«, bot er noch an, bevor ich ihn ins Treppenhaus entließ. Der würde sich wundern, hier oben auf dem Berg gab es keine Taxis! Während ich die nächtlichen Spuren beseitigte, stellte ich mir vor, wie Frank mit hängender Zunge die langen, steilen Straßen und Kurven hinunterlief. Obwohl ich die Nacht trotz allem genossen hatte, beschloss ich in diesem Moment, die Suche nach Mr. Right aufzugeben. Es gab ihn eben nirgendwo für mich. Es war besser, sich damit abzufinden.

Die Sehnsucht nach meinem Sohn Steffen konnte ich hingegen nicht unterdrücken. Ich wähnte ihn im Urlaub mit seiner Familie und verstand nicht, wieso er mich nicht sprechen wollte. Bis mein Telefon klingelte, mitten in der Nacht. Steffen war dran. Er war doch nicht mit in den Urlaub gefahren. Er machte auf mich einen angetrunkenden Eindruck. Ich telefonierte die halbe Nacht mit ihm. Obwohl er bereits 16 Jahre alt war, wirkte er wesentlich jünger auf mich. Einige Geschichten, die er mir erzählte, zweifelte ich im Stillen an. Dennoch unterbrach ich ihn nicht und gab ihm vorerst das Gefühl, dass ich ihm jedes Wort glaubte. Schließlich versprach ich ihm, für ein einigermaßen gutes Zeugnis seinen Eltern die Erlaubnis abzuringen, mich in den Ferien in Spanien zu besuchen. Der Gedanke, dass meine Söhne sich ungezwungen kennenlernen konnten, und die Hoffnung, dass Steffen im Freizeitbereich andere Alternativen finden könnte, als sich vielleicht sinnlos abzufüllen, gab mir ein wenig die innerliche Ruhe zurück.

In den folgenden Tagen kam es immer wieder zu solch nächtlichen Anrufen und jedes Mal war meiner Meinung nach Alkohol im Spiel. Obwohl ich die Telefonnummer seiner Eltern hatte, wollte ich sie nicht damit behelligen. Meine Sorge, dass Steffen dann riesigen Ärger bekommen würde, hielt mich davon ab. So verbrachte ich meine Nächte mit stundenlangen Telefonaten und hatte meinen Sohn tagsüber fast immer im Chat. Hier schrieb er verworren oder zusammenhangslos. Manchmal schlief er auch direkt an der Tastatur ein, jedenfalls sagte er das.

Ich habe sehr oft über die Gründe seines Verhaltens nachgedacht und warum er so aufgewühlt und emotional reagiert hat. Ich kann nicht ausschließen, dass mein plötzliches Auftauchen nach so langer Zeit ihn in einer ohnehin schwierigen Phase seines Lebens in eine ernste Krise gestürzt hat.

Ich wünsche mir nichts sehnlicher, als ihn wiederzusehen, und vor allem wünsche ich mir, dass er seinen Bruder Chrissie einmal richtig kennenlernt.

Ich benachrichtigte meinen Bruder, der von Deutschland aus Telefonkarten kaufte und zu ihm schickte, damit Steffen Guthaben hatte und mich jederzeit erreichen konnte. Ich machte mir Sorgen und wusste nicht, was ich tun sollte. Er war vor dem Gesetz ein fremdes Kind. So wartete ich darauf, dass seine Eltern nach Hause kamen und sich wieder alles beruhigte. Meinen Sohn bat ich, die Gespräche zu verheimlichen, wie sich herausstellte aus gutem Grund. Steffen hatte laut eigener Aussage ein gutes Verhältnis zu seinen Eltern. Aber merkten sie nicht, dass er, obwohl sicherlich schwierig und schwer zu lenken, ein sehr unsicherer, unruhiger und auch unzufriedener Jugendlicher war? Immer wieder verlangte er die Telefonnummer seines leiblichen Vaters, bis ich sie ihm schließlich gab. Das war ebenfalls gegen die Absprachen mit seinen Adoptiveltern. Ich tat es trotzdem. Steffen schrieb eine SMS an seinen leiblichen Vater. Als der sie mir am Telefon vorlas, musste ich weinen. Er schrieb »endlich habe ich dich gefunden« und »ich warte seit Jahren auf dich«. Stefan rief ihn an und telefonierte eine Weile mit ihm. Auch er versprach ihm ein baldiges Treffen. Aber erst, wenn er die Erlaubnis dazu hatte.

Als Steffens Eltern wiederkamen, schrieb mir sein Adoptivvater einen erzürnten Brief, in dem er sich empörte, dass ich Steffens Anrufe angenommen hatte. Als ich erwiderte, dass er mir aufgelöst und angetrunken vorgekommen sei und ich mir Sorgen gemacht hätte, entwickelte sich ein schrecklicher Streit zwischen uns. Mir wurde schnell klar, dass Steffen zu Hause alles anders darstellte. Ich konnte ihm nicht verübeln, dass er sich nicht traute, seinen Eltern die Wahrheit zu sagen. Der Spanienurlaub wurde zu einem »Floh im Ohr«, der nicht unterstützt wurde.

Was folgte, war ein unschöner Briefwechsel zwischen den Eltern und mir. Die Texte waren gespickt mit Vorwürfen und Anschuldigungen. Nach dem ersten Schreck wütete ich die ganze Nacht in meiner Wohnung. Wie ein Tiger im Käfig lief ich hin und her.

Meine Gedanken wechselten zwischen »Ich muss ihn aufgeben«, »Ich kann ihn niemals aufgeben«, »Es ist nicht mehr mein Sohn« und »Warum habe ich das damals bloß getan«. Die Überzeugung, die ich die ganzen Jahre in mir gehabt hatte, damals eine gute

Lösung gefunden zu haben, erschien mir jetzt wie Hohn. Wie oft hatte ich mir von Fremden und Freunden Vorwürfe anhören müssen. Wie viele Gespräche hatte ich deswegen geführt, wie oft mich bis zur Heiserkeit verteidigen müssen.

Meine Ansicht, dass Mutterliebe kein Egoismus sein darf, ein Kind in jedem Fall an eine »asoziale« Kindheit zu fesseln, »nur« weil man es geboren hatte, lief wie ein roter Faden durch mein ganzes Leben. Es war der Faden, an den ich mein Handeln vor vielen Jahren gebunden hatte. Mit dem ich mich gerechtfertigt hatte. Es gab auf der ganzen Welt keine Mutter, die nicht zusammenzuckte bei dem Gedanken daran, was ich getan hatte. Mein eigenes Kind verstoßen, um frei und ungebunden zu leben, oder wie Steffens Adoptivmutter es jetzt ausdrückte, ich hatte mich seiner entledigt, weil er schwierig und mir im Wege war.

Aber diese Vorwürfe waren einseitig. Auch ich hatte mein Glück geopfert, um Steffen ein Leben in Geborgenheit und Sicherheit zu ermöglichen. Wie viel ist das Leben einer Mutter ohne ihr Kind noch wert? Wussten sie nicht, dass mich diese Entscheidung fortwährend begleitete, mich immer wieder auf den Boden drückte? Die ständige Ungewissheit, wie es ihm erging, immer hadernd mit der Überzeugung, dass ich das einzig Richtige getan hatte.

Mir war klar, dass viele negative Gedanken anderer mit meiner Arbeit als Prostituierte zu tun hatten. Es war leichter zu sagen, dass ich eine Rabenmutter war, die ihr Kind »entsorgt« hatte, als sich mit dem Thema und der eigentlichen Hilflosigkeit, in der ich mich damals befand, auseinanderzusetzen.

Jungen Mädchen in ähnlicher Situation wird heutzutage lieber ein schmaler Betrag für das Lebensnotwendige ausgezahlt und wenn sie verprügelt werden, steckt man sie eben ins Frauenhaus. Sollten sie eine Wohnung in vorgeschriebener Quadratmeterzahl finden, können sie gern wieder ausziehen und werden – da immer noch völlig überfordert – direkt vom nächsten Spinner schwanger.

Ich habe mich oft gefragt, was mir damals wirklich geholfen hätte. Vielleicht eine regelmäßige Betreuung durch Menschen, die wirklich etwas über das Leben wissen, statt der »Beratung« durch Sachbearbeiter, die den Anschein erweckten, mir feindlich gegenüberzustehen. Die sofort ihre Hand nach meinen Kindern ausstreckten, um sie staatlich unterzubringen. Vielleicht die Möglichkeit, mich bilden zu können, ohne dabei zu verhungern, weil der Bafögsatz nicht ausreicht und Sozialhilfe nicht bewilligt wird, um zu studieren. Vielleicht ein bezahlbarer Hortplatz für meine Zwerge? Wenn ich zurückdenke und mich frage, was ich damals angeboten bekommen habe, lautet die Antwort ganz klar: nichts! Was ich hingegen erlebt habe, waren Momente, in denen ich verzweifelt Hilfe suchte, aber nur angegriffen wurde.

Die Entscheidung, mich von Steffen zu trennen, sollte eine Alternative für ihn sein. Herausheben wollte ich ihn aus dem Schmutz und dem Elend, in dem ich mich, warum auch immer, befand. Steffen war ein sehr sensibles und um Aufmerksamkeit kämpfendes Kind. Er brauchte viel mehr Liebe und Geborgenheit, vor allem Zeit, als ich in der Lage war, ihm zu geben. Ich hatte die Eltern selbst ausgesucht, die mir in der Lage schienen, ihm genau das zu bieten. Die mir versicherten, ihm ihre Aufmerksamkeit und Liebe zu schenken. Dort sollte er so aufwachsen, wie jedes Kind aufwachsen sollte. Glücklich und versorgt, geliebt und behütet von Menschen, die immer da waren, wenn er sie brauchte.

Und diese Eltern waren dankbar gewesen. Hatten mir ihre Hochachtung und Wertschätzung versichert. Sie bewunderten meinen Mut und meine Entschlusskraft, dieses Päckchen ohne Aussicht auf Begnadigung für den Rest meines Lebens zu schultern.

Nun hatte man keine Verwendung mehr für mich. Ich fühlte mich wie ein störender Stein, der sich in einer Schuhsohle verklemmt hatte. Als ich in dieser Nacht die verworrene Situation überdachte, verspottete ich selbst meinen einstigen Glauben und mein ehemaliges Handeln.

In den folgenden Monaten wurde das Verhältnis zwischen meinem Sohn und mir immer schwieriger. Es war wie ein krummer Nagel, den ich einfach nicht sauber und gerade ins Holzbrett bekam. Egal, mit welcher Methode ich es probierte. Am Ende war der Kontakt vollkommen abgebrochen und übergeblieben ist nur eine Schuldige. Ich. Seitdem habe ich die mir oft gestellte Frage, ob ich heute bereue, was ich damals tat, immer mit »Ja« beantwortet.

OBERBAYERN

Eigentlich war alles wie immer. Jenni und Malte waren mit Quentin zu Besuch am Pool. Wir alberten im Wasser herum und Malte fragte mich, ob ich Lust hätte, am Abend mit auszugehen. Ich überlegte. Durch den Besuch des Fernsehens bei mir war ich aufgelockert und nicht mehr so in mich gekehrt. Schließlich war ich mit ihnen auch nach Arenal gefahren. War im »Bierkönig« und im »Oberbayern« gewesen und hatte keinerlei Probleme mit den Menschenmassen gehabt. Richtig ausgegangen war ich zudem auch schon lange nicht mehr. Zum Erstaunen aller sagte ich zu.

»Eine Bedingung habe ich allerdings.«

Ich kniff meine Augen zusammen und schaute in die Runde.

»Ihr sucht mir heute einen richtig tollen Typen zum Mitnehmen!«

Johlend sprang ich ins Wasser. Malte und Quentin stimmten begeistert zu: »Okay, das machen wir glatt.«

Wir alle lachten darüber und malten uns die unmöglichsten Szenen aus. Jenni konnte leider nicht mitkommen, sie hatte noch ein Date mit ihrer Freundin, wollte aber später dazustoßen. Da ich keinen Alkohol trank, war klar, dass ich fahren würde. Ich bekam richtig gute Laune. Das wäre doch gelacht, wenn ich heute Abend alleine nach Hause müsste. Und auch Quentin hatte Lust auf »Schnecken checken« im »Oberbayern«. Zurzeit Single war er immer für einen netten Abend zu haben, wenn es bei einem blieb. Auf eine feste Beziehung hatte Quentin keine Lust. Da im »Oberbayern« wie überhaupt in ganz Arenal überwiegend Touristen zu finden waren, war es eigentlich ausgeschlossen, dort jemanden zu treffen, den man mehr als einmal wiedersehen konnte. Die meisten Deutschen, die dort arbeiteten, waren uns hingegen ein Gräuel. Sie jobbten als Ticketero. Dabei belästigten sie alle Leute, die an ihrem »Arbeitsplatz« vorbeiliefen und versuchten sie mit gratis Billigschnaps in ihr Lokal zu locken. Oft kannte ich sie noch aus der Zeit, da ich selbst in Arenal gearbeitet hatte. Es waren überwiegend die gleichen geblieben, Männer, jetzt über dreißig, mit langen fettigen Haaren zum Pferdeschwanz gebunden in zerrissener Jeans und ganz lässig in Flip-Flop-Freizeitlatschen. Es war erschreckend, wie erotisch sie auf das weibliche, frisch angereiste Geschlecht aus Deutschland zu wirken schienen. Meist lebten sie in Wohngemeinschaften in billigen Apartments am Strand und sprachen auch nach Jahren kein Wort Spanisch. Das Geschwätz, das sie von sich gaben, um die Kunden anzulocken, hätte man auch kaum übersetzen können.

Als wir gegen 23 Uhr vorm »Oberbayern« parkten, wurde es mir doch ein bisschen mulmig. So viele Jahre war ich nicht mehr dort gewesen, sicher war es stickig, heiß und überfüllt. Erleichtert dachte ich daran, dass ich den Autoschlüssel in der Tasche hatte und jederzeit flüchten konnte.

Am Eingang bekam man eine Karte in die Hand gedrückt, die quasi als Zahlungsmittel galt. Kassiert wurde erst, wenn man die Disko verließ und so stellten wir uns in die Reihe. Als der Kassierer mir beim Eintreten »Viel Spaß« wünschte, lächelte ich ihn an.

»Merk dir mein Gesicht und lass mich heute Nacht nur in Begleitung eines Mannes hier raus.«

Malte klopfte mir auf die Schulter.

»Keine Sorge, Lieschen, wir suchen dir einen passenden aus.«

Der Lärm knallte uns um die Ohren, der Laden war rappelvoll. Deutsche Schlager hallten aus den Boxen, halbnackte Mädchen und Typen ohne T-Shirts drängten sich an uns vorbei.

Geruch von Schweiß und Qualm hing in der Luft. Wir drängelten uns an eine Theke und bestellten sofort ’ne Runde Bier. Außer Malte und Quentin war noch Jörg mitgekommen, er war Betreiber einer Eisdiele in Palma und lebte als Deutscher erst seit einem Jahr auf der Insel. Obwohl er sehr klein war und mir gerade bis zur Schulter reichte, war er ein echter Weiberheld. Wo immer wir standen, bildete sich schnell eine Mädchentraube um ihn herum, was er sichtlich genoss. Er sah leicht italienisch aus, immer braun gebrannt und sein kurzes schwarzes Haar wuchs wild um seinen Kopf. Malte wirkte dagegen fast bieder. Der blonde, große Hamburger mit seinen kühlen, blauen Augen und den lässigen Retro-Hemden hatte eine eigene Art, auf die Frauen zu wirken.

»Na, Malte, alles klar?«

»Ja, wieso?« Er schaute erstaunt, aber auch irgendwie verschmitzt.

»Nur so, ich finde, du wirkst so aufgekratzt«, entgegnete ich, aber er winkte ab.

»Alles okay bei mir, ich freue mich, dass wir alle zusammen hier sind und gehe jetzt mal mit Quentin den Markt für dich sondieren!«

Ich verdrehte gespielt die Augen. »Aber bringt bloß nicht so einen Idioten an.«

Malte verschwand nach links und der pummelige, schon recht angeschlagene Quentin zwängte sich nach rechts. Na, das konnte ja heiter werden, dachte ich und orderte eine neue Runde Bier am Tresen.

Keine zehn Minuten später war Malte wieder da. Im Schlepptau hatte er einen großen Mann, dem die blonden Haare bis über die Schultern fielen. Er lächelte mich an und schob mir seine Hand zu: »Hi, ich bin Bernie.« Erwartungsvoll schaute er mich an.

»Hi, ich bin Lisa, eine Bekannte von Malte«, erwiderte ich und lächelte zurück. Aus den Augenwinkeln sah ich Malte feixen. Er machte eindeutige Handbewegungen sowie einen Dauerkussmund. Um nicht loszulachen, schaute ich auf den Boden.

»Auch ein Bier?«, fragte Bernie nach. Ich schüttelte den Kopf.

»Danke, nein, ich muss noch fahren.«

Bernie hatte nichts dagegen einzuwenden und gab als Einstand für alle einen Drink aus. Er selbst orderte Campari-O-Saft, was irgendwie schwul auf mich wirkte. Seine Hände, die klein und zierlich waren, standen im Kontrast zu seiner eigentlichen Größe. Er besaß mehrere Segelschiffe, mit denen er Touristen herumschipperte. Das Meer und den Wind konnte man seinem herben, verwitterten Gesicht ansehen. Wir sprachen so über dies und das und ich ließ keinen Zweifel daran, wieso Malte ihn hergebracht hatte. Er war nicht wirklich erstaunt, wenn man auf der Insel lebt, ist man so einiges gewohnt von den Leuten. Ich schäkerte und flirtete bald sehr offen mit ihm und sah ihm immer öfter tief in die Augen. Aber genau das war es, was mir leichtes Unbehagen einflößte, seine Augen hatten keine klare Farbe, sie sahen eher wie graue Glasmurmeln aus. Ich zupfte Malte, der inzwischen an der Tanzfläche den halbnackten Mädchen beim Tanzen zusah, am Ärmel.

»Malte, der sieht irgendwie so emotionslos aus, findest du nicht?«

»Nein, finde ich nicht, ich finde ihn cool, Lisa.«

»Okay, ich sehe ihn mir noch einmal an«, ließ ich verlauten. Meine Meinung hatte ich jedoch schon gebildet, ich gab der Sache keine Chance mehr. Seine Augen waren wirklich leblos und kalt. Dabei blieb ich. Obwohl ich weiter mit ihm im Gespräch war, suchte ich nebenbei aus den Augenwinkeln die Umgebung ab. Irgendwo musste es doch eine attraktive, leichte Jagdbeute geben. Ich hatte mir vorgenommen, nicht zu anspruchsvoll zu sein. Es ging hier nur um eine Nacht und nicht um die Liebe meines Lebens, rief ich mir ins Gedächtnis. Trotzdem sollten seine Augen lebhaft sein und nicht aussehen, als gehörten sie zu einer Leiche, die gleich auf den Seziertisch kommt.

Bernie, dem nicht entgangen war, dass ich abgelenkt herumschaute, schob mir einen Zettel zu. Es war seine Telefonnummer.

»Ich muss leider los, habe morgen in aller Frühe einen Törn«, verabschiedete er sich. Ich nickte interessiert und schob den Zettel in meine Tasche. Bernie schob sichtlich enttäuscht ab in die Menge und ich sah ihm einen kleinen Augenblick nach. Fast haderte ich doch wieder, immerhin wäre dies eine sichere Sache. Der Typ wäre mitgekommen, und es wäre sicherlich ein guter Fick geworden.

Nicht länger als zwei Sekunden später fiel mein Blick auf einen Mann, der plötzlich direkt vor mir aufgetaucht war. Ich konnte nur seinen Rücken sehen, der breitschultrig in einem beigefarbenen T-Shirt steckte. Er musste gut einen Kopf größer sein als ich und wippte mit seinem Hintern in braunen Cordhosen. Nachdem ich einen Schritt nach vorne gemacht hatte, konnte ich sein Aftershave riechen. Es roch männlich-irisch irgendwie. Es zog mich regelrecht an.

Mein Herz fing an zu klopfen, mein Atem beschleunigte sich. Vermutlich merkte er, dass er angestarrt wurde und drehte sich um. Fragend schaute er mir ins Gesicht. Unsere Blicke trafen sich, es war ein Moment, der mich von der Welt trennte, alles andere vergessen ließ. Meine Seele löste sich von meinem Körper, machte über den Köpfen aller ein Tänzchen zur Musik von Jürgen Drews, »Ein Bett im Kornfeld«. Wahrscheinlich sichert die Natur mit solchen überschwänglichen Hormonausschüttungen die Fortpflanzung der Menschheit. Ich war drauf und dran meine Bluse aufzureißen, als wäre das eine normale Begrüßung.

»Hallo, mein Name ist Lisa und das sind meine Titten!«

Stattdessen grinste ich ihn an, strich nervös über meine Haare und drehte mich mit einem Ruck wieder zur anderen Seite. Wow, seine Augen lebten nicht nur, sie sahen aus wie frisch gekochter Schokoladenpudding. Ich musste mich setzen und strebte den Tisch an, den unsere Gruppe mittlerweile in Beschlag genommen hatte. Kaum hatte ich auf dem Barhocker Platz genommen, fiel ich über Malte her.

»Malte, da ist er!«

»Wehhr denn?«, lallte der schon recht bedenklich.

»Mensch, Malte, hör doch mal zu, schau mal hin, der Typ dort an der Tanzfläche, den will ich haben.«

Malte suchte mit glasigen Augen die Gegend ab.

»Mhmhm, der geht ja, aber ist der denn alleine hier?«

»Das weiß ich doch nicht.«

Schnell schaute ich mich um. Nein, eine Frau konnte ich zum Glück nicht entdecken. Aber einen anderen Mann, mit dem das Objekt meiner Begierde im Gespräch war. Er sah eher schaurig aus, mit langem Zopf, spärlichem Bart und Lederkutte, fast wie ein Biker. Das genaue Gegenteil zu dem leckeren, männlichen Duftkissen neben ihm. Ich musste mehr als hingerissen geschaut haben, denn Malte stieß mich in die Seite.

»Na, dann mal los, oder soll ich gehen?«

Er grinste frech und begann wieder einen Kussmund zu flunschen.

»Ähem, nein, lieber nicht, ich gehe selbst.«

Ich setzte mich in Bewegung Richtung Cordhose und Schokoladencreme. In Gedanken plante ich bereits ein Picknick im Duft der saftigen grünen, irischen Hochebenen. Schon stand ich neben ihm, nuckelte und saugte an meiner Wasserflasche, als sei der Inhalt für mich lebenserhaltend. Meine Augäpfel verrenkten sich nach links, und ich überlegte fieberhaft den ersten Satz. Meine Schulter berührte seinen Arm, so dicht war ich an ihn herangerückt. Endlich schaute er wieder in meine Richtung, diesmal schräg auf mich runter.

»Bist du Single?« Hätte ich meine eigene Stimme nicht gehört, hätte ich niemals geglaubt, dass ich so was Bescheuertes gesagt hatte.

»Wie bitte?«

»Ach, du Schreck, was hab ich denn da gesagt, ich meinte, ob du mit einem Singlebus hier bist, ähem, Blödsinn, mit einem Reisebus, also Reisegruppe, meinte ich natürlich«, stotterte ich rum und hätte mich selbst ohrfeigen können für dieses Gestammel. Nun schaute er mich direkt an. Ich fühlte mich genötigt weiterzusprechen, da von ihm kein Wort kam, und so holte ich zur kommunikativen Krone aus:

»Hast du mal Feuer?« Du meine Güte, ich hatte mich total verfranst! Er drehte sich jetzt zu dem Rocker und fragte bei diesem wohl nach einem Feuerzeug. Da ich gar keine Zigarette bei mir hatte, stand ich wieder wie blöd da, als Sekunden später eine Flamme vor mir loderte.

»Ich rauche gar nicht, also jetzt gerade nicht«, stammelte ich und mein Gesicht überzog statt eines strahlenden Lächelns wohl eher ein schiefes Grinsen. Das war in die Hose gegangen, so viel war sicher! Schade, denn er sah toll aus. Er erinnerte mich direkt an Tommy Norden aus der »Flipper«-Serie der siebziger Jahre, als er den kleineren Bruder, den sommersprossigen Bud, spielte. Seine Brust und sein Hals waren mit dunklen Sonnenflecken übersät und ließen seinen kräftig braunen Hautton noch viel dunkler erscheinen.

Gerade wollte ich mich geschlagen geben, das Feld räumen, da antwortete er mir: »Ich bin ungebunden, falls du das meinst und mit ein paar Freunden hier.«

»Aha, na ja, ich bin das erste Mal seit Jahren wieder im ›Oberbayern‹«, quasselte ich einfallslos weiter.

»Wir sind heute wegen eines Bekannten hier, der auch aus Köln kommt und hier singt«, ließ er mich wissen.

»Aha, du bist aus Köln«, meine Stimme bewegte sich nun in der triumphalen Tonlage, die einsetzt, wenn man einen Small Talk erfolgreich gestartet hat.

»Ja, dann lass uns doch mal zur Bühne wandern«, brabbelte ich und nahm zur Bekräftigung meiner Absicht einfach seine Hand. Er stutzte nur kurz, kam dann aber brav mit mir mit. So gingen wir Hand in Hand durchs »Oberbayern« und ich hätte vor Freude hüpfen können. Mein Verstand stand lodernd in Flammen und außer ihm verwackelte alles andere um mich herum zu einem unwichtigen Nichts. Wir schafften es vom Song »Eine neue Leber ist wie ein neues Leben« bis zum Sommerhit » Du hast die Haare schön«, geschmettert vom Kölner Starfriseur Tim Toupet. Die Leute feierten ausgelassen und der Discoboden erbebte, während wir wie Hänsel und Gretel Hand in Hand wortlos in der Masse standen.

Ich beschloss, meine wohlriechende Beute schnell nach Hause zu bringen. Seitdem ich Stefan kennengelernt hatte, war mein Verlangen nach einem Mann nie mehr so groß gewesen. Mir fiel ein, dass ich die anderen noch einsammeln musste. Denn ich war ja die Fahrerin. Natürlich hatten die gar keine Lust, die feucht-fröhliche Nacht vorzeitig abzubrechen und so verzog ich mich mit Mr. Sonnenflecken in eine mäßig ruhige Ecke. Endlich schäkerte ich ihn an, wie man es tun sollte, wenn man jemanden aufreißen will. Insbesondere bevor er merkt, dass er auch eine Vollbusige haben kann. So begann unsere Unterhaltung und er stellte sich mir vor:

»Ach, übrigens, ich heiße Paul.«

Während ich ihm meinen Namen sagte, stellte ich erleichtert fest, dass er ihn noch nie zuvor gehört hatte, obwohl ich zu dieser Zeit häufig im Fernsehen präsent war. Das gab mir Sicherheit und schon bald plauderte und plapperte ich wieder drauflos. Paul besorgte eine Menge Wasser für mich und trank selbst Unmengen Bitter Lemon. Dass da auch Wodka drin war, registrierte ich gar nicht. Im Gegenteil, ich fühlte mich mehr als wohl in seiner Begleitung. Paul aus Köln, nüchtern, um halb drei im »Oberbayern«, das Ding konnte gar nicht kompliziert enden!

Die erste Nacht mit ihm bei mir zu Hause begann gegen 5 Uhr am Morgen. Endlich hatte ich alle wohlbehalten abgesetzt und nebenbei noch Kondome an einer Tankstelle besorgt. Natürlich unbemerkt, denn ich hatte Paul gegenüber von einem Kaffee in Palma gesprochen, und nicht von einer wilden Rammelei in meinem Bett, wie sie mir so vorschwebte.

Bevor wir ins Haus traten, bemerkte ich noch schnell, dass ich einen Sohn hätte, der aber fest schlafen würde. Natürlich erwähnte ich auch meine »Minimäuse«, denn ich war mir sicher, dass Moe mindestens einmal in den Flur gepinkelt hatte. Leise traten wir ein.

»Dein Sohn ist alleine?«, Paul sah mich fragend an.

»Na ja«, ich lächelte verschmitzt, »so klein ist er ja nicht mehr.«

Wie aus dem Nichts tauchten die Hunde auf und sprangen wie wild an uns hoch.

»Oh Gott, sind die winzig«, entfuhr es ihm, und ich boxte ihn in die Seite.

»Klein, aber fein«, lachte ich und schob ihn in die Küche. Schnell erklärte ich, wo der Kaffee war und zog mich in mein Bad zurück, angeblich, weil ich mich umziehen wollte. Stattdessen hopste ich unter die Dusche. Den Kaffee nahmen wir dann gemeinsam auf der Terrasse ein. Ich natürlich im Bademantel, als Alibi jedoch eine Jeans in der Hand. Er ging die Treppe zur Dachterrasse hinauf und ich folgte ihm. Wir hatten uns noch nicht einmal geküsst und ich bekam Sorge, ob ich bei ihm wirklich das gleiche Gefühlschaos auslöste wie er bei mir. Er lehnte sich an die Umrandung und schaute aufs Meer hinaus.

»Toller Ausblick!«, er strahlte mich an.

»Ja, danke, ich fühle mich hier sehr wohl, es gibt auch einen Pool.« Ich deutete mit dem Kopf nach unten in den Garten. Er fasste nach mir und zog mich an sich.

»Den kannst du mir später zeigen, erst mal sehe ich mir den Rest an.« Er ließ dabei offen, ob er die Wohnung oder mich meinte.

Als wir im Bett lagen, war es schon taghell, die Sonne schien ins Zimmer wie ein Tausend-Watt-Strahler. Ich stand noch einmal auf, um die Vorhänge zuzuziehen. Nun war das Zimmer in goldenes Dämmerlicht getaucht. Endlich, endlich küssten wir uns, und ich verlor einmal mehr den Verstand. Während Paul noch angezogen war, hatte ich schon alle Hüllen fallen lassen. Rekelnd schmiegte ich mich an ihn und genoss seine Wärme. Als er seine Kleidung auszog, sah ich ihn gierig an.

»Und du hast wirklich keine Frau, keine Verlobte, nichts?«

»Nein, ich bin völlig allein.«

Er begann mich erneut zu küssen. Sein Körper war trainiert, hatte aber durch einige Kilos zu viel den richtigen Kuschelfaktor. Und dann tat ich etwas, das ich bis dahin nur bei einem einzigen Mann getan hatte. Bei Stefan! Nur bei ihm hatte ich mich so hingeben können, wie ich es jetzt bei Paul tat. Noch während mir das bewusst wurde, keimte Angst in mir auf. Wo ich vor wenigen Stunden noch versucht hatte, einen geilen Typen für einen heißen One-Night-Stand ins Bett zu ziehen, waren jetzt Gefühl und Sehnsucht da. Aus heiterem Himmel hatte ich mich verknallt, mehr noch, ich war sicher, dass ich endlich den Mann fürs Leben getroffen hatte. Diese plötzliche, unerklärbare Gewissheit überfiel mich von einer Sekunde auf die andere. Er sah mich an und streichelte mir zart übers Gesicht.

»Na, was denkst du gerade?«

Mein Gesicht musste eher unglücklich als erotisiert ausgesehen haben.

»Das sag ich dir lieber nicht, sonst rennst du schreiend davon«, kicherte ich und zog ihn zu mir runter. Wir küssten uns sehr lange, und dann war er tief in mir. Es berauschte mich, erregte mich und befriedigte all meine Sinne auf einmal. Ich schloss meine Augen und sah ganz kurz Stefans blaue vor mir. Doch schon nach wenigen Sekunden verwandelten sie sich in Pauls braune Schokoladenaugen. Dies war der Mann, den ich heiraten wollte, um für den Rest meines Lebens so unbeschwert und glücklich zu sein wie in diesem einzigartigen Moment. Noch bevor unsere erste Nacht vorbei war, verschwand Stefans Schatten unwiderruflich aus meinem Leben. Ich hatte einen Traummann gefunden und ich wusste, es ist der meine.

Wir blieben bis mittags im Bett, liebten uns immer wieder. Es gab keinerlei Berührungsängste, ich vertraute ihm völlig. Für mich war er der Mann, nach dem ich so lange gesucht hatte. Geredet haben wir in diesen Stunden nicht viel. Wozu auch, wir wollten uns, das allein war wichtig.

Zum Frühstücken gingen wir in eine Bäckerei, die in einer Kuhle zwischen Bonanova und Genova liegt. Am Wochenende war ich am liebsten dort, genoss den schaumigen Milchkaffee auf der Terrasse. Meist waren nur wenige Tische besetzt, Bauarbeiter und Rentner aus dem anliegenden Seniorenheim waren die einzigen Kunden, die dort Platz nahmen.

Unter der wärmenden Mittagssonne schlürften wir erschöpft und glücklich unsere Getränke. Dazu gab es Thunfisch-Baguette und Schokoladenkekse.

»Wie lange bleibst du noch auf der Insel?«, fragte ich nach.

»Wir fliegen leider morgen Abend schon zurück.«

Mein Herz machte einen Satz. So schnell sollte ich mich von ihm trennen?

»Was sagen wohl deine Freunde dazu, dass du sie gestern alleine gelassen hast?«

Paul war mit drei Bekannten in das verlängerte Wochenende geflogen. Sie hatten zusammen ein Apartment am Strand gemietet.

»Och, die denken sich nichts dabei, ich rufe aber bald mal an«, ließ er mich wissen.

»Gehen wir nachher zusammen essen?«

Er sah mich liebevoll an, nahm meine Hand in seine.

»Ja, gerne, klar, aber du willst doch jetzt nicht weg, oder?«

»Nein, das hatte ich nicht vor«, beruhigte er mich und so plauderten wir und hielten uns schmachtend an den Händen.

Mir fiel ein, dass ich eine Woche später Gast einer Talkshow sein würde. Diese wurde in Köln aufgezeichnet. Eine schnelle Gelegenheit zum Wiedersehen.

Aber wie sollte ich das erklären? Ich hatte ihm vorher erzählt, dass ich Journalistin sei.

»Na ja, also nicht so richtig Journalistin, ich schreibe eher Berichte.«

»Über Mallorca?«, er lächelte mich an. Ich sah in sein Gesicht und war so verliebt! Ich rang mit mir, wollte aber diese schönen Stunden nicht mit komplizierten Gesprächen über mein Vorleben kaputt machen.

»Ja, so ähnlich, hat eben was mit Reisen und so zu tun«, log ich schwerfällig. Er schöpfte keinerlei Verdacht, zog mich stattdessen auf seinen Schoß.

»Ich bin so froh, dass ich dich gefunden habe, Lisa.«

Ich vergrub mein Gesicht an seiner Schulter. Noch heute musste er die Wahrheit erfahren.

»Magst du nach Hause gehen?«, er sah mich liebevoll an.

»Ja, aber nur um wieder mit dir im Bett zu verschwinden.«

Liebeshungrig zog ich ihn hoch.

»Komm her, Süßer, ich habe so viel Lust auf dich«, flüsterte ich und breitete weit meine Arme aus.

»Na gut, da opfere ich mich doch gerne«, feixte er und keine zehn Minuten später hatten wir es uns wieder in meinem Bett gemütlich gemacht. Gierig fielen wir übereinander her, unsere sonnenerwärmten, glitschigen Körper schoben sich an- und aufeinander. Die Hitze im Zimmer glich dem Klima einer Sauna. Wir küssten uns endlos und schwebten zwischen heftiger sexueller Leidenschaft und sanfter Zärtlichkeit hin und her.

Danach rollte ich mich in seine Arme und begann »von früher« zu erzählen.

Zu meiner großen Erleichterung zeigte sich Paul unbeeindruckt. Das Leben, und wie es sein konnte, war ihm nicht fremd. Meine Vergangenheit würde in unserer Zukunft keine Rolle spielen. Daran gab es keinen Zweifel. Als ich das begriffen hatte, wurde mein Verlangen nach seiner Liebe schier unendlich.

Aber es gab auch auf Pauls Seite etwas, das er mir verschwiegen hatte. Da er nun alles wusste, hatte ich ihm auch erzählt, dass ich eine Fernsehsendung in Köln besuchen würde. Deswegen musste ich sowieso nach Deutschland und beschloss, einfach eine Woche früher zu fliegen. Nun war es Paul, der in Erklärungsnot geriet. Denn er lebte noch nicht alleine. Es gab eine langjährige Lebensgefährtin, mit der ihn, wie er mir versicherte, schon länger nichts mehr verband. Ich glaubte ihm, sein Verhalten gab ihm einfach Recht. Mir wurde trotzdem ein bisschen übel, als wir beschlossen, dass ich ein paar Tage in einem Kölner Hotel wohnen würde. Solange bis die ehemalige Herzensdame eine eigene Wohnung hatte. Auf der Suche war sie schon, wie er hoffte. Das konnte ich kaum glauben. Es war mir unerklärlich, wie man so einen Mann freiwillig aufgeben konnte. Paul strahlte so viel Wärme und Güte aus. Ich spürte eine faszinierende Vertrautheit, die in mein Innerstes kroch wie ein Wurm ins Blatt. Nach diesen wenigen Stunden konnte ich mir schon vorstellen, den Rest meines Lebens mit ihm zu verbringen.

Theorien über Liebe auf den ersten Blick gibt es viele. Welche davon auf uns zutraf, konnte ich nicht ergründen, es war auch egal. Dies war mein zukünftiger Mann, und ich würde jede Frau, die mir dabei im Weg stand, einfach beiseite schieben.

Auch Paul ließ keinen Zweifel daran, wie ernst er es meinte. Seine zwölfjährige Beziehung mit der um einige Jahre älteren Katrin war kinderlos geblieben und hatte nicht zu einer Ehe geführt. Es gab keine gemeinsame Immobilie, keinen gemeinsamen Mietvertrag. Keinerlei herzliche Verbindungen innerhalb der Familien, es reichte seit Jahren nicht mal mehr zum gemeinsamen glücklichen Urlaub. Katrin litt an Flugangst, weshalb Paul seine Traumziele nicht erreichen konnte. Immerhin: Man spielte zusammen Golf. Allerdings stammt der Satz »Ficken sie noch, oder golfen sie schon« leider nicht von mir.

Was die beiden verband, war Gewohnheit und Scheu vor Konfliktsituationen. Paul betrog Katrin seit zwei Jahren regelmäßig mit anderen Frauen. Es war wohl eher Zufall, dass vor mir noch keine andere Frau ernsthaft hängen geblieben war. Dass Katrin nicht bemerkt haben könnte, dass ihre Beziehung eigentlich schon seit Jahren vorbei war, konnte ich mir nur schwer vorstellen.

Paul und ich verbrachten einen verträumten Abend beim Candle-Light-Dinner und eine weitere Nacht zusammen. Auch seine

Freunde lernte ich kennen. Gut aussehende Typen, die sich allesamt erst vor kurzer Zeit aus langjährigen Beziehungen regelrecht befreit hatten. Die Leidensgeschichten ähnelten einander sehr. Einmal mehr fragte ich mich, warum so viele Frauen zu vergessen schienen, dass sich einen so langen Beziehungsschlaf nur die Siebenschläfer leisten können. Es waren immer die gleichen Sätze. Sie will keinen Sex mehr, sie hat dauernd Kopfschmerzen, sie hängt nur noch mit der besten Freundin rum. Sie vergammelt die Sonntage in Jogginghosen, sie meckert und motzt, sie klammert und ist eifersüchtig. Doch das nahm ich nur am Rande wahr. Stattdessen sonnte ich mich in Pauls Liebe und seinen Zärtlichkeiten.

*

Lieber Stefan,
fünfzehn Jahre sind wir nun verheiratet, wenn auch viele davon nur auf dem Papier. So viel haben wir erlebt und durchgestanden, so schwer haben wir uns das Leben oft gemacht. War es unsere Jugend, unsere Hilflosigkeit, oder unsere Angst vorm Leben? Was hat uns in manchen Momenten so ausflippen lassen? Sicher hätten wir alles erreichen können, wenn wir mutiger, wenn wir ehrgeiziger, wenn wir ehrlicher zueinander gewesen wären. Was uns verbunden hat, uns aneinander fesselte, ist endlich vorbei. Ich schreibe endlich, denn so oft war es eine Qual, tat es weh und so oft gingen wir zusammen unter. Unser Kind haben wir verloren, als kleinen Jungen weggeschickt. Nein, ich mache mir keine Vorwürfe, auch dir nicht, denn es ist nicht die Zeit für Anschuldigungen.

Stefan, das ist nun Jahre her. Geblieben ist unsere Freundschaft. Ich möchte dir danken für alles, was du für mich getan hast, danken für deine Kraft, mit der du mich weitergeschubst hast, deine finanzielle Hilfe, die häufig alles war, was wir hatten. Dir danken für deine Liebe, die unendlich war. Auch zu Christopher. Danken auch dafür, dass du jetzt für Steffen da bist, das beruhigt mich, denn ich bin sicher, dass du ihm sehr viel geben kannst. Ich wünsch dir alles Glück dieser Erde und noch einiges mehr!

In ewiger Freundschaft. Lisa.

Als er am nächsten Tag abflog, sah ich dem Flugzeug noch hinterher. Die folgende Nacht verbrachte ich in unruhiger Sehnsucht. Ich dachte an seine warme Haut und seine Hände, die ich so erotisch und männlich fand. Seine Stimme noch in meinem Ohr kuschelte ich mich in die Bettwäsche, die seinen Duft aufgesogen hatte. Übermorgen würde ich nach Köln fliegen und ihn wiedersehen. Es kam mir so unwirklich und doch logisch vor. Ich dachte daran, dass ich frei war, erlöst aus einer Vergangenheit, die mich so viel gekostet hatte an Kraft und Glauben.

Frei für ihn, für Paul, und nichts und niemand konnte mich aufhalten. So viel Glück auf einmal! Ich umarmte das Kissen und schlief bald darauf tief und fest ein.

Die nächsten Tage verbrachte ich damit, meinen Freunden zu erzählen, dass ich nun endlich den Mann meines Lebens getroffen hätte. Auch meinem Bruder. Nicht einer zweifelte an meinen Worten, alle freuten sich mit mir.

Der Geburtstag meiner Schwägerin stand bevor, und dabei wollte ich meinen Traummann allen vorstellen. Paul und ich verabredeten, von Köln nach Niedersachsen zu fahren, um an der Geburtstagsparty teilzunehmen.

Wir schrieben uns täglich unzählige Kurznachrichten und telefonierten die Akkus leer. Mein Sohn war begeistert, dass ich endlich wieder aufblühte. Er hatte jetzt selbst eine feste Freundin und war erleichtert. So oft hatte er ein schlechtes Gewissen gehabt, wenn er auf mein Fragen hin keine Zeit für gemeinsame Unternehmungen hatte.

In Köln angekommen, fuhr ich erst mal in ein Hotel. Paul kam am Nachmittag nach. Mir blieb fast das Herz stehen, als ich ihn auf mich zukommen sah. Er sah klasse aus, groß, kräftig und unendlich verliebt. Wir wollten uns jetzt nicht mehr trennen, er blieb ab dem Tag nachts bei mir im Hotel. Es beruhigte mich, dass er abends nicht mehr nach Hause fuhr. Katrin rief die ersten Tage ununterbrochen an. Sie tat mir sehr leid. So verliebt wie ich war, konnte ich mir gut vorstellen, wie schlimm es sein musste, so einen Mann zu verlieren.

Paul erinnerte Katrin daran, dass sie sich schon vor Monaten getrennt hatten und bat sie, sich endlich eine Wohnung zu suchen. Aber Katrin konnte sich plötzlich nicht mehr an das Trennungsgespräch erinnern. Sie versuchte kurzzeitig die Partnerschaft zu retten. Paul zeigte sich davon unbeeindruckt und zog vorübergehend ganz aus. Ich mischte mich nicht ein, immerhin waren die beiden einige Jahre zusammen gewesen. Ich vertraute Paul völlig, wusste, dass er alles regeln würde. Nicht eine Minute hatte ich Angst, ihn wieder zu verlieren.

Das lag wohl daran, dass Paul viel mit mir sprach, aber öfter noch Taten sprechen ließ, um mir seine Gefühle zu zeigen. Das beeindruckte mich immer wieder.

Wir schwebten auf rosa Wolken, verbrachten jede freie Minute zusammen. Er zeigte mir Köln und ich genoss dabei seine souveräne, witzige Art. Paul wirkte unglaublich beruhigend auf mich. Er kümmerte sich bald um all meine Belange, ich fühlte mich wie ein Wertpäckchen auf Reisen. Liebevoll verpackt, gut gesichert und stets aufmerksam beobachtet. Es gab keine Minute, in der ich mich unsicher fühlte. Keine Zweifel oder Bedenken. Paul war einfach immer präsent. Mir wurde klar, wie dankbar ich dem Schicksal sein musste, dass mich das Glück noch einmal so küsste.

Die Wochen zerrannen uns unter den Fingern. Das Familientreffen war toll, alle schlossen meinen neuen Freund bald ins Herz. Auf der Geburtstagsfeier traf ich einen sehr sympathischen Anwalt. Sofort reichte ich über ihn die Scheidung von Stefan ein. Paul hatte mir in Palma einen Heiratsantrag gemacht. Wäre ich bereits geschieden gewesen, so hätten wir schon nach zwei Wochen geheiratet. Aber so mussten wir warten und hofften, dass die Scheidung von Stefan nur noch eine Formsache sein würde.

Wir kauften Ringe und planten die Hochzeit auf Hawaii. Ich wollte unbedingt einen Elvis-Sänger dabei haben, der im weißen Anzug »Love Me Tender« schnulzen sollte. Im Internet fand ich einige gute Imitatoren und hörte mir den ganzen Tag ihre CDs an.

Paul kam nach meinem Deutschlandbesuch jedes Wochenende zu mir auf die Insel. Meine Freunde waren begeistert von ihm, er wuchs problemlos in unsere Mitte hinein. Da die Insel massenweise von Idioten und Verbrechern bevölkert wird, ist es wichtig, dass man weiß, wem man vertrauen kann. Langjährige Freundschaften sind selten und kostbar. Meine Freunde reichten mir völlig aus. Neuen Bekanntschaften ging ich aus dem Weg. Meine Liebe zu Paul änderte daran vorerst nichts.

Fremden gegenüber war ich misstrauisch und lustlos geworden. Ich traute jedem alles Schlechte zu und fühlte mich nur in meinem engsten Freundeskreis geborgen und wohl. Dies war auch der Grund, wieso ich bei den nächsten Besuchen in Köln begann, mich unsicher zu fühlen. Natürlich liebte ich es, mit Paul zusammen zu sein, bei ihm zu wohnen, bei ihm zu schlafen, deutsches Fernsehen zu schauen. Deutsche Küche und Schweizer Schokolade machten mich wirklich glücklich! Aber ich kannte dort keinen Menschen. Paul war selbstständig und arbeitete den ganzen Tag. Am Abend saß er oft noch stundenlang im Büro. Auch wenn ich bei ihm war, telefonierten wir täglich mehrere Male. Wir trafen uns zum Essen und er begleitete mich in die Stadt, wenn ich Besorgungen machen wollte. Unser Tag begann mit einem gemeinsamen Frühstück. Paul war die Jahre zuvor morgens immer aus der Wohnung geschlichen, um seine Freundin nicht zu wecken. Das fand ich grausam, denn ich liebte es, den Tag mit Brötchen, Joghurt und einer liebevollen Knutscherei zu beginnen. Er war begeistert, endlich Gespräche und Licht nach dem Aufstehen! Sobald er aus der Tür ging, fing ein langer Tag ohne ihn für mich an. Es hatte einige Wochen gedauert, bis Katrin ausgezogen war. Irgendwie erfuhr sie doch von mir und suchte sich dann schnell eine eigene Wohnung. Pauls Freunde halfen ihr beim Umzug und schon am nächsten Tag reiste ich an. Mein Herz klopfte, als ich die Stufen im Treppenhaus hinaufging. Ich kam mir ein bisschen vor wie ein Dieb, so als hätte ich das Leben einer anderen Frau übernommen. Wenn ich eine Schublade öffnete oder einen Schrank, war mir, als täte ich etwas Verbotenes. Alles fühlte sich kalt und ungemütlich an, wie in dem Haus einer Fremden.

Ich fand Mode- und Frauenmagazine, Walnussöl und Kokosmilch im Vorratsschrank. Im Badezimmer einen Massageschwamm und Shampookonzentrat. Nachdem ich eine volle Tüte mit den Resten der Vergangenheit gefüllt hatte, war Katrin keine Fremde mehr für mich. Ich hatte ein Bild von ihr in meinem Kopf. Einmal mehr fragte ich mich, was diese beiden Menschen, die so unterschiedlich waren, so lange zusammengehalten hatte.

Viel hatte Katrin allerdings nicht dagelassen, beim Auszug hatte sie ordentlich ausgeräumt. Aber das störte uns nicht, im Gegenteil. Wir besorgten neue Sachen und Möbel. Langsam wurde mir die Umgebung vertrauter, wurde es zu meinem »Heim in Köln«.

Nach einer Weile identifizierte ich mich so sehr damit, dass ich sogar ein Fernsehteam einlud, ein Interview zu drehen. Bei mir zu Hause!

Natürlich hatte Paul auch Freunde. Teilweise noch aus der Jugendzeit. Er war 39 Jahre alt und einige von ihnen kannte er schon mehr als zwanzig Jahre. Man war zusammen aufgewachsen, hatte die Stadt gemeinsam erkundet, war sich in allem sehr vertraut. Mit Absicht schreibe ich nicht: Sie vertrauten sich.

An einem Freitagabend nahm Paul mich mit in seine Stammdisco. Einige seiner Freunde hatte ich ja bereits auf Mallorca kennengelernt. Sie waren mir zuerst aufgeschlossen begegnet und stellten keine Fragen. Allgemein erzählten Paul und ich, ich sei eine Art Journalistin, damit war alles gesagt.

Ein paar Tage später lief ein Bericht im Fernsehen über mich und mein erstes Buch. Entrüstet wurde Paul gefragt, wieso er das nicht gleich gesagt habe. Wäre ich eine ehemalige Stewardess, hätte man auch nicht verlangt, informiert zu werden. Doch nun waren sie persönlich beleidigt, weil Paul nicht gleich von meiner Vergangenheit erzählt hatte. Mir wurde wieder bewusst, wie anders ich war, obwohl ich mich gar nicht so fühlte! Der Besuch in der Disco bereitete mir echte Strapazen. Meine Panikattacken und Angstzustände gaben momentan glücklicherweise Ruhe. Aber ich war auch seit langem nicht mehr unter so vielen Menschen gewesen. Trotzdem ging ich mit, denn ein paar nette neue Bekannte in der Stadt fehlten mir doch sehr. Paul wollte ich auch nicht enttäuschen. Natürlich war auch Katrin da. Sie war die Erste, die auf mich zukam.

»Hallo, ich bin Katrin, die Ex vom Paul.«

Sie schob mir ihre Hand hin und perplex griff ich zu. Bevor ich etwas erwidern konnte, war sie schon wieder verschwunden. Ich betrachtete sie. Blonde Haare und etwas zu mager, befand ich. Am auffälligsten waren ihre blauen Augen. Alle paar Sekunden riss sie angestrengt ihre Lider auf, als wäre sie ein Frosch, der mit Genuss eine Mücke runterschluckte.

Auch der Mann ihrer Schwester stellte sich vor.

»Eigentlich darf ich gar nicht mit dir reden«, grinste er mich an.

Heute weiß ich gar nicht mehr, wieso ich mich dennoch auf ein Gespräch mit ihm einließ. Wir sprachen über Computer, denn durch meine langjährige Erfahrung war ich zumindestens auf diesem Gebiet bewandert.

Den Einzigen, den ich schon von Mallorca kannte, musste ich grüßen, als sähe ich ihn zum ersten Mal. Denn es durfte niemand wissen, dass er auch mit auf der Insel gewesen war. Das war mir eigentlich zu kindisch, aber ich hielt mich an dem Abend daran. Zu meinem Wohlbefinden trug es allerdings nicht gerade bei. Paul bemühte sich sehr um mich. Er sang Lieder in mein Ohr, herzelte mich ununterbrochen und versuchte mit mir einen schönen Abend zu verbringen. Wenn er mal kurz weg war, fühlte ich mich gleich verlassen und ängstlich in der schiebenden, schwitzenden Menschenmenge. Hier wurde ich keinesfalls akzeptiert, so viel war sicher. Ich spürte die Ablehnung seiner Freunde und Bekannten wie ein Peeling auf meiner Haut.

Bald wünschte ich das Ende des Abends herbei und endlich erlöste mich Paul aus dem Desaster.

»Deine Freunde finde ich alle scheiße«, brach es auf der Heimfahrt aus mir heraus.

»Hmh?«, Paul sah mich verständnislos an.

»Sie mögen mich nicht. Ich vermisse Jenni und Malte ganz schrecklich!«

»Aber Lisa, das ist doch klar, dass sie sich komisch verhalten. Immerhin sind sie alle mit Katrin befreundet. Das wird schon noch.«

»Vielleicht hast du Recht« erwiderte ich, glaubte aber keine Sekunde wirklich daran. Ich schmiegte mich an ihn.

»Ganz bestimmt, wieso sollten sie dich nicht mögen?«

Er legte den Arm um mich. Geborgen und zufrieden genoss ich seine Zärtlichkeit. Mir fielen sofort sechstausend Gründe ein, warum mich manche Menschen nicht mochten. Aber das behielt ich für mich.

Mittlerweile landeten an die hundert E-Mails täglich in meinem Postfach. Immer wieder saß ich stundenlang am Rechner und versuchte wenigstens einige zu beantworten. Viele Menschen hatten das Bedürfnis, sich in aller Ausführlichkeit mit mir über meine Biografie auszutauschen. Das war natürlich unmöglich. Andere machten mir Heiratsanträge. Am niedlichsten war ein Bauer aus Bayern. Er hatte als Datei ein Foto von sich angehängt. In seinem Schreiben war zu lesen:

»... habe ich nach reiflicher Überlegung zusammen mit meiner Mutter in langen Gesprächen beschlossen, Ihnen, Frau Lisa, eine Chance zu geben, in ein bürgerliches Leben zurückzukehren. Wenn Sie bereit sind, sich in das Tagwerk eines Bauernhofes einzufügen, mit allen Konsequenzen, und Ihre Aufgaben pflichtbewusst wahrnehmen, bin ich bereit, Ihnen die Ehe anzubieten. (...) Ich bitte um Mitteilung, wann mit Ihrer Anreise zu rechnen wäre.«

Ein andermal saß ich gerade am Rechner und wartete auf eine bestimmte Mail. Plötzlich kam die nette Anfrage einer jungen Kölnerin, die mich bat, ihr das Buch zu signieren. Gut gelaunt schrieb ich umgehend zurück, dass wir uns gern bei meinem nächsten Besuch in Köln mal zu einem Kaffee treffen könnten. Postwendend kam die Antwort:

»Klar, gerne! Habe mich aber über Ihre Antwort erschreckt, viele Fans scheinen Sie ja nicht zu haben!«

Mein Tourmanager begann bald damit, die Lesereise zusammenzustellen. Aus terminlichen und anderen Gründen zog sich die Reiseroute teilweise unsinnig quer durch Deutschland und wieder zurück. Da schon eisiger Winter war, brauchte ich eine komplett neue Garderobe.

Das waren die ersten Momente, in denen ich mich wieder überfordert fühlte. Sicherlich ist shoppen gehen toll! Aber für mich bedeutete es stundenlang durch die Boutiquen zu ziehen, um Sachen zu kaufen, von denen ich nicht mal wusste, ob ich sie brauchen würde. Das letzte Paar Winterstiefel hatte ich vor Jahrzehnten besessen. Wintergarderobe konnte ich auf Mallorca auch nur bedingt besorgen. Die Reise würde fast drei Wochen dauern. Auch das Packen bereitete mir ungeahnte Schwierigkeiten. Ich hatte absolut keinen Überblick, wie ich in einen Koffer alles für so viele Tage hineinbekommen sollte.

Paul half mir und organisierte mir am Ende die gesamte Fahrt. In der Woche fuhr ich mit dem Zug und am Wochenende trafen wir uns in der aktuellen Stadt, um gemeinsam ein paar Tage mit dem Auto zu fahren. Da ich für die erste Lesung aus Palma anreiste, holte Paul mich vom Flughafen ab. Ich bat ihn, mich zu begleiten und auch den Tag dort zu bleiben. Den Gefallen tat er mir gern und so saß er am Abend unter den Zuschauern, die meine Lesung verfolgten. Auch Tobias, ein guter Freund und Party-Sponsor, war mit seiner Freundin gekommen. So verlief der erste Auftritt in harmonischem Ambiente und ohne Aufregungen. Paul blieb auch über Nacht bei mir. Nach dem Aufstehen holte mich dann Tobias ab und lud mich zum Frühstück in sein beeindruckendes Haus ein. Dankend nahm ich an und ruhte mich bis zu meiner Abreise mit dem Zug bei ihm aus. Als ich so allein am Bahnhof stand, überkam mich das erste Mal eine leichte Panikwelle. Ich versuchte, das zu ignorieren und rief Hanna an, um mit ihr zu quatschen. Als der Zug kam, hatte ich den kleinen Anfall schon wieder vergessen und startete fröhlich und aufgeregt die erste Lesereise meines Lebens.

Die nächsten Wochen waren spannend und aufregend. Die Veranstalter waren durchweg nett und freundlich. Überall wurde ich herzlich empfangen, mit meinem Lieblingsessen verwöhnt und nach der Veranstaltung auf Wunsch ausgeführt. Immer öfter kamen auch Besucher meiner Lesung mit auf einen letzten Drink. Ich knipste mich mit meiner Kamera durch die Tage und Nächte und machte unendlich viele Fotos. Da ich im Weihnachtsmonat reiste, besuchte ich die Christkindelmärkte und verglich die unterschiedlichen Preise der Crêpes mit Apfelmus. In jeder Stadt kaufte ich ein Stück Baumschmuck für den ersten gemeinsamen Tannenbaum. Häufig fuhr ich viele Stunden mit der Bahn und lernte auch in den Zügen die unterschiedlichsten Menschen kennen. Zwischendurch hatte ich immer wieder Termine mit den regionalen Medien und gab Interviews oder schrieb meine Unterschrift auf Werbeposter oder in Bücher. Glücklich war ich, wenn Paul irgendwo auftauchte. Obwohl das Fahren im Auto in vollkommen eingeschneiten Gegenden oder durch wilde Schneestürme meine Nerven auch nicht gerade schonte, genoss ich seine Anwesenheit und den Mantel der Liebe, in den er mich immer wieder aufs Neue hüllte. Die Besucher der Lesungen brachten mir oft Geschenke mit. Ich bekam CDs, Schlüsselanhänger, Bücher, Blumen, Pralinen, Karten, Briefe, Fotos, sogar eine Sonnenuhr für meinen Schreibtisch, verschiedene Kaffeebecher und ein Weihnachtsbärchen mit eingebauter Spieluhr. Viele machten Bilder von mir oder ließen sich mit mir knipsen.

Die Menschen schüttelten mir die Hand und bedankten sich für das Buch. Manche brachen voller Emotionen vor mir in Tränen aus. Ich war beschämt, gerührt und beeindruckt. Ich sah Gäste in Abendkleidung, die mir applaudierten. Das alles machte mich wahnsinnig stolz. Täglich gab ich per Telefon meine Erfahrungen an meine Freunde und Familie weiter. An einigen Orten tauchten alte Freunde von mir auf, um mich zu begrüßen, und einige der Leser, die Zeit hatten, reisten sogar eine Weile mit.

Es waren schöne, aber auch anstrengende Wochen. Als ich schließlich ganz entspannt im letzten Zug saß, um nach Hause zu fahren, meinen Kopf an die Scheibe gelehnt hatte und voller Vorfreude an Weihnachten mit meiner Familie dachte, erwischte es mich gnadenlos und ohne Vorwarnung. Eine Panikattacke schoss schnell wie ein Blitz von unten nach oben durch meinen Körper, als hätte jemand »Hau den Lukas« gespielt. In Sekunden war ich komplett durchgeschwitzt und undefinierbare Todesängste peinigten mich. Sofort sprang ich aus meinem Sessel und schrie laut um Hilfe. Menschen kamen angerannt, drängelten sich um mich, fassten mich an und sprachen auf mich ein. Ich wollte, dass sie weggehen, weil ich sicher war, dass es nicht genug Sauerstoff für alle in dem Abteil gab. Ihre Stimmen vermischten sich zu einem monotonen Brummen in meinem Ohr und ihre Hände wirkten wie Klammern, die mich festhalten und einsperren wollten, an einem Platz, wo ich auf keinen Fall bleiben wollte. Ich schubste irgendwen, um rauszukommen, wollte flüchten und wusste gar nicht, wovor oder wohin. Endlich hielt der Zug. Ohne mein Gepäck oder ein Wort zu sagen, drängelte ich mich rücksichtslos an den anderen vorbei aus der Zugtür. Das Erste, was ich sah, war eine Treppe. Dort lief ich hin und umklammerte voller Angst das Geländer. Ein Schaffner kam aus dem Zug und versuchte mich zu beruhigen, wollte über Funk einen Krankenwagen bestellen. Rotzig fuhr ich ihn an, mich in Ruhe zu lassen und zu verschwinden. Auf diese Frechheit reagierte er noch so nett, mir mein verwaistes Gepäck nachzutragen und ordentlich neben mir abzustellen. Menschen aus dem Zug, in dem ich eben noch gesessen hatte, starrten mich verwundert, neugierig und mitleidig aus den Fenstern an. Ich war froh, als sich der ICE endlich wieder in Bewegung setzte. Mit einer Hand fischte ich mein Handy hinten aus der Hosentasche und rief Josch an. Mit ausgetrocknetem Mund und mittlerweile völlig verheult schaffte ich es irgendwie, meine Situation zu erklären. Nachdem ich herausgefunden hatte, in welcher Stadt ich mich überhaupt befand, dirigierte mich Josch am Telefon in die nächstgelegene Apotheke, wo mir eine sehr nette Apothekerin dann nach seinen fachlichen Anweisungen zwei Tabletten gab.

»Nimm erst mal nur eine Hälfte, dann geht es dir gleich besser. Wie kommst du nach Hause?«

»Ich rufe Paul an, damit er mich abholt. Vielen Dank für deine Hilfe«, bedankte ich mich. Das Telefonat war beendet und ich schluckte unvorsichtigerweise gleich beide Pillen runter. Dann rief ich Paul an und versuchte, ihm zu erklären, wo ich mich befand. Er versprach mir, sofort loszufahren, er würde in circa zwei Stunden da sein. So lange sollte ich mich in ein Café setzen und ihm später den Namen des Lokals nennen. Ich versprach, es genau so zu machen, sah mich um und ging auf das erste Café zu, das mir in die Augen fiel. Als Paul dort ankam, war ich so verwirrt von den beiden Tabletten, dass ich ihn fast nicht erkannt hätte.

»Du bist nicht mehr ans Telefon gegangen!«

»Hast du mich denn angerufen?«, wunderte ich mich.

»Ja, ungefähr einhundertmal.«

Im Auto schlief ich sofort ein. Obwohl Paul in höchster Sorge war, spielte ich den Vorfall herunter und flog wie geplant auf die Insel zurück. Meine Firma war glücklicherweise noch im »Winterurlaub«. Ich packte meine Sachen aus, schleppte den Tannenbaum hoch und schmückte ihn mit all den herrlichen kleinen Dingen, die ich auf den verschiedenen Weihnachtsmärkten gekauft hatte. Paul würde bald nachkommen und ich stürzte mich in die »Arbeit«. Plätzchen backen, Krippe bauen und dabei den ganzen Tag Weihnachtsmusik dudeln lassen. Christopher hatte am Nikolaus Geburtstag gehabt. Es war der erste Mal in unserem Leben, dass ich ihm an diesem Tag keinen Geburtstagskuss geben konnte. Das alles holte ich nach und ging abends mit ihm und seiner Freundin essen. Beim Nachhausekommen bemerkte ich zum ersten Mal einen unangenehmen Schwindel in meinem Kopf. Was auch immer ich dagegen tat, er ging nicht weg, wurde stärker und stärker. Nach zwei Tagen war ich mir sicher, einen Hirntumor von der Größe einer Mandarine mit mir rumzutragen und überlegte ernsthaft, einige Abschiedsbriefe zu verfassen. Als Paul da war, wurde es erträglicher. Wir feierten ein traditionelles, gemütliches Weihnachtsfest. Ich erwähnte das Schwindelgefühl nur nebenbei, aber auch, dass es jetzt schon besser ging. Wir überlegten, dass es sich um eine Grippe oder so etwas gehandelt haben könnte. Zwischen den Jahren musste Paul noch einmal für zwei Tage nach Deutschland. Als er zurückkam, war es so schlimm geworden, dass ich mich oft mit den Händen rechts und links in meinem Flur an den

Wänden abstützen musste, um mich überhaupt auf den Beinen halten zu können. Stand ich irgendwo ohne Halt zu haben, drehte sich um mich rum alles so lange und heftig, dass ich zu schwanken begann.

»Paul, ich muss bestimmt bald sterben!«

»Was redest du denn da, du stirbst doch nicht.«

»Doch, mir ist aber immer so.«

»Wie ist dir denn immer?«, fragte er erstaunt.

»Na ja, irgendwie, als wenn meine Seele aus meinem Körper will, so eben«, versuchte ich zu erklären, was ich nicht erklären konnte. Paul begann sich nun ernsthaft Sorgen zu machen und ließ sich durch mein Argument, dass meine Zeit eben abgelaufen sei, nicht davon abhalten, mich nach Deutschland mitzunehmen. Ich jammerte und heulte, als wolle er mich dort nicht zu einem Arzt bringen, sondern mich wegen Drogenschmuggels an die Justiz ausliefern.

Chrissie redete mir gut zu. Obwohl ich unbedingt »zu Hause sterben« wollte, schaffte es Paul, mich mit dem nächsten Flugzeug nach Köln zu bringen und brachte mich dort eigenhändig zum Arzt.

In drei Tagen konsultierte ich fünf Fachärzte, machte unzählige Tests. Außer, dass mir meinen Augen zuliebe empfohlen wurde, beim Lesen eine Brille zu tragen, konnte nichts Physisches festgestellt werden.

Am vierten Tag stand ich dann vor einer neurologischen Facharztpraxis und ahnte dunkel, wohin die nächste Reise mich führen könnte. Je länger ich dort saß und darüber nachdachte, desto mehr Angst bekam ich. Nach zehn Minuten war ich mir sicher, spätestens am nächsten Tag wieder in einem Krankenhaus zu sein. Was würde dann aus meiner Beziehung zu Paul werden und meiner kleinen Firma? Die Überlegungen machten mich derart panisch, dass ich es nur mit größter Mühe schaffte, Paul anzurufen. Ich erzählte ihm, wo ich war und was ich glaubte, das mich erwartete. Er kam sofort und parkte einfach quer über dem Bürgersteig. Ich lief zum Auto und verriegelte die Tür von innen. Verzweifelt klammerte ich mich an ihn. Er sollte mich sofort nach Spanien bringen.

Paul beruhigte mich und versprach, mich in die Praxis zu begleiten.

»Krankenhaus kommt gar nicht in Frage, ich kümmere mich um dich. Komm, wir gehen rein.«

Das war eine gute Idee von ihm, denn normalerweise gab es hier Wartezeiten für einen Termin von mehreren Wochen. Nur durch eine dringende persönliche Empfehlung war es mir überhaupt gelungen, einen zu bekommen. Erschöpft und ängstlich ging ich mit Paul zurück in die Praxis. Ich wurde schon erwartet und saß kurze Zeit später einer sehr netten, sympathischen Ärztin mit sanftmütigen Augen gegenüber. Sie wirkte aufgeschlossen, frisch und wach. Paul nahm neben mir Platz. Schon nach wenigen Fragen der Ärztin brach ich erneut zusammen. In der Haltung eines Mehlsackes heulte ich Rotz und Wasser, erzählte unter größter Anstrengung, dass ich einfach vor allem Angst hatte. Wenn ich nicht weitersprechen konnte, übernahm Paul das Reden. Die erfahrene Ärztin brauchte nicht lange, um ihre Diagnose zu stellen.

»Am wohlsten wäre mir, wenn Sie eine kurze Zeit in einer Klinik verbringen würden.« Ernst sah sie mich an! Aber ich wollte bei Paul bleiben, in meinem Leben, in meinem Alltag.

»Aber so können Sie auch nichts davon genießen, Frau Moos.«

»Und wenn ich heim fliegen würde zu meinem Sohn und meinen Freunden?«, fragte ich hilflos nach einem Ausweg suchend.

»Ich kann Sie natürlich zu nichts zwingen, aber ehrlich gesagt, denke ich, alleine ist es für Sie nicht zu schaffen.«

Das stimmte. In diesem Moment hätte ich nicht mal alleine die Praxis wieder verlassen können.

»Paul, was meinst du?« Ich klammerte mich an seine Hand, bohrte meine Nägel in seine Haut.

»Na ja, mir wäre es natürlich lieber, du würdest bei mir bleiben. Nach Spanien lasse ich dich in diesem Zustand allerdings in keinem Fall!«

Paul sprach noch eine Weile mit der Ärztin. Am Ende bekam ich ein Medikament unter der Voraussetzung, in spätestens vier Wochen wieder zu erscheinen und bei gleichbleibenden Symptomen in eine Klinik zu gehen. Paul wurde aufgetragen, sich intensiv um mich zu kümmern. Die Frau Doktor war klasse und wirkte sehr besorgt. Ich mochte ihre ruhige Art und ihre gütigen, aufgeweckten Augen und beschloss innerlich, sie »für immer« als Ärztin zu behalten!

Erleichtert fuhren wir nach Hause. Die nächsten Tage verliefen irgendwie im Halbdunkeln. Ich schlief den ganzen Tag und wartete eigentlich immer nur auf Paul. Ich traute mich nicht alleine ins Badezimmer oder in die Küche, geschweige denn überhaupt aus dem Bett. Ich nahm regelmäßig die Medikamente und bekam von Paul noch zusätzlich alle möglichen Mineralien, Tees und Vitamine, da ich außer Brühe nichts zu mir nehmen wollte. So lag ich im Bett, sah meine Lieblingsfilmklassiker, von denen mir Paul Kopien besorgt hatte oder telefonierte mit meinem Sohn und ließ mich von ihm bedauern und aufmuntern. Wenn Paul am Abend da war, saß ich schon mal im Wohnzimmer auf dem Sofa oder ging bei offener Tür und einem Wasserhöchststand von 15 cm baden. Sobald ich den Computer anschmiss, wurde ich von E-Mails erschlagen und bekam sogar davor Angst. Mein Telefon läutete ununterbrochen, aber ich ging nie dran. Es riefen alle möglichen Leute an, Freunde, Familie, Bekannte, auch Kunden, der Verlag, am Ende mein Agent. Ich stellte mich einfach tot und reagierte auf gar nichts.

Schon länger hatte ich mit einem weiteren Buch anfangen wollen. Die Resonanz auf meine Lebensgeschichte im Milieu war so unerwartet groß gewesen, dass viele Leser weitere Lektüre von mir erbaten. Zu erzählen hatte ich ja wahrhaft genug, und Joachim Jessen hatte auch schon einen neuen Vertrag für mich abgeschlossen. Das erhöhte natürlich den Druck auf mich, aber sobald ich darüber nachdachte, mich zu bewegen, brach mir der Schweiß aus und mein Kopf bestand nur noch aus Angst und weißer Watte. Paul kümmerte sich bedingungslos um mich. Er sorgte für alles und war immer da, wenn ich ihn brauchte. Nachts, wenn es am schlimmsten war und mich schon das Flattern der Gardine nervös machte, stand er auf und hängte sie einfach ab. Der Kühlschrank war immer voll mit Schweizer Schokodrinks. Er erfüllte mir jeden Wunsch, egal wie kindisch oder peinlich er ihm vorkommen musste. Und er hörte mir immer zu, wenn ich benebelt von schwebenden Toten an der Decke sprach oder ihm erklärte, dass im Keller ganz sicher ein böser Mann wohnt und er mich deswegen besser einschließen sollte.

Meine stillen Befürchtungen, dass unsere Beziehung zu jung sei, um dieser enormen Belastung standzuhalten, zerkrümelte er mit Worten und Küssen, als würde er aus Brot Paniermehl machen.

»Erst seitdem ich dich kenne, Lisa, weiß ich, dass ich vor dir tatsächlich keine Frau wirklich geliebt habe.«

Ich sah ihn an, war so glücklich und fand ihn einfach wunderschön. Ich wollte unbedingt gesund werden. Für ihn und für uns. Wir hatten noch so viel vor.

»Weißt du, Paul, ich bin sicher, wenn ich es noch einmal schaffe, werde ich endgültig frei sein.« Hoffnungsvoll schaute ich ihn an.

»Nicht ganz«, lächelte er, »denn dann wirst du endlich meine Frau sein.«

Ich liebte den Gedanken, ihn zu heiraten! Es war für mich die schönste Vorstellung der Welt, Pauls Ehefrau zu sein. Ich nahm mir ganz fest vor, schnell wieder Herr meiner Sinne zu werden. Dieser Wunsch und natürlich auch die Tabletten der Ärztin trugen nach drei Wochen erste Früchte. Ich weiß noch, wie Paul sich freute, als er eines Tages nach Hause kam, alle Fenster offen waren und ich angezogen vor ihm stand.

Die ersten Schritte wagte ich mit klopfendem Herzen bis zum Mülleimer und zurück. Danach rief ich Paul an und erzählte ihm atemlos von meinem Ausflug. Sofort rief er Chrissie an und beide lobten mich später so begeistert, als sei ich ein Kleinkind, das zum ersten Mal allein aufs Töpfchen gegangen ist. Von dem Moment an ging es mir täglich besser. Als ich nach einiger Zeit wieder bei der Ärztin war, zeigte sie sich erfreut und hielt einen Krankenhausaufenthalt nicht mehr für nötig.

Ich platzte fast vor Stolz, als sie mir richtiggehend gratulierte, und schenkte ihr mein Buch, damit sie erfuhr, woran es liegen kann, dass Menschen manchmal einfach den Verstand verlieren. Zumindestens jene, die wie ich dauernd an ihre natürlich vorgeschriebenen Grenzen klopften und deren Leben ununterbrochen in Bewegung war wie ein stürmisches Meer. Sie erklärte mir, dass ich auch in Deutschland ein stabiles soziales Umfeld brauchte, um solchen Attacken auch in Zukunft zu entgehen. Das war leichter gesagt als getan! Zwar war ich ein sehr kommunikativer Mensch, sprach auch mit jedem über alles. Aber mit oberflächlichen Bekanntschaften konnte ich einfach nichts anfangen. Sinnloses Geschwätz, welches man sich nur aus Höflichkeit anhörte, lehnte ich ab. Mich mit Menschen zu umgeben, nur weil sie durch irgendwelche Zufälle oder Umstände eben da waren, kam für mich nicht in Frage.

Pauls Freunde waren unter diesen Gesichtspunkten absolut indiskutabel für mich. Schon am Anfang hatte ich für mich festgestellt, dass diese Gruppe sich nur traf, weil man es schon immer so gemacht hatte. Oder weil die eine eben die Freundin von dem war, und der eine ein Arbeitskollege von einem anderen. Waren sie nicht zusammen, tratschten sie übereinander oder beschwerten sich untereinander über einen dritten. Die Vorstellung, in so einem Kreis das zu finden, was ich bei den Menschen fand, die wirklich meine Freunde waren, erschien mir völlig absurd. Die paar wenigen Versuche, die ich gemacht hatte, gaben meiner Einstellung Recht. Es störte mich nicht, dass Paul mit ihnen Sport trieb oder sie zusammen Sportveranstaltungen besuchten. Aber auch er stellte sich immer mal wieder die Frage, ob das wirklich Freunde waren oder nur gute Bekannte. Der Anteil, den sie untereinander am Leben der anderen nahmen, war wirklich erschreckend gering.

Kurz darauf stellte mich Paul seiner Mutter vor. Das gemeinsame Essen verlief harmonisch und ruhig. Ich mochte sie sofort. Sie war am selben Tag wie meine Mutter geboren und sehr herzlich. Schon bald wollte ich sie mal besuchen und überlegte, wie ich den Weg zu ihr meistern könnte, ohne dass Paul mich ständig fahren musste. Paul hatte eine gute Idee und brachte mir einen Player mit, der auch einen kleinen Bildschirm für Filme hatte. Außerdem konnte ich damit filmen und knipsen. So besuchte ich seine Mama nun täglich und benutzte das kleine High-Tech-Wunder-Geschenk, um problemlos zu ihr zu gelangen. Schon bald hatte ich ein Sammelsurium von Hörbüchern, Comic-Strips und kleinen Filmen auf dem Ding und ständig zwei Knöpfe im Ohr. Aber auch diese Brücke brauchte ich nicht lange. Langsam kamen meine Lebensgeister zurück und bald war ich wieder Herr meiner Lage.

Als ich das erste Mal mein Telefon wieder anstellte, blockierte es unter all den SMS und Anrufen, die eingegangen waren. Schnell schaltete ich es aus, bestellte eine neue Nummer und warf die alte Karte einfach in den Müll. Glücklicherweise hatte sich eine Bekannte so lange um meine Hand voll Kunden gekümmert, es war sogar noch einer dazugekommen. Ich atmete durch. Das Leben hatte mich wieder!

Bald machte ich wieder eine kurze Lesereise, weil ich unbedingt schauen wollte, wie es mir dabei ging. Es waren erneut tolle Erfahrungen. Die Reaktionen der Menschen, denen ich ehrlich von der Bühne herunter erzählte, dass ich eventuell versagen könnte, da mein Nervenkostüm nur noch halb so dick sei, wie es sein sollte, waren fantastisch. Einige ließen mir Kamillentee auf die Bühne bringen, ein andermal brachte mir eine Leserin eine selbst gemachte Kette mit Steinen gegen Angstattacken ins Hotel. Immer wieder auch Blumen und Plüschtiere sowie viele liebe Händedrücke mit mutmachenden Worten. Ein Pärchen, welches während der Lesung aufstand und rausging, schrieb mir später eine E-Mail:

»Liebe Frau Moos, leider hatten wir an dem Abend Ihrer Lesung noch eine lang geplante Verabredung. Wir wären gerne geblieben und möchten Ihnen mitteilen, dass es nicht an der Veranstaltung lag, dass wir schon so früh aufgebrochen sind.«

Sicherlich ist meine aufgeschriebene Lebensgeschichte keine gehobene Literatur. Aber mein Buch wird von vielen der nettesten Menschen gelesen und das freut mich am meisten!

NACHWORT

Nun habe ich wieder ein Buch beendet. Leider habe ich nicht weniger dabei geraucht und nicht weniger Kaffee getrunken als beim ersten Mal, obwohl ich es mir fest vorgenommen hatte. Dafür aber war ich in den letzten Monaten sehr glücklich. Das habe ich meiner Familie und meinen Freunden zu verdanken, die mich dabei begleitet haben.

Danke an meinen Sohn Chrissie, dafür dass er immer zu mir steht!

Danke an meinen Bruder Christian, der mir ein verständnisvoller Freund ist.

Danke an meinen Freund Peter Wundke aus Palma. Bei ihm muss ich mich niemals verstellen.

Danke an Silvia Loeck und Michael Tilgner, ohne deren innige Freundschaft mein Leben sehr viel einsamer wäre. Sie sind immer für mich da!

Danke an Tanja Luecking für ihre Unterstützung und ihre sehr erfrischende Freundschaft.

Mein größter Dank gilt meinem Verlobten Paul.

Du warst von der ersten Sekunde an mein absoluter Traummann! Mein Mr. Right! Du zeigst mir immer aufs Neue, dass es die große Liebe im Leben wirklich gibt. Ich erinnere mich noch an den Tag, als ich dir mein erstes Buch gegeben habe. Du wolltest eine persönliche Widmung von mir haben. Obwohl ich dich erst ein paar Tage kannte, schrieb ich dir auf die erste Seite: Jetzt hältst du meine Vergangenheit in deinen Händen. Ich wünschte, es gäbe noch ein Buch. Dann könnte ich meine Zukunft gleich dazutun. Denn ich bin mir sicher, dass beides bei dir gut aufgehoben ist.

Lieber Paul, nun gibt es nicht nur dieses zweite Buch, sondern auch eine gemeinsame Zukunft. Und die hat eine echte Mädchenfarbe: kitschig schrilles Rosa. Ich danke dir für alles, ich liebe dich!

Dir als Leser vielen Dank, dass du mich ein weiteres Stück in meinem Leben begleitet hast. Falls es Probleme oder Kummer in deinem Leben gibt, würde ich mich freuen, wenn du aus meinen Zeilen etwas mitnimmst. Den festen Glauben daran, dass du alles schaffen kannst und die Gewissheit, dass selbst die längste Nacht ein Ende hat!

Lisa Moos

Der erste Band von Erfolgsautorin Lisa Moos

DAS ERSTE MAL UND IMMER WIEDER

Die autobiografische Schilderung einer Prostituierten

»In meinem Leben habe ich circa sechstausendmal sexuelle Handlungen jeder Art mit Männern vorgenommen. Fünfmal wurde mir Gewalt angetan, davon zweimal in meiner eigenen Familie«, so die Bilanz der ehemaligen Prostituierten Lisa Moos. Mit 16 Jahren verkauft sie zum ersten Mal ihren Körper. In einem kleinen Bordell in ihrer Heimatstadt empfängt sie ihren ersten Freier. Viele weitere folgen. Zwanzig Jahre später hat sie alle Höhen und Tiefen des Hurenlebens kennen gelernt: Sie hat ihren Körper für ein paar Euro auf dem Straßenstrich angeboten, in schäbigen Bordellen »angeschafft«, aber auch als Edel-Hure in Luxus-Etablissements.

Sie berichtet von der »schnellen Nummer« im Hinterhof, von Sex-Orgien, Sado-Maso-Partys und den Obsessionen und Wünschen ihrer zahlreichen Stammkunden und Freier, von angenehmen und erschreckenden Erfahrungen aus dem Rotlichtmilieu und der Welt der käuflichen Liebe. Lisa Moos hat alle Spielarten der Leidenschaft erfahren, Perversion, Erniedrigung, aber auch Freundschaft, Hoffnung und Liebe. In dem Buch beschreibt sie schonungslos und offen den Liebes- und Leidensweg einer Prostituierten.

Lisa Moos war mutig. Sie beschönigt nichts. Sie weiß, dass sie sich dadurch angreifbar macht, und fürchtet auch manche Reaktion. Doch sie schämt sich für nichts.« Welt am Sonntag

Lisa Moos
DAS ERSTE MAL UND IMMER WIEDER
Die autobiografische Schilderung einer Prostituierten

Erweiterte Ausgabe / ca. 300 Seiten / Taschenbuch
ISBN-13: 978-3-89602-747-4 / 12,90 EUR

HERA

Rechtsanwältin am Tage – Domina in der Nacht

»Nach der im Schnitt fünfminütigen Züchtigung gewähre ich dem vor Schmerz und Erschöpfung heftig Keuchenden eine Pause. Ich baue ihn auf, berühre ihn zart, sage ihm, wie tapfer er ist, wie viel er für mich erträgt und wie stolz er mich damit macht.«

Tagsüber in Robe im Gerichtssaal, nachts in Lack und Leder in einem von Europas größten S/M-Studios: Hera, Jahrgang 1971, lebt in Köln, arbeitet tagsüber als Rechtsanwältin und drei Abende in der Woche als Domina. Ihrem Verehrer Purius vertraut sie während eines elftägigen Aufenthaltes in seinem Palais ihre Erlebnisse als Domina an. Der Autor Mirko J. Simoni hat Heras offene und unverblümte Schilderungen der erregendsten, lustvollsten und kuriosesten Begegnungen im S/M-Studio niedergeschrieben.

»HERA« gibt einen aufschlussreichen Einblick in die luxuriöse Lebenswelt eines Millionärs, beantwortet aber vor allem die spannenden Fragen: Was lässt eine Anwältin zur Domina werden? Dabei benutzt der Autor eine Sprache, die elegant und unmissverständlich zugleich ist. Eine anregende Lektüre – und eine wahre Geschichte!

»Hera ist ein Pseudonym, ihren richtigen Namen möchte sie nicht preisgeben, obwohl ein Foto von ihr auf dem Cover ihres Buches zu sehen ist und in ihrem Umfeld jeder weiß, dass sie neben ihrem Anwaltsjob als Domina arbeitet.« Frankfurter Rundschau

WIE MÄNNER TICKEN

Über 100 Fakten, die aus jeder Frau
eine Männer-Versteherin machen

DER GROSSE BESTSELLER VON HAUKE BROST!

Denken sie wirklich immer nur an Sex? Wann sind sie treu und vor allem: wem? Warum laufen sie immer so schnell weg? Wie erzieht man sie um? Wie kommt man an ihr Geld? Wann lügen sie garantiert, und woran merkt man das? Das Buch zum Mann ist da. Und der lässt sich noch am ehesten mit einem Hund vergleichen, behauptet Partnerschafts-Autor Hauke Brost: Durchaus anhänglich, aber erziehungsbedürftig. Absolut triebgesteuert, aber lernfähig. Und im Übrigen so leicht zu durchschauen wie ein Mops vor der Wurst.

Falls jemand eine Frau kennt: Sie sollte das lesen. Sie erfährt, warum ihre letzte Partnerschaft den Bach runter ging und wie sie die nächste retten kann. Was Männer im Keller machen und was sie mit ihren Kumpels besprechen. Warum sie an manchen Sachen unglaublich hängen und warum sie niemals zuhören. Wie man mit ihnen shoppen kann und was sie wirklich gerne essen. »Wie Männer ticken« ist ein großes Lesevergnügen, das Einblick gibt in die oftmals unverständliche Welt des Mannes.

»Partnerschafts-Experte Hauke Brost hat sich aufgemacht, den Mann zu ergründen. Wie man die Lernfähigkeit des Mannes aktiviert, lesen Sie in seinem neuen Buch ›Wie Männer ticken‹.« Frau im Spiegel

Hauke Brost
WIE MÄNNER TICKEN
Über 100 Fakten, die aus jeder Frau
eine Männer-Versteherin machen

256 Seiten / Taschenbuch
ISBN-13: 978-3-89602-671-2 / 9,90 Euro

WIE FRAUEN TICKEN

Über 100 Fakten, die aus jedem Mann einen Frauenversteher machen

DER NEUE BESTSELLER NACH »WIE MÄNNER TICKEN«!

»Vielschichtig, widersprüchlich, geheimnisvoll und komplex« – so stellt sich für viele Männer das Mysterium »Frau« dar.

Nach dem Bestseller »Wie Männer ticken« hat sich Erfolgsautor Hauke Brost zusammen mit Co-Autorin Marie Theres Kroetz-Relin aufgemacht, die fremde Galaxie »Frau« äußerst amüsant zu erkunden. »Wir wollten Tabus brechen und die Sprachlosigkeit zwischen Mann und Frau überwinden«, kommentiert das Autorenduo das Anliegen des Buches. In den Antworten zu den 125 Fragen erklärt »Wie Frauen ticken« das komplexe Wesen »Frau«: Was würde sie echt beeindrucken? Warum telefoniert sie immer so lange? Wann kriegt sie Lust auf Sex? Wo sitzt eigentlich der G-Punkt? Warum gibt sie so viel Geld für Kosmetik aus? Und auch: Wie trennt man sich stressfrei von ihr?

Augenzwinkernd und schamlos erzählt »Wie Frauen ticken« die ungeschminkte Wahrheit über die weibliche Spezies.

»Was Männer schon immer wissen wollten und nie begriffen haben. Jetzt wird das Rätsel ›Frau‹ gelöst!« BILD

Hauke Brost & Marie Theres Kroetz-Relin
WIE FRAUEN TICKEN
Über 100 Fakten, die aus jedem Mann einen Frauenversteher machen
240 Seiten / Taschenbuch
ISBN-13: 978-3-89602-684-2 / 9,90 Euro

DIE AUTORIN

Lisa Moos wurde 1968 in Göttingen geboren. Sie arbeitete 20 Jahre als Prostituierte. Seit zehn Jahren lebt sie mit ihrem Sohn Christopher auf Mallorca.

Lisa Moos
MÄNNER-ROULETTE
Ein Leben nach der Prostitution

ISBN-10: 3-89602-689-5
ISBN-13: 978-3-89602-689-7

1. Auflage November 2006

Dieses Werk wurde durch die
Literarische Agentur Thomas Schlück GmbH, 30827 Garbsen, vermittelt.

LEKTORAT
Linn Schumacher

TITELFOTO
Fotoliesel.de / Tanja Luecking

KATALOG
Wir senden Ihnen gern unseren kostenlosen Katalog
Schwarzkopf & Schwarzkopf Verlag GmbH / Abt. Service
Kastanienallee 32, 10435 Berlin
Telefon: 030 – 44 33 63 00 / Fax: 030 – 44 33 63 044

INTERNET / E-MAIL
www.schwarzkopf-schwarzkopf.de
info@schwarzkopf-schwarzkopf.de